临床肿瘤学诊疗与实践

葛荣峰 高 阳 张 荣 ◎主编

U0335789

吉林科学技术出版社

图书在版编目（CIP）数据

临床肿瘤学诊疗与实践 / 葛荣峰，高阳，张荣主编
. -- 长春 ： 吉林科学技术出版社，2022.12
　　ISBN 978-7-5744-0094-8

　　Ⅰ．①临… Ⅱ．①葛… ②高… ③张… Ⅲ．①肿瘤—
诊疗 Ⅳ．①R73

　　中国版本图书馆 CIP 数据核字 (2022) 第 243870 号

临床肿瘤学诊疗与实践
LINCHUANG ZHONGLIUXUE ZHENLIAO YUSHIJIAN

作　者	葛荣峰　高　阳　张荣
出 版 人	宛　霞
责任编辑	张延明
幅面尺寸	185 mm×260mm
开　本	16
字　数	456 千字
印　张	19.75
版　次	2024 年 7 月第 1 版
印　次	2024 年 7 月第 1 次印刷

出　　版　吉林科学技术出版社
发　　行　吉林科学技术出版社
地　　址　长春市净月区福祉大路 5788 号
邮　　编　130118
发行部电话/传真　0431-81629529　81629530　81629531
　　　　　　　　　81629532　81629533　81629534

储运部电话　0431-86059116

编辑部电话　0431-81629518
印　　刷　北京四海锦诚印刷技术有限公司

书　　号　ISBN 978-7-5744-0094-8
定　　价　100.00 元

前 言/Introduction

随着国民经济的发展，人民物质文化生活水平的日益提高，生活行为方式的改变，大气与环境污染的日趋严重以及人口老龄化、寿命延长等原因，我国人口的死亡率发生了巨大的改变。据资料显示，我国每年新发肿瘤病例约350万，因肿瘤死亡约250万，恶性肿瘤已成为国民死亡的主要原因之一，其死亡率已上升至首位，成为人类生命健康的"第一杀手"。肿瘤是机体在各种致癌因素作用下，局部组织的某一个细胞在基因水平上失去对其生长的正常调控，导致其克隆性异常增生而形成的异常病变。医学界一般将肿瘤分为良性和恶性两大类，其中恶性肿瘤又称为癌症。随着人们生活水平的提高，人们对生活质量的要求也越来越高，很多患者在治疗肿瘤时，希望尽可能不影响生活质量；另外，生活质量的提高使得长寿人群不断扩大，高龄恶性肿瘤及伴有心肺等重要脏器疾患的患者所占比例逐渐增加，这对医务工作者提出新的挑战。

恶性肿瘤已成为威胁人类健康的常见病，国内外临床肿瘤医务工作者对比进行了大量研究，并取得了巨大进步，诊治水平也显著提高。近年来，随着新药、新方法的不断涌现，肿瘤学科治疗已从姑息性化疗向根治性化疗迈进了一大步，成为肿瘤综合治疗的主要支柱，为提高恶性肿瘤的治愈率、延长生存期和改善病人生活质量发挥了重要的作用。本书针对各系统临床常见肿瘤均进行了详细介绍，包括肿瘤的临床表现、诊断方法、各种治疗方法等，以及预后与预防等内容。重点放在诊断与各种治疗的叙述上，旨在强调本书的临床实用价值，为肿瘤相关临床医务人员提供参考，起到共同提高肿瘤诊治水平的目的。

本书撰写过程中，参阅了大量的相关文献资料，在此对原作者表示感谢。由于时间仓促，加之水平有限，疏漏和错误之处在所难免，望广大读者和同道批评指正。

目录/contents

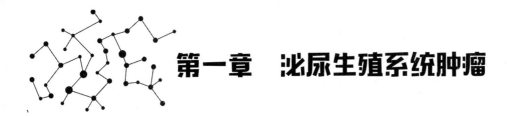

第一章　泌尿生殖系统肿瘤

第一节　肾上腺癌

一、肾上腺组织来源与肾上腺癌的相关定义及分类

（一）肾上腺组织来源

肾上腺是由多种腺上皮细胞组成的内分泌腺器官，参与人体的重要的生理调节功能。肾上腺按胚胎发生学分为原始上皮组织的肾上腺皮质和来自外胚层神经脊的肾上腺髓质两部分，表面有被膜包裹。从组织病理学分析，由外向内共有 4 层排列不同、性质特异的内分泌细胞组成。外三层为肾上腺皮质：最外层为排列成球状团块样、体积较小的上皮细胞组成的球状节，主要分泌盐皮质激素——醛固酮，主要作用是维持正常的血容量及血钠浓度，作用于肾脏的远曲小管和集合管上皮细胞，促进这些细胞对原尿中的 Na^+ 的重吸收，排出 K^+ 和 H^+；中间层为上皮细胞排列成束条状的束状带，主要分泌糖皮质激素——皮质醇，主要作用是参与机体的各种代谢，该激素遍及体内所有细胞、组织及器官；内层为网状排列上皮细胞的网状带，主要分泌性激素，其分泌量占人体总性激素的量不大。其中束状带细胞层最厚，约占肾上腺总体积的 70%。球状带细胞层最薄，约占肾上腺总体积的 13%，网状带为 7%。皮质占据了肾上腺的 90% 体积。

肾上腺皮质包裹的内层为髓质层，排列成团或索状的多形性神经内分泌细胞，主要分泌儿茶酚胺类（肾上腺素、去甲肾上腺素）物质。髓质占肾上腺的 10%。髓质细胞在功能上相当于交感节后神经元，因其细胞内所含颗粒可被二铬酸钾染成棕黄色，故称为嗜铬细胞，髓质细胞间还夹杂有少量的交感神经节细胞。

（二）肾上腺癌的功能性与非功能性

从病理角度分析，由于各种病因而引发细胞恶变及增殖。肿瘤细胞根据其生长特性和转归分为良性和恶性两大类。作为内分泌腺器官的肾上腺，上述各层具有各自特定的内分泌功能，在发生恶性肿瘤时，随着肿瘤细胞的增生，理应出现相应的某种激素过量分泌，出现相应的内分泌功能紊乱的症状及体征。但临床确有大多数肾上腺肿瘤为非功能性，特别是非功能性肾上腺皮质肿瘤。目前尚无明确的病因解释，但推测与以下原因有关。①正常肾上腺组织细胞，由于在先天及后天因素作用，发生癌基因的突变或过表达所引起的促细胞增殖通路过度活化、抑癌基因失活，引起肾上腺相关细胞生物钟的失调和 DNA 错配及修复基因功能失常。从细胞分子生物学角度，肿瘤细胞分化不良导致这种异常细胞的无限增殖，而凋亡过程失衡，这些分化差的细胞，已不具备肾上腺皮质或髓质的特定的内分泌功能，因此尽管其在肾上腺或其他转移灶区域无休止地恶化、增殖，却不能引发内分泌功能紊乱的症状及体征。②肾上腺恶性肿瘤细胞内，由于酶系不完备，如肾上腺皮质肿瘤，缺乏 17- 羟化酶或 Δ^5-3β- 羟基类固醇脱氢酶，不能使孕烯醇酮转变为具有生物活性的糖皮质激素、盐皮质激素及性激素，因而不能产生肾上腺功能亢进的临床表现，故称之为"无功能"或"非激素性"肾上腺肿瘤。

也有研究认为无功能的肾上腺恶变为功能亢进患者的前期病变。肿瘤细胞是否到一定程度，有突发内分泌功能，甚至亢进，有待进一步证实。

（三）肾上腺癌的分类

发生于肾上腺的恶性肿瘤称为肾上腺癌。进一步分为：肾上腺皮质癌和肾上腺髓质恶性肿瘤。

肾上腺髓质恶性肿瘤又分为以下几种：

（1）源于神经内分泌肿瘤：①恶性嗜铬细胞瘤；②恶性交感性副神经节瘤；③恶性副交感性副神经节瘤，亦称为恶性化学感受器瘤；④恶性副神经节瘤。

（2）源于交感神经节细胞的神经性肿瘤：①节神经母细胞瘤；②神经母细胞瘤。

（3）混合性神经内分泌——神经性肿瘤。

其他类肾上腺恶性肿瘤有：①杂性肿瘤，如恶性黑色素瘤等；②未分类肿瘤；③瘤样病变；④肾上腺间质性恶性肿瘤。

其中第（1）、（2）两类相对多见，第（3）类临床少见。除第（1）、（3）类外多为无功能神经肿瘤。神经母细胞瘤和节细胞神经母细胞瘤在组织学上常有交叉，病变恶性程度稍有不同，后者相对较轻。

（四）其他相关的名称及概念

1. 原发性肾上腺恶性肿瘤

指原发于肾上腺皮质或髓质的恶性肿瘤或由原发性肾上腺良性肿瘤发生的恶变。

2. 肾上腺转移癌

由其他部位转移致肾上腺发生的癌变，多数为恶性肿瘤的晚期。肾上腺转移癌比肾上腺原发癌发病率高，约占全身脏器转移癌的第四位。近些年其发病率逐渐上升。因其解剖的特点，除非肿瘤巨大偶可引起腰痛等压迫症状，同时转移癌常为无功能性，所以少有临床症状及特征，患者不易发现或被临床医师忽略。因此，肾上腺转移癌应引起重视。肾上腺转移癌最常见于肺癌和乳癌，其中肺癌最为常见。

3. 肾上腺偶发瘤及肾上腺恶性偶发瘤

肾上腺偶发瘤是指在健康体检和对其他与肾上腺无关疾病进行影像学检查时偶然发现的肾上腺肿瘤，不包括癌症患者为明确肿瘤分期而检查发现的肾上腺肿瘤。因此，已有明显的向心性肥胖、阵发性、恶性高血压或伴有低血钾等体征和症状的患者不属于偶发瘤。偶发瘤经进一步诊断及治疗，明确为恶性的称为肾上腺恶性偶发瘤。

4. 肾上腺非功能性恶性肿瘤

指不分泌或少分泌肾上腺皮质激素，不分泌或少分泌儿茶酚胺，临床上不表现肾上腺皮质功能亢进的症状和体征，或不存在以高血压为主的儿茶酚胺血症的一系列临床表现的肾上腺恶性肿瘤，临床以发现肾上腺占位而就诊。

二、肾上腺皮质癌

（一）肾上腺皮质癌的概述及发病率

肾上腺皮质肿瘤有良性及恶性两类。一般良性多见，恶性的肾上腺皮质癌临床较罕见，目前人们还无法认清其致病原因以及病状预断。

肾上腺皮质癌发病率约为每年 2/100 万。肿瘤早期确诊率不高，许多患者就诊时，肿瘤已出现周围浸润或远处转移，且进展速度快，给临床治疗造成较大困难，患者预后通常不佳。随着影像学检查方法改进及普及，肾上腺皮质癌常在健康体检或因其他疾病就诊时偶然发现，占肾上腺偶发肿瘤的 10% ～ 20%，故近年的实际发病率有所提高。发病年龄从 1 至 80 岁不等，以成年人多见，男性多于女性。转移至淋巴结、肺、肝多见，至骨、脑者较少。

（二）肾上腺皮质癌的病理特征

无功能性肾上腺皮质癌的瘤体一般体积大多直径＞6cm，甚至可达30cm，重达1kg，甚至5kg。瘤体直径3cm以下少见。多为单侧发病（发生在双侧，良性腺瘤多见）。肿瘤外形常不规则，小瘤体可有薄的被膜，大肿瘤常已侵犯包膜及周边组织，呈浸润性生长，正常肾上腺组织被破坏或被淹没。肿瘤浸润上至肝脏，下及肾脏，前为腔静脉，后为脊柱均有报道，可引起周边脏器受压移位。癌肿切面颜色和腺瘤相似，呈棕黄色，质地较松脆，常见广泛出血和坏死，有时可见装满坏死物的假性囊肿，较大者可见钙化和灶性纤维化。常转移到腹主动脉淋巴结或血行转移到肺、肝等处。

光镜下肿瘤细胞呈多形性，瘤细胞大小不等，分化差者异型性核不规则，可见大量梭形细胞和核分裂象，亦可见病理分裂象。肿瘤内血管丰富，血管壁薄，癌组织易侵入血管内。

分化高者镜下像腺癌，如果癌体小又有包膜，则很难与腺瘤区别。有人认为直径超过 3cm 者，应多考虑为高分化腺癌。

肾上腺皮质癌的分期多根据病理和临床相结合。Ⅰ期，肿瘤直径＜5cm，未侵犯包膜；Ⅱ期，肿瘤直径＞5cm，未侵犯包膜；Ⅲ期，肿瘤侵犯包膜及周围组织，如血管、淋巴结等；Ⅳ期，出现远处转移。

（三）肾上腺皮质癌的临床表现

肾上腺皮质癌临床症状多不典型，大体可分为有内分泌紊乱与无内分泌紊乱（无功能）肿瘤两类。临床上部分患者呈现混合型激素分泌异常，约占肾上腺皮质癌患者 35%。

有内分泌紊乱表现者多以库欣综合征合并女性男性化为最主要表现，性征异常及原发性醛固酮增多症者相对少见。在生化检查中可以出现混合性异常改变，既有库欣综合征又可以伴发低血钾，而且这种低钾常表现为顽固性，常规补钾见效缓慢，这可能与恶性肿瘤生长的无限制性及分化程度低有关。

无功能肾上腺皮质癌，起病多缓慢，症状表现各异，常有乏力、消瘦，约 1/2 患者出现间歇性低热，与肿瘤内坏死组织吸收有关。约 2/3 患者出现病灶侧腹部及腰部疼痛，瘤体大者在体位变化时疼痛加重，可因肿瘤侵犯包膜或使肾脏扭转、移位引起。体检时 1/3 病例可触及腹部包块，少数病例可因瘤体挤压致肾动脉狭窄引起高血压。较大肿瘤可伴发低血糖。而在无功能紊乱表现者中常有尿 17-KS 的增高。

临床上有时初发表现即为远处转移的症状，如肺部的多发性病灶，阴道转移的妇科症状，肾转移的血尿，肠转移的消化道出血以及骨、脑、眼转移等症状。

（四）肾上腺皮质癌影像学检查

B 超、CT 或 MR 等影像学检查在肾上腺皮质癌诊断中不可或缺。特别是非功能性无症状的肾上腺肿瘤更需要依靠影像学检查明确诊断，以确定肾上腺有无异常，是否有肿瘤，帮助定位与确定肾上腺性质。许多学者认为肾上腺皮质癌中绝大部分的肿瘤直径大于 5cm。

在 CT（计算机断层扫描）和 MRI（磁共振成像）的检测下，肿瘤表现为边缘坏死和形状不对称，而且由于其低脂肪含量，很容易和良性腺瘤相区别。

放射性核素扫描、排泄性尿路造影、主动脉造影，显示肾上腺实质性占位病变也有必要选择性采用。

B 超检查：显示良性肿块回声较高；恶性者呈低回声，内有液化坏死时，其间有复合回声。

CT 检查：对肿块性质的确定可提供较多帮助。腺瘤呈类圆形，一般＜5cm，表面光滑，包膜完整，密度均匀，增强扫描少有强化。肾上腺皮质癌一般较大（＞5cm），轮廓不规整，密度不均匀，增强扫描时强化，边缘多有钙化；内部出血坏死、包膜外浸润、静脉瘤栓形成等均为肾上腺恶性肿瘤的影像学表现。常侵犯周边结构，如肝、肾、腔静脉，推挤肝、肾，压迫胃、结肠，短期内可有增大。

MRI 检查：较 CT 对其诊断有更多组织特性，清楚显示与周边结构的关系。MRI 图像中 T_1 和 T_2 加权信号比值对鉴别皮质癌、无功能腺瘤、嗜铬细胞瘤有重要意义。

排泄性尿路造影，显示肾上腺肿块，推挤肾向下外方移位。钡餐透视显示胃结肠受压移位。

必要时行主动脉造影及选择性肾上腺动脉造影，对多血管性肾上腺肿瘤有诊断价值。肾上腺静脉造影常与静脉取血测定激素水平结合应用。

放射性核素检查：腺瘤可显示呈均匀性放射性浓集，而腺癌呈不均匀放射性浓集表现。近年来，核素计算机断层扫描（PET）技术也应用于肾上腺恶性肿瘤的诊断。

（五）肾上腺皮质癌生化检查

所有肾上腺皮质肿瘤都应进行肾上腺功能测定，尤其是非功能性肾上腺皮质肿瘤。有时虽无突出临床症状，不一定是非功能性肿瘤！而实验室检查异常者，不一定都有相应的临床表现。

肾上腺皮质分泌功能的检查，包括血浆 PF、尿 UFC、17-OHCS、17-KS、CA、VMA 以及血浆醛固酮、肾素活性、电解质、性激素（雄性酮、孕烯雌酮）及糖耐量试验、小剂量地塞米松抑制试验等。

非功能性肾上腺皮质肿瘤血、尿皮质醇多正常，因肿瘤过大，消耗过多，可发生有低蛋白血症、低血糖。如双侧大肿瘤可伴发血尿，皮质醇低于正常，醛固酮多正常，17-酮皮质类固醇少数可有轻度增高。

（六）肾上腺皮质癌的鉴别诊断

1. 肾上腺皮质转移瘤

肾上腺皮质的非功能性肿瘤，应考虑与肾上腺转移瘤鉴别。最常见的是肺癌转移、其次为乳腺癌、甲状腺癌、结肠癌、黑色素瘤，还有肝癌、胃癌，以及肾癌、淋巴瘤等。可直接蔓延，或经血、淋巴转移。应行相关之体格检查，胸部 X 线摄片、肝、肾 B 超、

CT 检查、泌尿系造影等寻找原发病灶。转移瘤本身有其特点，短期内可见增大，发展速度快，瘤内可有出血、坏死和钙化。

2. 肾上腺皮质腺瘤

库欣征伴男性化是肾上腺皮质癌区别于肾上腺皮质腺瘤的主要特征。这是由于腺瘤细胞比较单一，只分泌皮质醇，雄激素的分泌低于正常。而肾上腺腺癌细胞不仅分泌大量皮质醇，还分泌较多量的雄激素。有些皮质癌患者分泌的醛固酮、去氧皮质酮和雌二醇的量也高于正常而出现相关的症状和体征。

3. 肾上腺骨髓脂肪瘤

较大的肾上腺骨髓脂肪瘤可有出血坏死，瘤内密度不均，须与肾上腺皮质癌相鉴别，后者多有包膜或周边脏器浸润征象，MRI 和 CT 增强扫描可见不规则密度增强影，而骨髓脂肪瘤为少血管性肿瘤，增强扫描变化不大。

（七）肾上腺皮质癌治疗

1. 手术治疗

手术是目前治疗肾上腺皮质癌最有效的方法。手术须完整切除肿瘤瘤体，包括清除周围脂肪组织和可疑受肿瘤侵犯的区域。皮质癌可向周围组织浸润，如肝、肾、脾脏、大血管、淋巴结等，甚至在腔静脉和右心房内生长形成瘤栓。术前有周围浸润倾向的影像学证据时，手术必须做好切除浸润组织的准备。有学者总结认为，对无明显浸润的皮质癌进行扩大切除与淋巴结清扫并不有助于提高生存率。

肋缘下切口经腹途径是较理想的手术径路，因其暴露良好，便于完整切除，可减少肿瘤组织溢出，并且有助于控制腔静脉、主动脉或肾蒂血管。有报道称在体外循环下，可通过胸腹径路切除肾上腺皮质癌并成功取出腔静脉和右心房瘤栓。

腹腔镜手术不主张应用在治疗肾上腺皮质癌，因为其可能形成局部播散或造成肿瘤组织残留。对于体积较小的无功能性皮质癌，术前明确诊断较为困难，拟为皮质腺瘤或嗜铬细胞瘤而行腹腔镜肿瘤切除，一旦发现肿瘤周围粘连较重，有周围浸润倾向，应考虑其恶性性质而立即转开放手术。

肾上腺皮质癌术后易复发，一般认为对于局灶性复发病灶可再次行手术切除。皮质癌转移灶最多见于肺、肝脏和骨。对于单发的或孤立性的远处转移病灶，也应尽量采用手术治疗，与单纯用化疗等姑息性治疗的患者比较，手术治疗存活时间延长，并可缓解皮质醇过度分泌产生的症状。有的患者甚至行第 3 次、第 4 次手术切除复发病灶。

2. 双氯苯二氯乙烷治疗方案

双氯苯二氯乙烷（O, P-ODD）（米托坦）能改变肾上腺外皮质激素和雄激素代谢，抑制皮质激素分泌，破坏肾上腺皮质，使肿瘤缩小。适用于无法手术、术后肿瘤残留、有转移病灶的患者，属姑息性治疗。长期治疗仅适用于最初有治疗效果的患者。有文献报道，双氯苯二氯乙烷治疗浓度 > 10μg/mL 或 > 14μg/mL 才可能获得良好疗效。但最近研究认为：浓度与疗效并不存在必然联系，其主要不良反应为神经肌肉毒性，与使用剂量相关。

现代影像学技术能较为准确判断双氯苯二氯乙烷治疗效果，可分为完全效应，无肿瘤存在至少 4 周；部分效应，肿瘤体积减少 > 50%，至少 4 周；微效应，肿瘤体积减少 25%～50%。双氯苯二氯乙烷的治疗效果至今存在争议，大多数学者认为，对晚期患者用双氯苯二氯乙烷口服治疗，有利于患者预后，延长生存期。对治疗无反应患者，可尝试联合双氯苯二氯乙烷联合多药化疗进行治疗。其他类固醇合成抑制剂如酮康唑、氨基导眠能（氨鲁米特）等治疗效果，目前尚缺乏足够的临床研究证据。

双氯苯二氯乙烷药物作用慢，至少维持 8 周以上，开始剂量小。每日 500mg，若无不良反应，1 日 4 次，以后每 3 日增加 500mg，最大 12g/d，应注意恶心、呕吐、嗜睡、视力模糊及流涎等不良反应，视严重程度而减药或停药。为防止肾上腺皮质功能减退需要合用强的松（泼尼松）。也有报道称放疗后单用或联合应用 CTX，长春新碱及 5-Fu 而取得近期疗效。

3. 化学药物治疗

肾上腺皮质癌能表达多药耐药基因（MDR）21，导致 P2 糖蛋白分泌，加速细胞毒药物失效。双氯苯二氯乙烷能干扰 MDR21 和 P2 糖蛋白功能，拮抗其耐药作用，因此目前临床使用化疗药物多和双氯苯二氯乙烷联合应用。常用药物包括阿霉素、环磷酰胺、5- 氟尿嘧啶、顺铂、依托泊苷等。

4. 射频消融治疗

射频消融治疗适用于无法手术的肾上腺皮质癌或其多发转移病灶，具有安全、微创等优点。Wood 等采用 B 超或 CT 引导下射频消融治疗肾上腺皮质癌及其转移病灶，发现所有肿瘤均体积减小、MR 图像上增强信号消失，肿瘤由瘢痕组织所替代；对于直径小于 5cm，射频消融能使 67% 的肿瘤完全消融，缓解肿瘤局部症状并延长晚期皮质癌患者生存期。近年来采用介入治疗栓塞肿瘤供血动脉，术后肿瘤体积明显缩小，分泌功能降低，缓解了原发病灶引起的局部症状，提高了晚期肿瘤患者的生存质量。

三、恶性肾上腺髓质肿瘤

胚胎发育过程中，由神经脊来源的交感神经元细胞分化为神经母细胞和嗜铬细胞，沿脊髓腹侧游走，逐渐形成交感神经节和副神经节及肾上腺髓质，神经母细胞须经过节细胞神经母细胞阶段才成为交感神经节细胞，该系统一般不具备内分泌功能，嗜铬母细胞转化为具有内分泌功能的副神经节和肾上腺髓质。副神经节在胎儿及幼儿时最发达，以后逐渐退化，仅余一些特殊部位的副神经节体。较为特殊的是，肾上腺髓质内尚有少量交感神经节细胞，由此而来，肾上腺可发生来自神经母细胞分化而来的各种神经节瘤，也可发生来自嗜铬母细胞分化而来的各种嗜铬或非嗜铬副神经节瘤。据此组织来源将肾上腺髓质发生的恶性肿瘤划分为如下几类：

肾上腺髓质恶性肿瘤的分类如下所示。

1. 源于神经内分泌肿瘤

（1）恶性嗜铬细胞瘤。

（2）恶性交感性副神经节瘤。

（3）恶性副交感性副神经节瘤，亦称为恶性化学感受器瘤。

（4）恶性副神经节瘤。

2. 源于交感神经节细胞的神经性肿瘤

（1）肾上腺节神经母细胞瘤。

（2）肾上腺神经母细胞瘤。

3. 混合性神经内分泌 - 神经性肿瘤

由于此类恶性肿瘤有着共性及特殊性，下面将相对常见的肾上腺神经母细胞瘤的诊治特点描述如下。

肾上腺神经母细胞瘤又称为神经细胞瘤，是来源于交感神经系统的高度恶性的肿瘤，生长迅速，很小的肿瘤即可通过淋巴系统和血液转移至肝脏、骨髓甚至皮下。临床少见。成人偶有发生，是儿童最常见的一种肿瘤，占儿童恶性肿瘤的 15%，多发生于婴幼儿，半数为 2 岁以前小儿。男女之比为 1.7∶1。其发生可能与遗传因素有关。

半数发生于肾上腺髓质，亦可谓肾上腺髓质无功能性神经肿瘤；亦可见于腹部、颈部、纵隔、腹主动脉旁交感神经链、盆腔等外周交感神经的任何部位。

（一）临床病理

肾上腺神经母细胞瘤早期有完整包膜，肿瘤呈实质性，中等硬度，呈分叶状或结节状，表面血管丰富；肿瘤大小、形状不定，小者数厘米，大者可占据整个腹腔。较小时有包膜，发展到较大时，包膜即不完整，可合并出血、坏死、囊性变及钙化等。肿瘤组织内有神经分泌颗粒，可合成、分泌、储存及释放多种儿茶酚胺化合物，但因在进入血液循环前已经失活，故无相关临床表现。

肿瘤可多发，恶性程度高，发展快，转移早，可早期穿破包膜浸润至周围组织，发现时半数已有远处转移，可经血液、淋巴转移到骨髓（如颅骨眼眶部）、肝脏、皮下及骨髓等处。有时转移瘤很多，原发瘤很小。有时可自然消退或者转化为良性神经节细胞瘤。

（二）临床表现

（1）肿块：可于腹部、颈部、盆腔扪及肿块，呈球形，深而固定，表面不光滑，发展较快，可越过中线。

（2）恶液质表现：有贫血、消瘦、苍白、发热等表现。

（3）消化道症状：有纳差、恶心、呕吐、腹痛、腹泻等症状。

（4）肿瘤出血症状：有肿瘤增大、局部疼痛、腹腔内出血表现等。

（5）内分泌表现：因分泌儿茶酚胺化合物，可有皮肤潮红、出汗、心悸、不安、易激惹、感觉异常等症状。

（6）压迫症状：肿瘤增大后可压迫周围组织而产生相应压迫症状。若在颈部，可有Horner征，呈患侧瞳孔缩小、上睑下垂、虹膜异色症。若压迫喉返神经，则有声音嘶哑。如在纵隔，可有咳嗽、呼吸困难、吞咽困难等。若压迫下腔静脉、淋巴，可有下肢肿胀。压迫脊髓时，可有瘫痪表现。在盆腔压迫输尿管时，可致肾盂积水、肾功能损害；如压迫直肠膀胱，可致便秘、尿潴留。肿瘤发生在肾上腺，可使肾脏受压并被推移向外下方。如为脊柱旁沟部位肿瘤，则沿神经根侵入椎管，形成哑铃状肿瘤。

（7）转移症状：转移至眼眶则有突眼、眶上出血症状；转移至骨，则有局部疼痛，如四肢痛，可发生病理学骨折；转移至肝脏，则有肝大、疼痛；转移至皮下，则有皮下结节以及淋巴结转移时有淋巴结肿大等。

（三）实验室检查

（1）常规检查：血红蛋白降低，淋巴细胞增多，大于 $3\times10^9/L$。

（2）生化检查：显示肾上腺内分泌功能正常，血、尿中肾上腺素（E）、去甲肾上腺素（NE）、高香草酸（HVA）及 3- 甲氧 -4 羟基苦杏仁酸（VMA）呈升高。

（3）血浆癌胚抗原阳性，预示预后差。

（4）尿中查出胱硫脲表示有转移；单克隆抗体 E3 显示有转移性肿瘤；特异性血清试剂显示淋巴结转移。

（5）放射性免疫性检查显示有细胞毒性淋巴细胞、血清封闭抗体、细胞毒性抗体；血中血管活性肠肽（VIP）值增高，可区别肿瘤性腹泻与非肿瘤性腹泻。

（四）影像学检查

（1）X 线检查：X 线平片显示肿块软组织阴影。25% ～ 50% 肿块阴影内有散在呈斑点状钙化灶；排泄性尿路造影显示肾上腺肿瘤将肾脏、输尿管压迫、推挤向外下方移位；

肿瘤在盆腔压迫输尿管致肾积水时，肾脏不显影；动脉造影显示肿瘤的供应血管。在骨转移时，X线检查显示骨质破坏、骨质疏松、病理性骨折，骨皮质有溶骨，骨骺近端有虫蚀状破坏，骨膜下有新骨形成。

（2）放射性核素骨扫描：显示骨转移，较X线检查可早期发现骨、骨髓转移。

（3）超声检查：显示实质性占位病变。呈界限清楚，但不规则、非均质光团，有钙化之声影；合并坏死、出血时，则密度不均；可显示肝转移。

（4）CT、MRI检查：显示密度不均之肿瘤及钙化灶，可显示与周围组织关系及大血管受累情况。

（五）其他检查

（1）骨髓检查：行骨髓穿刺涂片检查可明确诊断。已很少用。

（2）细针穿刺活组织检查：在B超引导下对肿瘤行细针穿刺活检可确诊。

（六）鉴别诊断

肾上腺皮质癌：肾上腺皮质癌之肿瘤病程短、发展快、体积大，影像学检查密度不均，有液化、钙化，向周边组织浸润、转移征象，可与之混淆。但往往年龄较大，多发生于成年人或老年人中，无明显骨、骨髓转移。而神经母细胞瘤多为婴幼儿发病，早期肝、骨、淋巴结转移，肿瘤穿刺活组织检查可予以明确鉴别。

（七）治疗

早期发现的小肿瘤如能确诊可争取手术切除，转移灶引起局部功能异常可行姑息性手术，但预后多较差。仅一小部分肾上腺神经母细胞瘤可自然消退，甚至可发生在有广泛转移的晚期病例，类似情况在年龄越小者出现的机会越多，原因尚不明白。

1. 肾上腺神经母细胞瘤切除术指证、禁忌证及术前准备

①适应证：肾上腺神经母细胞瘤一经诊断，应及早手术切除。术中如已发现肿瘤转移，应尽量切除原发病灶及转移的淋巴结。如肿瘤巨大与周围大血管粘连时，应尽量大部切除肿瘤，残余瘤组织留做标志物瘤，待术后做放射治疗。②禁忌证：术前已证实广泛转移的病例，不宜做手术治疗，可配合化学治疗及放射治疗。③术前准备：术前做全面查体，了解是否已经有转移。必要时做骨髓穿刺及同位素骨扫描；全身情况较差，贫血、恶液质者，应先输血，加强支持疗法，改善营养状况后再手术。巨大的肿瘤应先放射治疗，等肿瘤缩小后再做手术，可增加手术切除率；根据肿瘤切除的难度大小，术前备足血液。④麻醉与体位：一般采用气管内麻醉。仰卧位，患侧垫高。

2. 右侧肾上腺神经母细胞瘤切除术手术步骤

多采用上腹横切口，或上腹部肋缘下"八"字形切口，巨大的肿瘤可做胸腹联合切口。

也可采用单侧腹部斜直切口；分离肿瘤时将肝脏向上牵引，切开右侧三角韧带及镰状韧带，切开十二指肠外侧腹膜，将升结肠及横结肠肝曲向内侧翻转；切开肾周围筋膜，显露肾脏；钝性游离肾周围脂肪，显露肾上腺及肿瘤。也可先显露下腔静脉，防止撕破肾上腺静脉；结扎切断肾上腺静脉，切除肿瘤：肾上腺静脉结扎切断后，提起肿瘤，显露肾上腺底部及肾上极，利用肾上腺底部组织做牵引，将肿瘤切除。

3. 左侧肾上腺神经母细胞瘤切除术

因左侧与脾、胰尾及腹主动脉甚至下腔静脉关系密切，手术应特别注意，防止上述脏器的损伤。切口选择原则与同右侧肾上腺神经母细胞瘤切除术相同，如选用单侧腹部斜直切口，应为左侧；打开腹腔后，切开胃结肠韧带及脾结肠韧带，胃大弯向上做牵引。切开肾周围筋膜，游离肾周围脂肪囊，显露出左侧肾上腺及肿瘤；分离肿瘤时先分离及结扎肾上腺静脉，将胰腺体尾部向上牵开，再分离肿瘤。注意防止损伤左侧肾静脉、脾静脉及胰尾。术中注意要点：①肿瘤若已侵犯肾脏时，病侧肾脏也应同时切除；②肿瘤巨大，而且瘤组织脆弱，血液循环丰富，术中有可能大出血及失血性休克，甚至危及生命，术中应保证足量输血，密切监测血压；③分离右侧肿瘤时，应防止损伤下腔静脉、十二指肠，而左侧肿瘤要注意保护胰腺体尾部、脾静脉、左侧肾及结肠。

4. 术后处理

①术后常规禁食及胃肠减压，减少腹胀。静脉补充液体，加强支持疗法。②伤口愈合后，开始放疗或化学治疗。神经母细胞瘤对放疗敏感，但单独使用放疗效果不理想。③化学药物常用长春新碱及环磷酰胺合用。每隔 2 周应用长春新碱 $1.5 mg/m^2$，环磷酰胺 $300 mg/m^2$，交替用药，每种药物各用 6 周。持续 1 年。

5. 主要并发症

手术的主要并发症是术中大出血及损伤周围重要脏器。如损伤十二指肠，可继发高位十二指肠瘘；损伤脾血管须做脾切除；损伤胰腺可出现胰瘘。

第二节　肾细胞癌

肾癌是常见恶性肿瘤之一，其发病率在美国男性恶性肿瘤中位居第 7，女性恶性肿瘤中位居第 8；肾脏恶性肿瘤中，肾细胞癌占 85% 以上。

目前，肾细胞癌的病理诊断仍主要依赖于形态学，但日渐明晰的分子和遗传学改变将有助于更好地进行分类、治疗选择及预后评估。这里介绍常见肾细胞癌的病理诊断和研究进展，以及2012年ISUP共识分类中的肾细胞癌新类型的形态学特征、免疫组化标记、分子和遗传学改变。

一、常见的肾细胞癌类型

（一）透明细胞肾细胞癌（CCRCC）

CCRCC是最常见的肾细胞癌亚型，约占所有肾脏上皮性肿瘤的60%，转移性肾细胞癌的90%。组织学诊断特征包括透明细胞、腺泡状／片状／管状生长模式及丰富的血管网。高核极CCRCC的胞质常呈嗜酸性颗粒状，间质血管可不明显，可出现肉瘤样分化。如多处仔细取材，通常能找到典型透明细胞癌区域。较有特异性的辅助诊断指标是肿瘤细胞呈碳酸酐酶IX（CAIX）膜阳性以及CD10膜阳性，而CK7和a-甲酰基辅酶A消旋酶（AMACR）多为阴性。有时与Xp11转位相关肾细胞癌、透明细胞乳头状肾细胞癌以及其他含有透明细胞的肿瘤鉴别较困难。适当的免疫组化检查和分子检查有助于鉴别。CCRCC中最常见的分子改变是3p丢失和VHL（3p25）突变，散发病例中VHL基因突变或甲基化失活可高达90%，提示其可能是肿瘤发生的早期事件。约40%的CCRCC中有3p21位点上PBRM1基因的截短突变，该基因产物是染色体重塑复合物SWI/SNF的一部分。

（二）乳头状肾细胞癌（PRCC）

PRCC占肾脏上皮性肿瘤的10%～15%。2014年版WHO分类分为两种亚型：1型乳头表面被覆较小的立方状细胞，胞质较少或中等量，双嗜色性；2型肿瘤细胞较大，核级较高，胞质嗜酸性，细胞核呈假复层排列。2型PRCC的组织形态变化多样，除乳头状结构，也可有小管状、实体状等其他生长模式。因其他类型的肾脏肿瘤（包括Xp11转位相关肾细胞癌、集合管癌、新近描述的获得性囊性肾疾病相关肾细胞癌、透明细胞PRCC等），也可有明显的乳头状结构，须与PRCC仔细鉴别。

免疫组化检查示PRCC1型多呈CK7弥漫强阳性，但2型阳性率低一些。AMACR亦常呈胞质弥漫阳性；CAIX常阴性或仅局灶阳性。组织学特征和免疫组化检查有助于PRCC与其他具有乳头状结构的肾肿瘤的鉴别，但高核极2型乳头状癌与集合管癌及一些未定类的肾细胞癌的鉴别较困难。PRCC的预后总体比CCRCC好，但2型的预后比1型差一些。转移性PRCC的预后可能比转移性CCRCC差。

散发性PRCC最常见的遗传学改变为7号、17号染色体三体，亦有Y染色体丢失。1型PRCC中比2型更易见7号和17号染色体拷贝数获得。缺乏17号三体的PRCC预后可能较差。基因表达谱芯片和基于基因芯片的比较基因组杂交技术（aCGH）研究显示，2型PRCC可进一步细分为有预后意义的亚类。遗传性PRCC中也常见MET基因突变，且

13% 的散发性 1 型 PRCC 中也有 MET 基因改变。

（三）嫌色细胞肾细胞癌（CRCC）

CRCC 占肾脏上皮性肿瘤的 6% ～ 11%。其肿瘤细胞的形态特征是体积大、多边形，胞质浅染或细网状，有核周空晕，呈团巢状、腺泡状或实体片状生长，常伴有一些胞质嗜酸的体积较小的肿瘤细胞。CRCC 预后好于透明细胞癌，因此区分这两种肾细胞癌类型非常重要。嗜酸细胞成分为主时，称为"嗜酸细胞亚型"CRCC，须与其他嗜酸细胞肿瘤，如嗜酸细胞（腺）瘤鉴别。免疫组化示 CRCC 常呈 CK7 弥漫、阳性 CD117 膜阳性，CAIX 和 AMACR 阴性，有助于鉴别。细胞遗传学上，CRCC 常有 1 号和 Y 染色体丢失，亦可见 1、2、6、10、13、17 和 21 号染色体联合丢失。

（四）Xp11.2 转位相关肾细胞癌 Xp11.2 转位相关

肾细胞癌与其他一些转位相关 RCC 的遗传学特征是小眼畸形转录因子（MiTF）/ 转录因子 E 家族基因的转位。2004 版 WHO 分类中 Xp11.2 转位 /TFE3 基因转位相关肾细胞癌已确定为独立的肾癌亚型；常见于儿童或年轻人，但亦见于成人。Xp11.2 转位相关肾细胞癌于儿童侵袭性较低，而成人患者似侵袭性较强。位于 Xp11.2 的 TFE3 基因，可与多个基因（如 ASPL、PRCC、NONO、PSF 和 CLTC 等）融合，导致 TFE3 蛋白异常表达。Xp11.2 转位相关肾细胞癌组织学形态多样，肿瘤细胞有透明胞质或透明 / 嗜酸性胞质，排列成乳头状、腺泡状或团巢状结构，常见砂粒体形成，部分病例可见黑色素。免疫组化上，Xp11.2 转位相关肾细胞癌可呈上皮标记阴性，或仅为局灶阳性；TFE3 核表达具有较特异的诊断价值，但需要有较好的实验室标准化质量控制。TFE-3 分离探针 FISH 检测有助于更准确地判断转位情况。

（五）集合管癌（CDC）

CDC 少见，侵袭性很强。其组织学改变并不特异，诊断较困难，一般是排除其他高级别肿瘤后方可诊断。免疫组化上，CDC 常表达高分子量 CK（34βE12）、CK7、CD117 和 EMA。细胞遗传学资料显示，CDC 可有 1、6、14、15 及 22 号染色体单体，或多条染色体臂（包括 1q、6p、8p、13q 及 21q）杂合性缺失；或 1q32.1 ～ 32.2 小范围缺失。CDC 中未见有 7 号和 17 号染色体三体及 3p 丢失，有助于与高级别 PRCC 或 CCRCC 区别。

（六）肾髓质癌

肾髓质癌罕见，几乎均发生于有镰刀（SC）细胞特征的年轻人。肾髓质癌与集合管癌的形态学有重叠。INI1（SNF5/BAF47）核蛋白在肾髓质癌中表达缺失，有助于诊断。

二、2012ISUP 会议共识分类中的肾细胞癌新类型

（一）小管囊性肾细胞癌（TCRCC）

TCRCC 曾被认为是低级别集合管癌。大体上肿瘤边界清，但无被膜，切面见排列紧密的小到中等大小的囊状结构。组织学上，肿瘤由不同程度扩张的小管和囊腔组成，纤维间质分隔。囊腔被覆细胞呈扁平状、立方状或柱状，常可见鞋钉样细胞，胞质嗜酸，核仁可明显。免疫组化示 TCRCC 常表达 PAX8、AM-ACR 和 CD10。细胞遗传学分析显示，部分 TCRCC 可出现与 PRCC 相似的 7 号和 17 号染色体拷贝数增加。多数 TCRCC 生物学行为呈惰性，偶见远处转移。

（二）获得性囊性肾疾病相关肾细胞癌（ACD-RCC）

获得性囊性肾疾病相关肾细胞癌是终末期肾病患者，尤其是获得性囊性疾病患者最常见的肾细胞癌类型。大体多表现为囊壁内的附壁结节；切面黄色或棕褐色，常伴出血坏死。镜下见肿瘤细胞排列成腺泡状、小管状、实体－腺泡状、微囊状、乳头状或实体片状结构；大多数肿瘤细胞胞质丰富、嗜酸性，核圆形或卵圆形，染色质空泡状，核仁明显。一个特征性的改变是细胞内／细胞间空泡；另一特征性改变是可见肿瘤内草酸盐结晶。免疫组化显示获得性囊性肾疾病相关肾细胞癌常呈 AMACR 弥漫阳性，CK7 阴性或偶尔局灶阳性。分子遗传学研究显示多种遗传学改变，如常出现染色体 1、2、3、6、7、16 和 Y 染色体拷贝数增加。由于这些患者一般均为长期监测随访的慢性肾脏疾病患者，易早期发现肿瘤，故预后相对较好，但也有一些具有肉瘤样变或横纹样特征的病例出现转移。

（三）透明细胞乳头状肾细胞癌

透明细胞乳头状肾细胞癌常边界清楚，被膜完整。镜下见肿瘤由低核级立方状透明细胞组成，细胞排列成乳头状、管状、腺泡状和囊性结构。较有特征性的改变是细胞核不靠近基膜，而是居中或接近腔缘；免疫组化示 CAIX 具有特征性的"茶杯状"阳性方式（胞膜两侧和基底部阳性，腔缘处不着色）。肿瘤也常表达 CK7、HCK（34BE12），不表达 CD10 和 AMACR。细胞遗传学分析未见 3p25 缺失、VHL 基因突变和 7 号和 17 号染色体拷贝数增加，有助于与 CCRCC 和 PRCC 鉴别。此种肿瘤生物学行为惰性，尚无转移病例报道。

（四）TFEB 转位相关肾细胞癌

此类肾细胞癌的特点是 MiTF 家族另一成员 TFEB 基因与位于 11q12 位点的 alpha 基因融合，形成 t（6；11）（p21；q12）转位，导致 TFEB 核蛋白过表达。主要见于年轻人（中位年龄 28.5 岁）。典型组织形态为双相结构，由大、小两群上皮样细胞组成，较

小的上皮样细胞常围绕基底膜样物质成簇排列。此类肿瘤常表达黑色素细胞分化抗原，如 HMB45 和 MART-1（A103），上皮标记常呈阴性或仅局灶阳性。免疫组化检测细胞核中的 TFEB 蛋白表达是相对敏感和特异的诊断依据。TFEB 分离探针 FISH 检测有助于确诊。由于少见，此种肿瘤的生物学行为尚不完全肯定。

（五）"遗传性平滑肌瘤病肾细胞癌综合征"相关肾细胞癌（HLRCC-RCC）

HLRCC-RCC 中的肾细胞癌呈乳头状生长，核级高，胞质嗜酸性，以前曾被归入 2 型乳头状肾细胞癌。最近的遗传分析显示这类患者特征性的分子病理改变是延胡索酸盐（富马酸盐）水合酶基因（FH）胚系失活突变。这一综合征患者有皮肤或子宫的平滑肌瘤，约 1/3 患者发生肾细胞癌。肿瘤细胞核大，具有明显的嗜酸性核仁，核仁周可见透明空晕。部分肿瘤可表现为多灶性、实体性或浸润性生长，可有促纤维增生反应，类似集合管癌。与其他遗传性肾细胞癌或 CCRCC、PRCC 相比，HLRCC-RCC 侵袭性强，预后差。

三、肾细胞癌诊断

（一）免疫组织化学

肾细胞癌诊断中免疫组化的应用有辅助价值，但须根据组织学特征选择合适的标记。CAIX、CD10、CK7、AMACR、TFE3、TFEB、CD117、Ksp-cadherin 肾脏特异性钙粘素、parvalbumin、S100A1、PAX2 或 PAX8、34bE12、P63、HMB45、MelanA（MART-1，A103）、Synaptophysin 等免疫标记较常用。PAX2 和 PAX8 是判断转移性肾细胞癌的标记，但须结合肿瘤组织形态和其他恰当的免疫标记。

（二）荧光原位杂交（FISH）

FISH 检测在肾细胞癌鉴别诊断有重要价值。7 号和 17 号染色体检测有助于乳头状肾细胞癌的诊断，但其特异性还需要进一步探索。TFE3 和 TFEB 转位的 FISH 检测对 Xp11.2/TFE3 转位或 TFEB 转位相关 RCC 的诊断很有帮助。

（三）其他分子检查

基于芯片的 SNP 和 CGH 技术已开始应用于临床甲醛固定石蜡包埋组织样本，有助于全面分析基因拷贝数改变和杂合性缺失。基于二代测序技术的大规模或多基因突变筛查、microR-NA 表达谱分析等也越来越多地用于确定特定分子改变。预计在研究工作基础上开发的新的诊断、预后及预测标记将不断涌现并很快用于临床病理诊断。

第三节　膀胱肿瘤

一、发病率

膀胱肿瘤是我国最常见的泌尿生殖系统肿瘤，无论其发病率，还是死亡率均居首位，发病年龄为 67 ～ 70 岁。

二、病因

（一）生活习惯

吸烟与膀胱肿瘤的发病率有关。香烟中含有致癌物质，如 α - 萘磺酸和 β - 萘磺酸，这些物质自肺吸入从尿中排泄，长期积聚于体内最终可能致癌。

（二）职业因素

膀胱肿瘤的发病与职业性接触某些化学物质有关，如化学染料、橡胶、皮革和印刷品等。

（三）遗传因素

导致膀胱癌的遗传因素尚不清楚，但可能与癌基因突变与抑癌基因的丢失和失活有关。在各分级的早期膀胱肿瘤中，均发现了染色体 9 的长臂上遗传物质的丢失。而在晚期膀胱肿瘤中，却常常发现染色体 11 和 17 的短臂上遗传物质的缺失，从而揭示了局部抑癌基因的丢失与肿瘤的发生发展有关。

（四）其他因素

膀胱肿瘤的发生还与膀胱结石、腺性膀胱炎、膀胱血吸虫病、膀胱黏膜白斑等有关，治疗恶性肿瘤的药物，如环磷酰胺及人工甜味品（包括味精）也可能引起膀胱癌。

三、病理

98% 的膀胱肿瘤为恶性上皮肿瘤，而且大多数是移行细胞肿瘤。

（一）组织类型

约 90% 的膀胱肿瘤为移行上皮细胞肿瘤，最常见的是乳头状瘤，呈外生性生长，无蒂，很少有溃疡发生。鳞癌与腺癌各占 2% ～ 3%。非上皮肿瘤罕见，多为婴幼儿发生的肉瘤。

（二）分化程度

WHO 根据上皮结构、细胞大小、多形性、核极性，染色体深度和分裂象的数量提出将移行细胞肿瘤分为三级。Ⅰ级分化良好，恶性程度低；Ⅲ级分化不良，属高度恶性。Ⅱ级分化在Ⅰ级、Ⅲ级之间，属中度恶性。肿瘤的浸润，复发和发展频率与肿瘤的分级密切相关。Ⅰ级肿瘤有 10%～20% 病例发展为浸润性肿瘤；Ⅱ级为 19%～37%；Ⅲ级为 33%～67%，这对生存率有影响。因此，早期肿瘤患者 10 年存活率为 98%，晚期为 35%。

（三）生长方式

可分为原位癌、乳头状癌和浸润性癌。原位癌（CIS）是一种扁平状非乳头进行性上皮，该上皮缺少正常细胞极性，且细胞大，有明显的核仁，原位癌的分布有时比较散在，远离原来的肿瘤，其病史各异，有些长期无症状，无浸润，但有些发展很快。此外，伴有原位癌的外生性肿瘤更有可能复发和浸润。

（四）浸润深度

浸润深度是膀胱肿瘤分期的重要根据，可分为原位癌（Tis）、乳头状无浸润（T_a）、限于固有层以内（T_1）、浸润浅肌层（T_{2a}）、浸润深肌层（T_{2b}）、穿透膀胱壁（T_3）、侵犯前列腺和膀胱邻近组织（T_4）。

四、临床表现和诊断

膀胱肿瘤的高发年龄为 50～70 岁，男：女为 4：1，以浅表的乳头状肿瘤最为常见。

（一）症状

主要表现为间断无痛性全程血尿，85%～90% 的患者出现血尿，出血可自行停止，容易造成治愈或好转的假象。出血可多可少，与膀胱肿瘤的大小、数目、恶性程度并不一致。少数患者还伴有膀胱刺激征即尿频、尿急和尿痛，这表示有浸润性膀胱癌或广泛的原位癌。部分肿瘤较大的患者可出现排尿困难、尿滞留等症状。晚期症状包括骨转移的骨痛或后腹膜转移或输尿管梗阻引起的胁腹痛。

（二）体征

大多数患者无相关体征。当肿瘤体积大或有浸润时，可能因膀胱壁增厚而触及肿块（双合诊），临床上若下腹部能触到包块，多考虑为巨大的表面肿瘤或肿瘤穿破膀胱壁层。若发现有肝肿大或锁骨上淋巴结肿大常提示有转移。有时偶尔会出现淋巴水肿，是由阻塞性盆腔淋巴结肿大所致。

（三）实验室检查

1. 常规检查

尿常规提示为肾外性血尿，有时伴有泌尿道感染可出现脓尿，肿瘤或淋巴结肿大引起输尿管阻塞的患者可以发生氮质血症，慢性失血可引起贫血改变。

2. 尿细胞学检查

多在发病早期或随访时进行细胞学检查，尤其用于高发人群的普查中，评估对治疗的反应。

3. 流式细胞计数法（FC）

是测量细胞 DNA 含量异常的另一种检查膀胱肿瘤的细胞学方法。

4. 其他实验室检查

随着肿瘤分子生物学的发展和检测技术的革新，应用新的尿细胞学检测方法来提高诊断膀胱癌的准确率成为可能。这些新的方法有 BTA 法、BTA stat 法、BTA TRAK 分析、尿液的核基质蛋白（NMP_{22}）测定、尿纤维蛋白原或 / 和纤维蛋白降解产物（FDP）的定量分析、尿脱落细胞中 lewis X 抗原的识别及检测其脱落细胞分裂末期的活性。

（四）影像学检查

B 超检查：为无创检查，膀胱充盈 B 超可发现 0.5cm 以上的膀胱肿瘤，可初步了解膀胱肿瘤的大小、数目。

静脉尿路造影：是评估血尿最常见的方法之一。膀胱肿瘤若带蒂时可显示为充盈缺损，向膀胱腔内突出。非乳头状浸润性癌肿患者 IVP 则显示膀胱壁僵硬或平坦，输尿管梗阻引起的肾积水常与浸润程度有关。

CT 或 MRI 检查：是无创性最准确的膀胱肿瘤分期方法，可辨出肌层、有无膀胱周围的浸润，还能检查出盆腔内肿大的淋巴结，若淋巴结大于 1cm 认为转移可疑。

（五）膀胱尿道镜检查

可直接看到肿瘤所在部位、大小、数目、形态、蒂部情况和基底部浸润程度等。联合活组织检查具有确诊价值。

五、治疗

肿瘤的治疗比较复杂，应根据不同的病理分期（TNM）、分级、肿瘤的大小、数目的多少和复发的类型选用不同的治疗方法。

浅表性肿瘤经尿道切除后应进一步有选择性地进行膀胱腔内化疗，一般对那些早期低级、瘤体小的患者仅做单纯性经尿道切除术，并进行随诊监测。目前，对 T_1 的治疗尚有争议，有人认为应尽早行膀胱根治性切除手术，尤其是复发率高的Ⅲ级肿瘤，这些患者经膀胱腔内化疗后，其复发率降低。

局部浸润性肿瘤（T_2，T_3 期）须进一步积极性的局部治疗，其中包括部分切除或根治性切除、放疗和全身性化疗，有局部或远处转移的患者应先接受全身性化疗，再根据情况有选择性放疗和进行外科手术治疗。

（一）膀胱腔内化疗

大多数浅表性肿瘤患者都有可能复发，进行膀胱腔内化疗能降低或预防肿瘤复发。

大多数药物灌注每周 1 次，每个疗程为 6～8 次，以后每月灌注 1 次维持治疗。因为膀胱基底膜有限制药物吸收的作用，所以全身性副作用较少见。①现在最常用的药物有：丝裂霉素 C、噻替哌、阿霉素和卡介苗等。②最近国内最新用药有：羟基喜树碱、吡柔比星、米西宁等。根据患者的个体差异性不同所选择的灌注药物不同。

经尿道电切术的同时行膀胱灌注药物一次，其治疗结果较好，可以减少肿瘤复发，并且能减少肿瘤直接在膀胱黏膜上的种植，而且还可以抑制浅表性膀胱肿瘤进一步恶化。

（二）手术治疗

1. 经尿道膀胱肿瘤切除术（TUR）

TUR 是早期膀胱肿瘤治疗的有效方法，它能合理地准确地评估肿瘤的分期、分级，但需要进一步治疗（如膀胱腔内化疗）。无浸润、单个、低级的肿瘤可以单独经尿道切除。

2. 膀胱部分切除术

其适应证为单个局部浸润性肿瘤（T_1～T_3）；局限在后壁、侧壁、顶部的肿瘤，憩室内癌，还有少数伴有浸润性移行细胞肿瘤，相关联的远离原发性肿瘤的原位癌必须通过术前广泛的膀胱活检排除。虽然可以达到和同期肿瘤根治手术的存活率，但局部复发率较为常见。目前，随着膀胱替代手术在临床上的应用，膀胱部分切除术较过去明显减少。

3. 根治性膀胱切除术

根治性手术切除范围包括整个膀胱及周围脂肪、黏附的腹膜，在男性应包括前列腺和精囊，女性包括宫颈、子宫、阴道前穹隆、尿道和卵巢。伴有原位癌和明显的前列腺部尿道肿瘤时，应该同时进行全尿道切除术以减少尿道癌复发的可能。

两侧盆腔淋巴结清扫通常与根治术同时进行。有淋巴结转移的患者预后较差。

（三）放射疗法

外部放射治疗（5 000～7 000 cGy）是对深部浸润性膀胱肿瘤行根治术患者的一种新

方法。大多数患者能耐受放疗，约 15% 的患者可能出现小肠、膀胱、直肠的并发症，单纯放疗比术前放疗再行根治术的存活率要低。

（四）化学疗法

大约 15% 的膀胱肿瘤患者有局部或远处转移，浸润性膀胱肿瘤患者虽已行根治术或放疗，但仍有 30%～40% 的患者发生远处转移。化疗对转移性肿瘤绝大多数有效，甲氨蝶呤、长春新碱、阿霉素和顺铂（MVAC）已经广泛应用于复发性浸润性膀胱肿瘤。

（五）联合治疗

虽然，联合化疗适用于伴有浸润性肿瘤的患者，但有学者认为如果对那些局部浸润性肿瘤（$T_3 \sim T_4$）患者在行根治术前先进行化疗，能降低其复发率和有预防作用。

第四节　尿道肿瘤

一、男性尿道癌

（一）概述

尿道恶性肿瘤少见，约半数继发于膀胱、输尿管、肾盂移行上皮细胞癌。原发性尿道癌中以鳞状细胞癌最多见，约占 80%，多位于尿道球部及悬垂部；其次是移行细胞癌，约占 15%，位于前列腺部尿道；腺癌和未分化癌少见，约占 5%。尿道癌病因尚不明，可能与炎症、慢性刺激、尿道狭窄等因素有关。

（二）诊断依据

（1）临床表现：反复尿道出血或初血尿，尿线变细、排尿困难、尿潴留、阴茎肿胀、阴囊或会阴水肿等。

（2）体检：可发现尿道结节或肿块，大的球膜部尿道癌可经会阴部触及肿块，实质性或有波动感。腹股沟淋巴结转移时可触及肿大淋巴结。

（3）尿道造影：可帮助确定肿瘤的大小、部位，但不能估计肿瘤范围。

（4）尿道膀胱镜检查：可观察肿瘤范围，并取活体组织检查进一步确诊。

（5）尿道分泌物细胞学检查可发现癌细胞。

（6）CT 和 MRI 检查：可了解有无盆腔和腹膜后淋巴结转移，有助于肿瘤分期。

（三）治疗方案

以手术治疗为主，放疗和化疗效果不肯定。

1. 手术治疗

（1）肿瘤局部切除：适用于尿道单发、浅表的肿瘤。可采用经尿道电切、电灼或激光治疗，尿道外口处肿瘤可行局部切除术。

（2）尿道部分切除或阴茎部分切除术：适用于尿道远侧 1/2 的低分期癌，尿道切缘应距肿瘤边缘 2cm。

（3）根治性尿道切除：适用于近段尿道癌及位于尿道球部或膜部者。切除范围包括全尿道和阴茎脚。

（4）根治性广泛脏器切除：切除范围包括阴茎、尿道、阴囊、精囊、膀胱、前列腺整块切除，有时须行睾丸切除。适应证为 C 期以上近侧尿道癌且能耐受手术者。如有直肠壁浸润，须决定是否做全盆腔脏器切除或姑息治疗。

2. 淋巴结的处理

腹股沟淋巴结触诊的准确率可达 83% ～ 100%。凡触及腹股沟淋巴结者，均应施行规范的淋巴结切除术。若行膀胱前列腺整块切除，则应同时切除盆腔淋巴结。腹股沟淋巴结阳性、CT 未发现盆腔淋巴结者，可考虑盆腔淋巴结切除术。未触及腹股沟淋巴结者，并没必要做预防性淋巴结切除。

3. 放射治疗

原发性尿道癌放疗的主要目的是保存器官。效果取决于肿瘤部位和大小，前尿道癌优于后尿道癌。

4. 化学治疗

疗效不确定。甲氨蝶呤、顺铂、长春新碱、阿霉素以及博来霉素等可能有一定效果。

二、女性尿道癌

（一）概述

原发女性尿道癌，其发病率比男性高 4 ～ 5 倍，占妇科恶性肿瘤的 0.017%，发病年龄为 37 ～ 69 岁。

尿道癌分远段癌和近段癌，前者癌灶位于尿道口至尿道前 1/3 段，也可逐渐扩展至全尿道，或累及外阴；后者癌灶位于尿道其余 2/3，较容易侵犯全尿道。

本病病因尚不十分明确。一般认为与性交、妊娠及反复尿路感染对尿道刺激有关。

尿道肉阜、尿道黏膜白斑及慢性尿道炎均可能并发尿道癌。

原发性尿道癌以鳞状上皮细胞癌最多见，其次是腺癌及移行细胞癌等。转移途径包括血行、淋巴和局部浸润，其中以淋巴转移和局部浸润为主。远段尿道癌可转移至腹股沟深、浅淋巴结，而近段尿道癌可转移到盆腔淋巴结及髂内、髂外及闭孔淋巴结。

（二）诊断依据

1. 症状

尿痛、尿急、尿频、血尿，排尿困难，下腹或腰背疼痛。

2. 体检

阴道指检可及尿道肿物，尿道血性分泌物。腹股沟可扪及肿大淋巴结。

3. 细胞学检查

尿脱落细胞及尿道拭子细胞学检查可以发现肿瘤细胞。

4. 尿道镜检查

可见肿块，活检可证实。

5.CT 及 MRI

了解盆腔淋巴结有无转移。

（三）鉴别诊断

1. 尿道肉阜

鲜红色、质软、易出血，表面无溃疡及分泌物，活检可证实。

2. 尿道尖锐湿疣

尿道尖锐湿疣是由性接触传播的人乳头状瘤病毒引起的增生性病变，多位于黏膜上，外阴亦见多个病灶，排尿有灼痛。尿道镜检见乳头状、淡红色肿物。病检可证实。

（四）治疗方案

1. 手术治疗

远段尿道癌，如较早期可行局部广泛切除，包括尿道周围组织和部分外阴、前庭、阴唇、阴蒂等组织。年轻患者切除尿道2/3尚不至于尿失禁。若癌肿累及较广泛或位于近段尿道，则必须行全尿道全膀胱切除，并须做尿流改道。此外，应根据病变部位和区域淋巴结的情况决定是否清扫相应淋巴组织。

2. 放射治疗

多用于早期、无转移、深部组织无浸润者。尿道癌对放疗较敏感，特别是早期病例进行放疗即可治愈。对晚期患者可作为姑息性治疗。

3. 化学治疗

表阿霉素、顺铂、甲氨蝶呤等有一定疗效，但效果不满意，仅作为辅助治疗。

三、恶性尿道非上皮性肿瘤

尿道非上皮性肿瘤较少见，又以黑色素瘤稍多，平滑肌肉瘤、纤维肉瘤及恶性纤维组织细胞瘤仅见个案报告。

尿道黑色素瘤多见于老年人，女性较多，多发生于尿道外口。病因不清，认为可能与遗传、长期摩擦、妊娠、内分泌等因素有关。与日光照射可能无关。

（一）诊断依据

1. 临床表现

尿道口肿块及尿道出血，可有排尿困难、尿流方向改变。

2. 体检

黑色至蓝色或褐色的皮损，以黑褐色为多，常伴出血，表面可有溃烂、坏死，伴有感染时可有脓臭分泌物。肿块周围常有黑色卫星灶。腹股沟淋巴结可因转移而肿大。血行转移常发生于肺、肝及脑。

3. 病理检查

病理检查可见瘤细胞呈梭形、多角形，胞浆丰富，充满黑色素，呈实性片状、巢索状乃至腺样多种排列类型。细胞增生活跃，可见核分裂象，染色不均，黑色素染色呈阳性。肿瘤细胞具有大核及核仁明显的特点。胞浆较少，染色浅。免疫组化显示HMB45 强阳性。

（二）治疗方案

主张早期根治性切除术，包括全尿道及腹股沟淋巴结清扫术，必要时行盆腔淋巴结清扫，术后可辅以化疗、放疗、免疫、生物学等治疗。化疗首选药物为达卡巴嗪（DTIC），二线药物为亚硝脲类，其他如 5-FU、长春新碱、环磷酰胺、放线菌素 D 等亦有一定疗效。目前多主张二联或三联用药，有效率可达 30%～45%，单一用药则低于 20%。

放疗仅能起缓解症状的作用，近来报告大剂量分次照射，每次 400～800Gy，每周 3 次，总量达 3 000～4 000Gy，有效率可达 34%～67%。

免疫治疗用于术后辅助治疗及不能切除或已有广泛转移者，有很好的前景。20世纪60年代后期曾试用BCG与天花疫苗瘤体注射和皮下注射，部分患者肿块消退，复发延迟，生存期延长。多价免疫疫苗可提高晚期患者主动免疫力3～4倍。近年来IL-2、干扰素、转移因子、单克隆抗体、LAK细胞等亦被临床应用，取得了较好的效果。

四、良性尿道非上皮性肿瘤

（一）尿道平滑肌瘤

尿道平滑肌瘤少见，但却是尿道非上皮性肿瘤中最常见的类型。女性多见，约为男性的3倍，多发于20～50岁，可能与内分泌、妊娠等因素有关。

1.诊断依据

（1）临床症状：尿道外口滴血或反复发作的尿路感染，可有排尿困难。

（2）尿道口肿块：呈圆形，表面光滑，质硬韧，界限清晰，小的肿瘤多呈广基，大者可有蒂。呈粉红、乳白或呈嫩肉色。

（3）尿道镜检查：可见尿道肿块，并可取活检。

（4）病理检查：是确诊的唯一方法。显微镜下肿瘤组织由分化较好的平滑肌细胞构成，细胞呈梭形，胞浆丰富，胞核呈长杆状，两端钝圆，少见核分裂象，肿瘤细胞聚集成束。

2.治疗方案

手术切除。预后良好，但有复发可能。

（二）尿道纤维瘤

尿道纤维瘤极少见，临床报道仅见于女性。

1.诊断依据

（1）临床症状：可有腹部不适、下腹部坠胀等症状，也可有尿频、尿痛、性交不适等症状。

（2）检查：见尿道内或尿道口肿瘤，表面可有溃烂、分泌物，瘤体光滑、质硬，直径多在3cm以下，个别有体积巨大者。

（3）病理检查示瘤组织由纤维组织构成，为确诊依据。

2.治疗方案

本病为良性尿道非上皮性肿瘤，手术切除肿瘤为唯一有效的治疗方法，预后良好。

（三）尿道血管瘤

尿道血管瘤罕见，分为毛细血管瘤和海绵状血管瘤，可发生于任何年龄，但20～30

岁多见，男性多于女性。

1. 诊断依据

（1）临床症状：间歇性尿道口滴血，呈鲜红色，间歇发作，持续时间长短不一，一般不伴有其他不适。

（2）肿瘤较大时可出现排尿困难。

（3）尿道镜检查：可见尿道内深红色、广基的黏膜病损，呈扁平状或突出于尿道黏膜，质软，触诊难以发现。

2. 治疗方案

行肿瘤广泛切除，必要时行尿道成形术。本病属良性，但常复发，术后注意随访。

第五节　前列腺癌

一、临床表现

（一）症状

前列腺癌缺乏特有的早期症状，早期诊断前列腺癌需要用敏感的方法进行筛选。原发于外周带的前列腺癌，只有当结节增大至一定程度时，在肛门指诊时才能发现。原发于移行带的癌，往往伴有 BPH，临床上表现为前列腺增生引起的梗阻症状，此种早期的潜伏癌只在病理检查切除的标本中被发现。出现症状常提示局部扩散或有远处转移。

30% 的患者在直肠指诊中首次发现，10% 在经尿道前列腺切除（TURP）的组织中检出病灶。如果前列腺癌患者有血尿、会阴部疼痛或下尿路梗阻症状时，接近 45% 的病例出现转移灶。骨痛、消瘦、贫血、乏力是较明显的转移症状，14% ～ 40% 的晚期前列腺癌患者有这些症状。

（二）体征

体格检查包括 DRE，这是常规检查。如果 DRE 触及硬结，医生必须警惕癌的可能性并做进一步检查（如 PSA、TRUS 和活检）。大量的局部淋巴结转移可引起下肢淋巴水肿。是否出现脊索受压的典型症状取决于受压的水平，这些症状包括有肌无力、下肢肌肉痉挛和球海绵体反射亢进。

（三）实验室检查

PSA 是最重要的前列腺癌标记物，前列腺酸性磷酸酶敏感性较差。碱性磷酸酶增高者应注意是否有广泛骨转移，晚期前列腺癌压迫双侧输尿管可致血肌野、尿素氮增高。前列腺外的转移可引起血清酸性磷酸酶值升高。

（四）肿瘤标记物——前列腺特异抗原（PSA）

PSA 是一种主要由前列腺上皮细胞产生的酶，是一种糖蛋白，它能使精液的凝块水解，其作用与男性生育力有关。存在于血液和精浆内。PSA 比 PAP 敏感，但特异性仍不高。PSA 对前列腺组织有特异性，但对前列腺癌并无特异性。

目前，有许多方法可以提高 PSA 检测的准确性，其共同目的就是降低检测结果的假阳性率。这有助于增加特异性和阳性预测值，减少不必要的活检，降低诊断成本，避免因各种检查操作引起的并发症。提高 PSA 检测准确性的方法包括：测定 PSA 速度（即测定 PSA 随时间变化的程度）、密度（单位体积前列腺中 PSA 的标准含量）、年龄校正后 PSA 参考值范围（考虑年龄因素对前列腺大小和隐性前列腺疾病产生的影响）和 PSA 结构分析（即游离和结合 PSA 比值）。

二、前列腺组织活检

六分法前列腺活检技术是最常用的前列腺癌检查手段。通常在超声引导下，从前列腺尖、中央部、腺体侧叶与中线之间距中央矢状线 1/2 处的两侧基底部取活检组织。活检主要是为了诊断肿瘤，而对于肿瘤的分期则并未得到充分的利用。结合其他的诊断方法，六分法活检技术在判断肿瘤包膜外浸润和根治性前列腺切除术后复发方面很有价值。

目前，正在研究如何改进活检技术来提高肿瘤的检出率。除传统的六分法外，最近还有报道称从前列腺两侧在外周带基底部和中部直接取组织活检的方法。侧叶活检的方法在前列腺癌的诊断方面比传统方法检出率提高了 14%，并且避免了传统方法对前列腺造成的损伤。

活检要注意以下几点：

（1）若 DRE（直肠指诊）正常，PSA ≤ 4 μg/L，继续观察。

（2）DRE 正常，PSA 4.1 ～ 10 μg/L，做 TRUS，此类患者查出前列腺癌只占 5.5%，没有必要常规做穿刺活检；若 PSA > 10 μg/L，不论 DRE 有无异常，立即做 TRUS 和系统活检。

（3）DRE 或 TRUS 可疑或阳性，PSA 4.1 ～ 10 μg/L，做系统活检。

三、影像学检查

（一）经直肠超声检查（TRUS）

TRUS 对前列腺活检和肿瘤分期很有帮助。前列腺穿刺活检在 TRUS 引导下完成，能保证在前列腺不同部位均匀取材，并可能直接在病灶处取活检。如能发现的话，前列腺癌病灶通常表现为外周带的亚回声区。和 DRE 相比，TRUS 能提供更准确的前列腺癌分期信息，TRUS 诊断前列腺包膜外浸润的要素是前列腺轮廓向外突出或侧缘有成角表现。而精囊受累的诊断条件是精囊基底部向后突出或前列腺基底部低回声区同时伴有精囊区回声不均匀。

（二）经直肠磁共振成像

据报道经直肠螺旋磁共振（MRI）进行前列腺癌分期的准确率为 51% ~ 92%。能否得到高清晰的成像有赖于操作者的经验和技术。一项前瞻性实验比较了在肿瘤分期中 TRUS 和 MRI 各自的优点，结果显示二者效果没有什么差别，所以目前不主张使用 MRI，除非 MRI 在临床上能提供更有意义的应用价值，有益于患者。在这方面的试验还在进行。

（三）轴位成像（CT，MRI）

对前列腺癌患者骨盆的断层扫描可选择性地应用于判断高危患者的淋巴结转移，扫描结果将决定患者的治疗方案是手术治疗，还是放射治疗。在这方面 MRI 和 CT 均可供选择。一旦怀疑患者有淋巴结转移，就应在 CT 引导下进行穿刺活检。被证实有淋巴结转移的患者，将接受其他的治疗方案。然而，目前在根治性前列腺切除术中，很少发现有淋巴结转移（< 10%）。另外，此类检查的成本较高，且灵敏度有限。对若干组已经确诊的前列腺癌患者进行对照分析，结果显示淋巴结转移的危险性很低，而且它的危险度可以通过对 PSA 浓度测定和肿瘤分期分级来量化。血清 PSA 浓度与肿瘤体积和分期密切相关。但是由于许多其他前列腺疾病也可引起 PSA 的升高，所以，单独用 PSA 浓度来进行分期很不准确。与单独应用相比，血清 PSA 测定与分期、分级同时应用分析淋巴结转移的状态有很高的灵敏度和特异性。一些研究人员已总结出的计算图和近似曲线有助于预测前列腺癌的病理分期。

（四）骨扫描

前列腺癌最常转移的部位是骨。软组织（肺、肝）的转移在早期很少发生。骨扫描通常作为前列腺癌新发病例的一项常规检查内容，但有证据说明通过血清 PSA 测定就可以排除大部分疑似患者。有学者研究分析了 PSA 测定对预测骨扫描结果的意义，结论是对于那些已确诊，但未接受治疗的患者，如果无临床症状，PSA 浓度 < 10 μg/L，就没必要做骨扫描检查。在他们的研究中，66% 的患者为新近确诊患者，PSA 浓度 < 10 μg/L，而且其肿瘤分期在当前美国新近确诊患者中很有代表性。血清 PSA 水平是骨扫描结果最

好的预测指标。肿瘤分级分期联合或单独使用对预测骨扫描结果没什么意义。

四、分子学分期

对前列腺癌患者外周血中循环的前列腺细胞进行测定并据此进行分期即为分子学分期。通过反转录聚合酶链反应（RT-PCR）技术查找外周血样本中 PSA 相关的信使 RNA 存在，如果能找到，就是外周血中有前列腺癌细胞的间接证据。但目前 RT-PCR 技术在临床中的应用价值尚有争议。许多肿瘤细胞都可以脱落进入血液循环，但这并不都意味着肿瘤发生转移或治疗失败，所以，这种技术的推广应用尚待进一步研究。

五、鉴别诊断

PSA 浓度升高不全意味着前列腺癌的发生，其他如 BPH、经尿道器械操作、感染性疾病、前列腺梗死或粗暴的前列腺按摩均可引起 PSA 升高。前列腺结节不仅与前列腺癌有关，还和慢性肉芽肿性前列腺炎、曾接受 TURP 或针吸活检或前列腺结石有关。X 线平片上的骨病变和碱性磷酸酶升高，可见于 Paget 病且不易与前列腺癌相鉴别。Paget 病的 PSA 水平一般正常，X 线显示骨皮质增厚。

六、治疗

（一）局限性肿瘤

与其他大多数肿瘤不同的是前列腺癌的自然病史不一定以险恶结果结束，大多数患者肿瘤可以潜伏很长时间，因其他疾病死亡后在尸检中发现。局限性肿瘤很少在 10 年内引起死亡，故对早期前列腺癌采取何种治疗一直存有争论。

处理局限性肿瘤的困难在 T_1 期、T_2 期。当前，治疗的决策是基于以下几方面：肿瘤的分期分级、患者的预期寿命、接受不同治疗后的无瘤存活率、并发症以及医生和患者的选择。

1. 等待观察

目前还没有哪项随机化实验能证明根治性前列腺切除对早期前列腺癌的治疗有显著优越性。前列腺癌患者多为高龄且伴有其他疾病。此外，在这一人群中发现的体积小、分化良好的肿瘤往往生长缓慢。有研究表明，单独跟踪观察对精心选择的部分前列腺癌患者可能是一种恰当的方法。适合采用这一方法的多为高龄患者且其肿瘤体积小、分化好。即便如此，其死亡率仍能达到 10%，另外，对于采用随访观察的患者，何时采用手术治疗尚无定论。

2. 根治性前列腺切除术

根治性前列腺切除术术后患者的预后与标本的病理分期有关。如果有淋巴结转移，远处转移是不可避免的。根治性前列腺切除术术中发现有精囊侵犯的大部分患者术后都注定有远处转移，严格控制手术适应证十分重要。一些调查者根据血清 PSA 水平、临床 DRE 分期和活检组织的 Gleason 分级，设计了能预测最终病理分期的估算图。

包膜外浸润的肿瘤为手术相对适应证，是否对符合相对手术适应证的患者实施根治性手术尚有争议。目前正在尝试对局限性肿瘤患者采用根治手术辅助加以激素治疗或辅助放射治疗。相对适应证患者术后复发时间的大量的随机化研究表明，在血清学上出现复发迹象的期限为 4 年。且这些患者也不全都会复发，其中什么样的人应接受辅助治疗还不清楚。

根治性前列腺切除术的并发症很多，且与外科医生的临床经验有一定关系。术中并发症，包括出血、直肠损伤和输尿管损伤。出血多见于耻骨后入路，而在经会阴入路手术中较少见。因为在前一种术式中，必须剥离背侧静脉丛。在耻骨后入路的手术中直肠损伤很少见，但在经会阴入路手术中发生率较高，通常只要立即修补，一般不会留下远期后遗症。输尿管的损伤则极少发生。围手术期出现的并发症包括深静脉血栓、肺栓塞、淋巴囊肿的形成以及感染。远期并发症包括尿失禁和勃起功能障碍。虽然出现完全性尿失禁的比例很小（< 3%），但出现压力性尿失禁的概率仍可达到 20%。术后排尿控制的恢复是个渐进的过程。术后 3 个月可恢复 50%，6 个月可恢复 75%，余者在 9 ～ 12 个月可完全恢复。对于排尿控制的恢复，年龄是最重要的因素。术中保留一侧或双侧神经血管束可使术前有性功能的男性保持勃起功能。但保留神经的术式在手术中应根据具体情况进行选择，因为原估计是局限性前列腺癌的患者在术中常常发现已有包膜外浸润。此时如果坚持保留血管神经束，必然会大大增加术后复发的概率。术后性功能的恢复依据患者的年龄、术前性功能、术中保留一侧或双侧神经束而定。

3. 放疗

放疗也可分为外放疗和近距离放射疗法两种。

外放疗（XRT）：应用传统 XRT 技术进行前列腺放疗安全剂量为 6 500 ～ 7 000cGy。标准 XRT 技术依靠骨标志做参照确定治疗范围，通过 CT 扫描层面确定标靶的大小。这种标准 XRT 技术总体上使用开放的正方形或矩形照射域。采用这类标准 XRT 技术的患者中有 20% ～ 41% 常因照射域太小不能覆盖整个靶区而导致放疗失败。

改进的成像技术和三维治疗设计软件的应用可以保证照射区的精确定位。这种软件的优点是使靶器官在接受较大剂量照射的情况下其周围组织不受伤害。计算机辅助生成的射线视野可用来设计斜面的、平面外的或非共面的照射，这就是常用的三维共型放射技术。这种技术的优点就是可以推算三维照射剂量（更精确地计算分散的照射剂量），界定照射范围，设计照射剂量直方图。三维照射范围的界定可以识别所谓的热点和冷点（分别为超剂量照射区和低剂量照射区），而照射剂量直方图可以比较不同照射技术对靶器官周围正常组织产生的影响。相对于标准 XRT 技术，三维照射技术因为应用了复合照射视野而减少了对正常组织的影响。

几个不同中心的回顾性调查分析证明，相对于标准放射疗法，共型放射疗法可以降低放射毒性。一些回顾性调查报道应用三维放射疗法可以降低血清 PSA 值。尽管这些结果令人欣慰，但仍须有随机实验和长期随访来证实。

近距离放射疗法：随着技术的发展，在体内准确放置放射源已成为可能，短射线疗法再次引起人们的关注。此前，单纯依靠人工放置放射源技术曾被应用于临床，但因其失败率很高，该技术实际上已经被放弃。目前，通过计算机软件，人们可以在 TRUS 引导下，在前列腺病灶内精确置入预先设定好剂量的放射源。

前列腺体积较小，分级较低的早期患者适合接受内放射治疗。但是须进一步随机对照试验将近距离放射疗法和其他放疗进行比较，同时，也要评价勃起功能障碍和尿路梗阻的发病率。

4. 冷冻手术

前列腺冷冻是通过使用一种多探针冷冻手术设备来完成的。几个中空探针在 TRUS 引导下经皮穿刺入前列腺，一般需要 5 个——2 个置于前列腺前中部，2 个置于侧后部，1 个置于后部。大多数外科医生常规上放置 2 个冻融环。如果冰珠的剂量不足以冷冻前列腺尖，就把冷冻探针推至前列腺尖部，同时加用第三个冻融环。冰珠周围的温度一般在 $0 \sim 2 \, ℃$，而实际上破坏细胞所需要的温度为 $-25 \sim 50 \, ℃$。因此，组织的破坏只发生在冰珠周围几毫米范围内。即便有超声定位也无法测定冷冻范围。双倍冷冻可造成更大面积组织的破坏，理论上使冰珠与被破坏组织边缘更加接近。

最新的研究表明，冷冻手术后短期内前列腺组织活检结果为阴性，血清 PSA 值很低或测不到。但冷冻手术的并发症很多，远期效果不确切。目前这种方法已很少被采用，因为其他的微创疗法越来越受到欢迎，如近距离放射疗法。

（二）局部浸润性癌

放射疗法目前大部分 T3 期前列腺癌的治疗采用激素新辅助治疗加用外放疗（XRT）。一些随机对照实验已证明这种治疗方法优于单纯放疗。新辅助疗法可以明显控制局部浸润，提高无瘤存活率。联合治疗可以显著提高患者的存活率。放疗前后激素治疗的最佳时间，目前尚未确定。

（三）复发性肿瘤

1. 根治术后复发癌

根治术后肿瘤的复发与癌的分级、病理分期以及包膜外浸润的程度有关。术后发现阳性手术切缘、已有包膜外或精囊浸润、肿瘤评分高的患者，术后复发率更高。根治术后发现 PSA 水平升高的患者，可根据术后到 PSA 升高水平时间和 PSA 增倍时间，选择应用影像学检查和局部活检来判断肿瘤复发的部位（局部或远处）。

术后立即出现 PSA 水平持续升高、术后早期 PSA 水平升高和 PSA 水平快速增倍均提示患者极有可能出现复发。根治术后最初测不到 PSA，经过较长一段时间后才能检测到，尤其是 PSA 浓度增倍时间延长，提示患者可能出现局部复发。局部复发者出现 PSA 升高的平均时间比远处复发长（分别为 33 个月和 20 个月）。PSA 增倍时间为 6 个月或更短，常提示术后转移。有证据说明有 53% 的患者术后出现局部复发。但还需要一些活检病理结果来证明术后局部复发率。首次活检诊断前列腺癌的阳性率为 67%，第二次为 18%，第三次为 10%，第四次为 5%。对已确诊的孤立性局部复发患者应给予放射治疗。

2. 放疗后复发癌

有效放疗之后 PSA 水平升高提示肿瘤复发。前列腺活检可用来确定局部复发，骨扫描和 CT 可用来确定远处转移。不论复发部位在哪里，绝大多数患者都应该接受抗雄激素治疗。有临床证据表明，仅仅是局部复发的患者可以考虑采用补救性根治手术或冷冻手术治疗。这类患者术后再复发率也很高，且预后不佳。

（四）转移性肿瘤

1. 初期内分泌治疗

由于造成前列腺癌患者死亡的主要原因是不能有效控制其远处转移，所以目前的研究主要集中在如何控制肿瘤的远处转移。

众所周知，大多数前列腺癌是激素依赖性的，因此，70% ~ 80% 的转移性前列腺癌患者对各种形式的抗雄激素治疗均有反应。睾酮是血液循环中雄激素的主要存在形式，主要由睾丸间质细胞分泌（95%），仅少量是由外周类固醇转化而来。98% 的血清睾酮是与蛋白质结合形式存在，游离形式的睾酮可进入前列腺细胞转化成为主要的细胞内雄激素-双氢睾丸酮（DHT）。DHT 与细胞内蛋白受体结合后进入细胞核，在核内调节转录。可以在垂体-性腺轴不同水平的多个环节用不同的方法或药物来对抗雄激素的作用。通过注射的方式，每个月或每隔三个月将一组药物（LHRH 激动剂）注射人体内诱导抗雄激素作用，从而避免了睾丸切除或长期服用雌激素。目前，口服 LHRH 激动剂和睾丸切除还是最常采用的抗雄激素疗法。由于酮康唑起效快，所以常用于晚期前列腺癌伴有脊索压迫和弥漫性血管内凝血的患者。虽然睾酮是循环中雄激素的主要形式，但肾上腺也分泌脱氢表雄酮、硫酸脱氢表雄酮和雄烯二酮。一些研究者认为，同时抑制睾丸和肾上腺雄激素（完全雄激素阻断法）比单独抑制睾丸雄激素起效快且作用持续时间更长。通过一种抗雄激素药物与 LHRH 激动剂或睾丸切除联合应用能够达到完全性的雄激素阻断。抗雄激素药物似乎是通过竞争性结合促进前列腺成长和发育的细胞内雄激素 DHT 的受体而起作用的。对转移性前列腺癌患者按照肿瘤范围和全身状态分类，其中肿瘤比较局限且全身状态良好的患者，采用联合雄激素阻断法（LHRH 激动剂与抗雄激素药物）治疗的患者比单独使用 LHRH 激动剂的患者存活期要长。另一项研究比较了抗雄激素法在睾丸切除组和未切除睾丸组中的差别，结果是两组没有明显差异。目前，有实验正在研究间歇性抗雄激素治疗能否延迟激素非依赖性的发生。

关于前列腺癌患者什么时候开始接受内分泌治疗，多年以来一直存在分歧。美国退伍军人管理局协作研究组从 20 世纪 60 年代就开始的研究并未证明对晚期前列腺癌患者早期应用抗雄激素疗法能够提高患者的存活率。但是，来自医学研究委员会的一项随机比较早期与延迟应用内分泌治疗的研究结果表明，对晚期前列腺癌患者较早采用内分泌治疗可以提高生存率、减少并发症（如脊髓神经压迫、输尿管梗阻、膀胱颈梗阻的病理性骨折）的发生。

2. 内分泌治疗失败的早期处理

接受完全雄激素阻断治疗的患者，一旦出现血清 PSA 水平升高，目前的处理方法就是终止抗雄激素治疗。这类患者中有 20%～30% 会出现继发性 PSA 反应。病理生理学把这种继发性反应称之为抗雄激素撤退综合征，其机制尚未明了。有人把激素非依赖性状态的出现归因于雄激素受体的突变。抗雄激素药物通常竞争性抑制雄激素受体，但也有可能是这类药物实际诱发了雄激素受体的突变。停止这种刺激（终止抗雄激素治疗），就可以产生继发性反应。

第六节　阴囊肿瘤

一、阴囊良性肿瘤

阴囊的良性肿瘤主要有皮脂腺瘤（皮脂腺囊肿）、纤维瘤、血管瘤、脂肪瘤等。

（一）诊断依据

1. 阴囊皮脂腺瘤

位于阴囊皮肤或皮下组织生长缓慢的肿块，与皮肤有粘连，质硬，光滑，可被推动，无压痛。合并感染时有红肿、疼痛，病理检查显示内容物为皮脂腺。

2. 阴囊纤维瘤

阴囊内生长缓慢的肿块，小而坚硬，无不适。个别巨大者可达拳头大小，此时坠痛不适，影响排尿。病理检查显示肿块由成纤维细胞组成，细胞之间有胶原组织，无有丝分裂。

3. 阴囊血管瘤

阴囊血管瘤为胚胎发育异常而形成的一种血管先天性畸形。病变在皮内，不在皮下。

阴囊可扪及青色的较小柔软肿物，病理学检查显示肿瘤由群集的薄壁微血管组成，管壁内衬单层成熟的内皮细胞，管外有薄层网状纤维，管腔内含血液。

4. 阴囊脂肪瘤

位于阴囊皮下，缓慢生长的质软肿物，有阴囊坠胀感。阴囊内可触及分叶状、质地软的肿块，与周围组织界限清楚。病理检查肿瘤由成熟脂肪组织构成，小叶大小不规则，并有不均匀的结缔组织间隔存在。

（二）治疗方案

肿瘤较小或无症状者，可定期检查。肿块增长较快，或出现症状，可手术切除。手术切除后预后良好。

二、阴囊癌

（一）概述

阴囊鳞状细胞癌，又称阴囊癌。病因不明，多有煤烟、沥青、酚油等物质长期接触史，因此与职业因素有关。多见于 50 ～ 70 岁，多经淋巴途径转移。Ray 将阴囊癌分四期。A1 期：病变局限在阴囊；A2 期：病变累及邻近器官，如阴茎、精索，但没有其他转移。B 期：可切除的腹股沟或髂腹股沟淋巴结转移。C 期：髂腹股沟淋巴结转移无法切除。D 期：有远处转移，如肺、主动脉旁淋巴结等处。

（二）诊断依据

（1）阴囊皮肤出现无痛性疣状或丘疹状隆起，质地较硬。突出于阴囊表面，中央可凹陷形成溃疡伴出血、坏死及脓性分泌物。

（2）腹股沟淋巴结肿大。

（3）活检可证实。

（三）治疗方案

1. 手术切除

原发病灶切除范围应包括肿瘤边缘 2 ～ 3cm 的正常阴囊皮肤，一般可保留阴囊内容物。腹股沟淋巴结有转移，可在原发肿瘤切除后 2 ～ 6 周行淋巴结清除术。

2. 放射治疗及化疗

效果不满意，可在手术治疗后作为辅助治疗。

（四）评述

先行病灶切除，并行双侧腹股沟肿大淋巴结活检术，证实转移后行清扫术，这对减少盲目的清扫术，提高患者的生存率和减少术后并发症至为重要。是否有淋巴结转移是影响阴囊癌患者生存的重要因素。对于有明确转移者，应积极行腹股沟或髂腹股沟淋巴结清扫术，以提高患者生存率。本病预防在于改善工作环境，避免致癌物质的侵害，局部保持清洁，可避免或减少阴囊癌的发生。预后取决于临床分期，A 期 5 年存活率为 50% ～ 70%，B 期以上 < 30%。

三、阴囊炎性癌

（一）概述

阴囊炎性癌又称阴囊 Paget 病、湿疹样癌，是一种少见的恶性肿瘤，易被误诊为湿疹、皮炎或股癣。

发病机制还不十分清楚，目前主要有以下三种学说：

（1）根据 Paget 病多发于汗腺区域及 Paget 细胞和汗腺细胞在组织和超微结构方面的类似性，据此推断本病为汗腺腺癌表皮内转移。

（2）由表皮细胞直接恶变而来，是一种特殊类型的表皮原位癌，进而侵犯下方的汗腺及邻近器官。

（3）由一种尚不清楚的癌基因突变引起，其产生多中心的上皮组织致癌效应，作用于表皮可致 Paget 病，作用于其他上皮产生汗腺癌或内脏器官肿瘤。因部分患者可伴有其他组织或器官的腺癌，目前大多倾向于第三种学说。

阴囊 Paget 病多见于老年患者，病程较长，进展缓慢，有经历几年或十几年者。

（二）诊断依据

（1）局部皮肤瘙痒、糜烂、渗液、结痂，脱痂后仍有糜烂渗液，皮损范围逐渐扩大。

（2）皮肤病变均表现为红斑样皮损，微隆于正常皮肤，边界清楚，但不规则如地图状。病灶表面粗糙，可见结痂、糜烂或渗液，少数见丘疹、色素沉着。病变的周边与正常皮肤有分界。

（3）腹股沟淋巴结肿大，多为炎症性，必要时活检以排除肿瘤转移。

（4）病理学检查：在表皮的基底层或棘层下部找到 Paget 细胞，该细胞大而圆，胞浆丰富、淡染，胞核大而圆或不整，染色较淡，可见丝状分裂。细胞可单个散在，增多时可聚集成巢状，无细胞间桥，真皮内常可见到明显的炎性细胞浸润。

（三）鉴别诊断

1. 阴囊皮肤癌（鳞癌）

有长期从事化学工业的病史，肿瘤为单发或多发的疣状或扁平隆起。腹股沟部可触及肿大的淋巴结，活检可明确诊断。

2. 阴囊湿疹

发病可能与过敏因素有关。患者阴部瘙痒，阴囊表面有软痂，反复发作者皮肤增厚，粗糙呈苔藓样。抗过敏治疗有效，可发生于任何年龄。

（四）治疗方案

（1）活检证实为 Paget 病，应及早手术治疗。目前治疗以阴囊局部扩大切除术为首选，切除病变之阴囊皮肤全层，切缘宜距病灶 2cm 以上。手术时可有皮肤缺损，一般经皮肤松解均能缝合，不能缝合的病例，应行皮瓣转移或游离植皮术。如睾丸鞘膜受侵犯，则应同时切除睾丸。如腹股沟淋巴结阳性则须行包括睾丸、精索、腹股沟淋巴结及髂腹股沟淋巴结在内的根治性切除。

（2）对有禁忌证或无法手术者可放疗，放射以 X 线或 β 射线为宜，剂量＞270Gy。

（3）局部化疗药物涂布通常用 1%5-FU 软膏，可使皮损面积缩小，改善瘙痒症状。亦可外照射辅以 5-FU 软膏，有一定疗效。

（五）评述

本病临床上多表现为乳头状增生与溃烂交替出现，由于皮损处可出现瘙痒、渗液、糜烂、结痂等，亦称为慢性湿疹样癌或炎性癌，临床上极易误诊为阴囊皮肤慢性湿疹或炎症。为避免漏诊，故对治疗 6～8 周没有好转的阴囊皮肤湿疹样改变者，应常规活检以早期诊断。本病手术治疗预后良好。

第七节　睾丸肿瘤

睾丸肿瘤少见，仅占全身恶性肿瘤的 1%。据统计，睾丸肿瘤的发病有地区和种族差异，欧美发病率较高，中国较低。

一、病因学

隐睾被认为发生睾丸肿瘤的危险因素，其发生肿瘤的机会比正常睾丸高 3～4 倍。

睾丸肿瘤中有7%～10%发生在隐睾。据观察，10岁以后手术者不能防止，10岁前手术可明显减少，3岁前手术能避免发生肿瘤。另外睾丸肿瘤与遗传、多乳症以及外伤睾丸萎缩、激素等亦有一定关系。

（一）精原细胞癌

精原细胞瘤起源于睾丸原始生殖细胞，为睾丸最常见的肿瘤，多发生于中年以后，常为单侧性，右侧略多于左侧。发生于隐睾的概率较正常位睾丸高几十倍。本瘤为低度恶性。

肉眼观，睾丸肿大，有时可达正常体积的10倍，少数病例睾丸大小正常。肿瘤体积大小不一，通常直径为3～5cm。由于睾丸白膜比较韧厚，未被肿瘤破坏，故通常睾丸的原来轮廓尚保存。切面瘤组织呈淡黄或灰黄色，实体性，均匀一致如鱼肉，其中往往可见到不规则坏死区。镜下，典型的精原细胞瘤有瘤细胞形态结构单一和间质内有淋巴细胞浸润两个特征。

（二）胚胎性癌

胚胎性癌起源于具有多分化潜能的原始生殖细胞，为高度恶性肿瘤，发病高峰在30～40岁，婴儿及儿童也可发生。肉眼观，睾丸肿大，肿瘤常侵犯睾丸被膜及附睾。切面肿瘤实性，灰红或灰黄色，常有广泛出血坏死，偶见小囊腔形成。镜下，以癌组织结构的多样性为特征。瘤细胞为未分化的大小不一、形态不规则的细胞，细胞核大、染色深、染色质粗、核分裂象较多。细胞排列成各种不规则的条索状、网状、腺体状、圆柱状、乳头状，偶有囊腔形成。间质的形态很不一致，有的为胶原纤维，有的为肿瘤性原始间叶组织，有的为肉瘤样间质。胚胎性癌常可与精原细胞瘤混合存在，或合并其他生殖细胞瘤。胚胎性癌生长迅速，对放射线不敏感，预后较差，转移较早，多经淋巴道转移到髂内、髂总淋巴结。血道转移到肝、肺等处也较常见。

二、临床表现

睾丸肿瘤多发生于性功能最活跃20～40岁的青壮年，虽然婴幼儿及老年人亦可发生，但较少见。睾丸肿瘤在早期症状不明显，典型的临床表现为逐渐增大的无痛性肿块，由患者自己、家属或医生常规检查时偶然发现。有半数患者常觉睾丸沉重，有时觉阴囊或下腹部、腹股沟牵拉感，在跳跃或跑步时明显，站立过久与劳累后始有局部症状加重伴下坠感或轻度疼痛，当遇有偶然碰击或挤压时，可使疼痛加剧，方引起患者注意而促使其就医。部分患者常有类似急性睾丸炎或附睾炎症状就诊。极少数睾丸恶性肿瘤患者的最初症状常为肿瘤转移所致。如腹腔内转移淋巴结融合成团块压迫邻近组织和腹腔神经丛而引起腹部和后腰背部的疼痛，亦可伴有胃肠道梗阻症状，或因肺转移而出现咳嗽、气急、痰血。若系隐睾丸患者，当异位睾丸发生恶性病变时，常于盆腔内或腹股沟区出现逐渐增大的肿块。睾丸肿瘤有时可为双侧性同时或先后发生。睾丸肿瘤偶可引起内分泌失调的症状，多发生于滋养细胞癌、间质细胞癌及胚胎癌的患者，表现为男性乳房肥大、性早熟或女性化。

三、诊断

（一）肿瘤志记（瘤标）

目前，应用最广的是胎甲球（AFP）和人类促性腺激素（HCG）。应用以上两种瘤标检查，90% 以上纯精原细胞瘤不产生瘤标，非精原细胞瘤不产生瘤标者 10%，所以一旦临床上诊断睾丸肿瘤后应立即行睾丸切除术，不必等候瘤标结果。

瘤标可作为观察疗效的指标，手术或化疗、放疗后迅速下降则预后较好，下降缓慢或不下降者可能有残余肿瘤。

（二）B超

可用于确定睾丸内肿瘤和腹股沟有无转移淋巴结等病状。

（三）CT 及 MRI

可发现腹膜后淋巴结转移灶＜ 2cm 的病变。

四、治疗

睾丸肿瘤的治疗决定于其病理性质和分期，治疗可分为手术、放疗和化疗。首先应做经腹股沟的根治性睾丸切除术。标本应做详细检查，了解肿瘤性质，尤其是精原细胞瘤是纯的还是混合的，治疗上有相当大的差别，一般统计精原细胞瘤65% ～ 70% 已有转移。如果纯精原细胞瘤无腹膜后淋巴结转移而已有肺、肝转移灶，应想到非精原细胞瘤成分，以下分别讨论治疗方案。

（一）精原细胞癌

睾丸切除后放射治疗，第 1 期者90% ～ 95% 可生存 5 年。第 2 期 5 年生存率亦可达80% 以上。联合化疗可提高生存率。

（二）非精原细胞癌

包括胚胎癌、畸胎瘤、绒癌、卵黄囊肿瘤或各种混合组成肿瘤。腹膜后淋巴结转移极常见，由于对放射线不如精原细胞瘤敏感。因此，除睾丸切除外应同时行腹膜后淋巴结清扫术，在治疗过程中密切观察瘤标记 HCG 及 AFP 的改变。

化疗：化疗在非精原细胞瘤中有一定地位，主要适应证：①预后不良的 I 期非精原细胞瘤，已侵及精索或睾丸，切除后瘤标仍持续升高者；②ⅡA ～Ⅳ的非精原细胞瘤；

③晚期难治的肿瘤复发或用药无效，采用挽救性化疗方案。

（三）睾丸的继发肿瘤

睾丸继发性肿瘤罕见，一般可分为三类：淋巴瘤、白血病和转移瘤。

1. 淋巴瘤

①流行病学和病理学，淋巴瘤是 50 岁以上男性最常见的睾丸瘤，也是最多见的睾丸继发性肿瘤，约占睾丸肿瘤的 5%。它有三种临床状态：广泛转移淋巴瘤的晚期表现；临床潜伏性疾病的最初表现；原发腺外疾病。②临床表现，常有无痛性睾丸肿大，1/4 的患者有一般性症状，50% 的患者有双侧睾丸病变，通常不同步发生。③治疗和预后，睾丸根治术有助于明确诊断。进一步分期和治疗应根据病理学情况而定。预后与疾病分期有关。一些报道支持辅助化疗对原发睾丸淋巴瘤的作用，报道显示术后 44 个月的随访生存率达 93%。

2. 睾丸白血病浸润

睾丸是患有急性淋巴细胞性白血病儿童的常见复发部位。1/2 的患者可表现为双侧性，睾丸活检而非睾丸切除作为诊断的选择方法。治疗常采用双侧睾丸用 20Gy 照射后加辅助化疗。预后仍不乐观。

3. 转移性肿瘤

转移到睾丸的肿瘤少见，这些病变常为尸检时偶然发现，最常见的原发部位肿瘤是前列腺癌，其次是肺癌、胃肠道癌、黑色素瘤和肾癌。典型的病理发现是肿瘤细胞位于含有相当比例的生精小管的间质中。

第八节　阴茎肿瘤

阴茎癌为常见的男性生殖系统的恶性肿瘤之一。阴茎癌的病因仍不十分清楚，但根据临床观察及统计数字表明，揭示阴茎癌的发病与包茎或包皮过长有密切关系。多发生于中年人，平均年龄为 30 岁。较阴茎乳头状瘤的患者大 10 岁，所以它在初期可能为乳头状瘤，经若干年后转移为鳞状细胞癌。

一、临床表现

发病年龄多在 35 岁以上，都有包茎或包皮过长、包皮炎的病史。最初表现为阴茎头丘疹、疣样新生物或硬结，尤以沿冠状沟区多见，一般治疗均不能阻止其生长扩大，直至出现溃疡及溃烂不断扩大。在包茎内的病变不能察见，患者可感到阴茎头部有痒感，继则注意到包皮外口有恶臭的脓性分泌物渗出，直至包皮溃破穿孔，肿瘤逐渐外露，呈菜花状。阴茎癌一般不影响排尿，患者亦无特殊不适，病变发展为进行性的阴茎溃烂过程。患者就诊时，一般都有腹股沟淋巴结肿大，但多数由于阴茎癌并发局部感染所致，仅少数为肿瘤转移。

二、诊断与鉴别诊断

诊断本病，一般多无困难。如阴茎癌已经溃破，基底部硬实，肿瘤呈菜花状外翻，分泌物多有恶臭。当病变仅有硬结尚未破溃，如有包皮覆盖，则应行包皮环切将病变部位暴露，局部活组织病理检查，可明确诊断。阴茎鳞状细胞癌应与阴茎巨大尖锐湿疣鉴别。后者体积常较大，形成菜花状充满于包皮内，有时可穿出包皮或压迫阴茎头引起海绵体萎缩或破坏，可有继发感染，形成溃疡，而误认为阴茎鳞状细胞癌。

三、治疗

诊断一经明确，即行手术治疗，放射治疗和化学治疗对提高治愈率和生存率有一定作用。

（一）手术治疗

如肿瘤较局限，可行阴茎部分切除术，切线距肿瘤 2cm 之外。如病变已波及大部分阴茎，则行阴茎全切除术，术中将尿道开口移植在会阴部，取蹲位排尿。对有淋巴结转移者，应做两侧腹股沟淋巴清扫切除术，必要时包括清扫切除股管及髂窝淋巴结，阴茎癌切除手术与淋巴结清扫手术可同期或分期进行。对不能明确病变性质的肿大淋巴结，可在切除阴茎癌肿术后 2～3 周视淋巴结变化情况，再决定是否施行双侧腹股沟淋巴结清扫术。

（二）放射治疗

放射治疗作为术后辅助措施，可提高治疗效果。

（三）化学治疗

博来霉素对阴茎癌有较好效果，配合手术治疗可提高疗效。

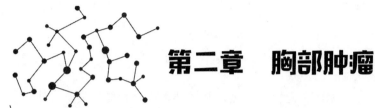

第二章　胸部肿瘤

第一节　食管癌

一、病因学

（一）烟和酒

长期吸烟和饮酒与食管癌的发病有关。有人研究，大量饮酒者比基本不饮酒者发病率要增加 50 余倍，吸烟量多者比基本不吸烟者高 7 倍，酗酒嗜烟者的发病率是既不饮酒又不吸烟者的 156 倍。一般认为饮烈性酒者患食管癌的危险性更大。

（二）食管的局部损伤

长期喜进烫的饮食也可能是致癌的因素之一。如新加坡华裔居民讲福建方言的人群有喝烫饮料的习惯，其食管癌发病率比无此习惯讲广东方言人群高得多。哈萨克族人爱嚼刺激性很强含有烟叶的"那司"，可能和食管癌高发有一定关系。在日本，喜吃烫粥烫茶的人群发病率亦较高。

各种原因引起的经久不愈的食管炎，可能是食管癌的前期病变，尤其伴有间变细胞形成者癌变危险性更大。有学者报道，食管炎和食管癌关系十分密切，食管炎往往比食管癌早发 10 年左右。食管炎也好发于中胸段食管，在尸检中食管炎往往和癌同时存在。

（三）亚硝胺

亚硝胺类化合物是一种很强的致癌物，中科院肿瘤研究所在人体内、外环境的亚硝胺致癌作用研究中发现，食管癌高发区林县居民食用的酸菜中和居民的胃液、尿液中，除有二甲基亚硝胺（NDMA）、二乙基亚硝胺（NDEA）外，还存在能诱发动物食管癌的甲基苄基亚硝胺（NMBZA）、亚硝基吡咯烷（NPYR）、亚硝基胍啶（NPIP）等，并证明食用的酸菜量与食管癌发病率成正比。最近报道用 NMBZA 诱导入胎儿食管癌获得成功，为亚硝胺病因提供了证据。

（四）霉菌作用

河南医科大学从林县的粮食和食品中分离出互隔交链孢霉 261 株，它能使大肠杆菌产生多种致突变性代谢产物，其产生的毒素能致染色体畸变，主要作用于细胞的 S 和 G_2 期。湖北钟祥县的河南移民中食管癌死亡率为本地居民的 5 倍，移民主食中霉菌污染的检出率明显高于本地居民，移民食用的酸菜中以黄曲霉毒素检出率最高。用黄曲霉毒素、交链孢属和镰刀菌等喂养 Wistar 大鼠，能使大鼠食管乳头状瘤变和癌变已得到实验证实。

（五）营养和微量元素

综观世界食管癌高发区，一般都在土地贫瘠、营养较差的贫困地区，膳食中缺乏维生素、蛋白质及必需脂肪酸。这些成分的缺乏，可以使食管黏膜增生、间变，进一步可引起癌变。有些地区如新疆哈萨克族，以肉食为主，很少吃新鲜蔬菜，米面粮食吃得很少，营养供给极不平衡，维生素明显缺乏，尤其是维生素 C 及维生素 B_2 缺乏。瑞典在食管癌高发区粮食中补充了维生素 B_2 后，明显降低了发病率。微量元素铁、钼、锌等的缺少也和食管癌发生有关。钼的缺少可使土壤中硝酸盐增多。调查发现河南林县水土中缺少钼，可能和食管癌的高发有关。文献报道，高发区人群中血清钼、发钼、尿钼及食管癌组织中的钼都低于正常水平。钼的抑癌作用已被美国等地学者所证实。

（六）遗传因素

人群的易感性与遗传和环境条件有关。食管癌具有比较显著的家族聚集现象，高发地区连续 3 代或 3 代以上出现食管癌患者的家族屡见不鲜。如伊朗北部高发区某一村庄中有 12 个家庭共 63 人，其中患食管癌者 14 人，而 13 人是一对夫妻的后裔。由高发区移居低发区的移民，即使长达百余年，也仍保持相对高发。

（七）其他因素

进食过快、进食粗硬食物可能引起食管黏膜损伤，反复损伤可以造成黏膜增生间变，最后导致癌变。某些食管先天性疾病，如食管憩室、裂孔疝，或经常接触石棉、铅、矽等可能和食管癌的发病有一定联系。癌症经放射治疗数年后，在放射范围内又可诱发另一癌症的报道也不罕见。

二、诊断

（一）临床表现

1. 早期症状

在食管癌的始发期和发展早期，局部病灶处于相对早期阶段，出现症状可能是由于局部病灶刺激食管引起食管蠕动异常或痉挛，或因局部炎症、肿瘤浸润、食管黏膜糜烂、浅表溃疡所致。发生的症状一般比较轻微而且时间较为短暂，其间歇时间长短不一，常反复出现，时轻时重，间歇期间可无症状，可持续 1～2 年甚至更长时间。主要症状为胸骨后不适、烧灼感或疼痛，食物通过时局部有异物感或摩擦感，有时吞咽食物在某一部位有停滞或轻度梗阻感。下段食管癌还可引起剑突下或上腹不适、呃逆、嗳气。上述症状均非特异性，也可发生在食管炎症和其他食管疾病时，唯食管癌的症状常与吞咽食物有关，进食时症状加重，而食管炎患者在吞咽食物时这些症状反而减轻或消失。

2. 中晚期症状

（1）吞咽困难

是食管癌的典型症状。由于食管壁具有良好的弹性及扩张能力，一般出现明显吞咽困难时，肿瘤常已侵犯食管周径 2/3 以上，此时常已伴有食管周围组织的浸润和淋巴结转移。吞咽困难在开始时常是间歇性的，可以由于食物堵塞或局部炎症水肿而加重，也可以因肿瘤坏死脱落或炎症的水肿消退而减轻。但随着病情的发展，总的趋向是进行性加重且呈持续性，其发展一般比较迅速，多数患者如不治疗可在梗阻症状出现后 1 年内死亡。吞咽困难的程度与病理类型有关，缩窄型和髓质型病例较为严重，其他类型较轻。也有约 10% 的患者就诊时并无明显吞咽困难。吞咽困难的严重程度与肿瘤大小、手术切除率和生存率等并无一定的关系。

（2）梗阻

严重者常伴有反流，持续吐黏液，这是由于食管癌的浸润和炎症反射性地引起食管腺和唾液腺分泌增加所致。黏液积存于食管内可以反流，引起呛咳甚至吸入性肺炎。

（3）疼痛

胸骨后或背部肩胛间区持续性钝痛常提示食管癌已有外浸，引起食管周围炎、纵隔炎，但也可以是肿瘤引起食管深层溃疡所致。下胸段或贲门部肿瘤引起的疼痛可以发生在上腹部。疼痛严重不能入睡或伴有发热者，不但手术切除的可能性较小，而且应注意肿瘤穿孔的可能。

（4）出血

食管癌患者有时也会因呕血或黑便而来院诊治。肿瘤可浸润大血管特别是胸主动脉而造成致死性出血。对于有穿透性溃疡的病例特别是 CT 检查显示肿瘤侵犯胸主动脉者，应注意出血的可能。

（5）声音嘶哑

常是肿瘤直接侵犯或转移淋巴结压迫喉返神经所引起，但有时也可以是吸入性炎症引起的喉炎所致，间接喉镜有助于鉴别。

（6）体重减轻和厌食

因梗阻进食减少，营养情况日趋低下，消瘦、脱水常相继出现，但患者一般仍有食欲。患者在短期内体重明显减轻或出现厌食症状常提示肿瘤有广泛转移。

3. 终末期症状和并发症

（1）恶液质、脱水、衰竭：系食管梗塞致滴水难入和全身消耗所致，常同时伴有水、电解质紊乱。

（2）肿瘤浸润：穿透食管侵犯纵隔、气管、支气管、肺门、心包、大血管等，引起纵隔炎、脓肿、肺炎、肺脓肿、气管食管瘘、致死性大出血等。

（3）全身广泛转移引起的相应症状，如黄疸、腹水、气管压迫致呼吸困难、声带麻痹、昏迷等。

（二）病理

1. 早期食管癌的大体病理分型

最近 20 多年来对早期食管癌的研究，尤其是对早期食管癌切除标本的形态学研究，可将早期食管癌分成 4 个类型。

（1）隐伏型：在新鲜标本上，病变略显粗糙，色泽变深，无隆起和凹陷。标本固定后，病灶变得不明显，镜下为原位癌，是食管癌最早期阶段。

（2）糜烂型：病变黏膜轻度糜烂或略凹陷，边缘不规则呈地图样，与正常组织分界清楚，糜烂区内呈颗粒状，偶见残余正常黏膜小区。在外科切除的早期食管癌中较为常见。

（3）斑块型：病变黏膜局限性隆起呈灰白色斑块状，边界清楚，斑块最大直径＜2cm。切面质地致密，厚度在 3mm 以上，少数斑块表面可见有轻度糜烂，食管黏膜纵行皱襞中断。病理为早期浸润癌，肿瘤侵及黏膜肌层或黏膜下层。

（4）乳头型或隆起型：肿瘤呈外生结节状隆起，乳头状或息肉状突入管腔，基底有一窄蒂或宽蒂，肿瘤直径 1～3cm，与周围正常黏膜分界清楚，表面有糜烂并有炎性渗出，切面灰白色均质状。这一类型在早期食管癌中较少见。

早期食管癌除上述 4 个类型外，可增加两个亚型。①浅表糜烂型为糜烂型的一个亚型，特点是糜烂面积小而浅表，一般不超过 2.5cm。病变边缘无下陷，周围正常黏膜无隆起，浅表糜烂常多点出现，一个病灶内可见几个小片状糜烂近于融合。病理为原位癌或原位癌伴浸润或黏膜内癌。②浅表隆起型是从斑块型中分出的一个亚型，特点是病变黏膜轻微增厚或浅表隆起，病变范围较大，周界模糊，隆起的黏膜粗糙，皱襞紊乱、增粗，表面似卵石样或伴小片浅表糜烂。病理为原位癌，少数为微小浸润癌。

2. 中晚期食管癌的大体病理分型

（1）髓质型：肿瘤多累及食管周径的大部或全部，大约有一半病例超过 5cm。肿瘤累及的食管段明显增厚，向管腔及肌层深部浸润。肿瘤表面常有深浅不一的溃疡，瘤体切面灰白色，均匀致密。

（2）蕈伞型：肿瘤呈蘑菇状或卵圆形突入食管腔内隆起或外翻，表面有浅溃疡。切面可见肿瘤已浸润食管壁深层。

（3）溃疡型：癌组织已浸润食管深肌层，有深溃疡形成。溃疡边缘稍有隆起，溃疡基部甚至穿透食管壁引起芽孔，溃疡表面有炎性渗出。

（4）缩窄型：病变浸润食管全周，呈环形狭窄或梗阻，肿瘤大小一般不超过 5cm。缩窄上段食管明显扩张。肿瘤切面结构致密，富于增生结缔组织。癌组织多浸润食管肌层，有时穿透食管全层。

（5）腔内型：肿瘤呈圆形或卵圆形向腔内突出，常有较宽的基底与食管壁相连，肿瘤表面有糜烂或不规则小溃疡。腔内型食管癌的切除率较高，但远期疗效并不佳。

（三）实验室及其他检查

1. 食管功能的检查

食管功能检查分为食管运动功能检查和胃食管反流情况的测定两大类。此类检查在国外已开展 30 多年，近年来国内亦相继开展，简单介绍如下：

（1）食管运动功能试验

①食管压力测定：本法适用于疑有食管运动失常的患者，即患者有吞咽困难或疼痛症状而 X 线钡餐检查未见器质性病变者，如贲门失弛症、食管痉挛和硬皮病等，还可对抗反流手术的效果做出评价或作为食管裂孔疝的辅助诊断。食管测压器可用腔内微型压力传感器或用连于体外传感器的腔内灌注导管系统。测定时像放置鼻胃管那样将测压器先置于胃内，确定胃的压力曲线后，将导管往回撤，分别测定贲门部（高压带）、食管体部、食管上括约肌和咽部等处的压力曲线，分析这些压力曲线的改变即可了解食管压力的变化，对食管运动功能异常做出诊断。②酸清除试验，用于测定食管体部排除酸的蠕动效率。方法是测试者吞服一定浓度酸 15mL 后，正常情况下经 10 ～ 12 次吞咽动作后能将酸全部排入胃内，需要更多的吞咽动作才能排除或根本没有将酸排除，则视为食管的蠕动无效，也就是说食管运动存在障碍。

（2）胃食管反流测定

胃食管反流的原因很多，如贲门的机械性缺陷、食管体部的推进动作不良、胃无张力、幽门功能失常、胃排空延滞等，以及食管癌手术后。胃内容物（特别是胃酸）反流食管使食管黏膜长期与胃内容物接触，引起食管黏膜损伤，患者常有烧心、反呕、胸骨后疼痛等症状。下列试验有助于胃食管反流的测定。①食管的酸灌注试验：测试者取坐位，以每分钟 6mL 的速度交替将生理盐水和 0.1mol/L 盐酸灌入食管中段，以测定食管对酸的敏感性。灌酸时患者出现烧心、胸痛、咳嗽、反呕等症状，而灌生理盐水后症状消失为试验阳性，灌酸 30mL 不发生症状为试验阴性。② 24h 食管 pH 值监测：将 pH 电极留置于下段食管高压带上方，连续监测 pH 值 24h，以观察受试者日常情况下的反流情况。当 pH 值降至 4 以下算是一次反流，pH 值升至 7 以上为碱性反流。记录患者在各种不同体位、进食时的情况，就能对患者有无反流、反流的频度和食管清除反流物的时间做出诊断。③食管下括约肌测压试验食管下括约肌在消化道生理活动中起着保证食物单方向输送的作用，即抗胃食管反流作用。食管下括约肌的功能如何，不仅取决于它在静止时的基础压力，也取决于胸、腹压力的影响以及它对诸如胃扩张、吞咽、体位改变等不同生理因素的反应。另一决定食管下括约肌功能的因素是它在腹内的长度，可由鼻孔插入有换能器的导管至该部位进行测定。

2. 影像学诊断

（1）X 线钡餐检查

该法是诊断食管及贲门部肿瘤的重要手段之一，由于其检查方法简便，患者痛苦小，不但可用于大规模普查和食管癌的临床诊断，而且可追踪观察早期食管癌的发展演变过程，为研究早期食管癌提供可靠资料。食管钡餐检查时应注意观察食管的蠕动状况、管壁的舒张度、食管黏膜改变、食管充盈缺损及梗阻程度。食管蠕动停顿或逆蠕动，食管壁局部僵硬不能充分扩张，食管黏膜紊乱、中断和破坏，食管管腔狭窄、不规则充盈缺损、溃疡或瘘管形成以及食管轴向异常均为食管癌重要的 X 线征象。早期食管癌和食管管腔明显梗阻狭窄者，低张双重造影检查优于常规钡餐造影。X 线检查结合细胞学和食管内镜检查，可以提高食管癌诊断的准确性。①早期食管癌 X 线改变：可分为扁平型、隆起型和凹陷型。扁平型肿瘤扁平无蒂，沿食管壁浸润，食管壁局限性僵硬，食管黏膜呈小颗粒状改变或紊乱的网状结构。隆起型肿瘤向食管腔内生长隆起，表现为斑块状或乳头状隆起，中央可有溃疡形成。凹陷型肿瘤区有糜烂、溃疡发生，呈现凹陷改变。侧位为锯齿状不规则状，正位为不规则的钡池，内有颗粒状结节，呈地图样改变，边缘清楚。②中晚期食管癌的 X 线表现：髓质型，在食管片上显示为不规则的充盈缺损，上下缘与食管正常边界呈斜坡状，管腔狭窄。病变部位黏膜破坏，常见大小不等龛影。覃伞型，在食管片上显示明显充盈缺损，其上下缘呈弧形，边缘锐利，与正常食管分界清楚。病变部位黏膜纹中断，钡剂通过有部分梗阻现象。溃疡型，在食管片上显示较大龛影，在切线位上见龛影深入食管壁内甚至突出于管腔轮廓之外。如溃疡边缘隆起，可见"半月征"。钡剂通过时梗阻不明显。缩窄型，食管病变较短，常在 3cm 以下，边缘较光滑，局部黏膜纹消失。钡剂通过时梗阻较严重，病变上端食管明显扩张，呈现环型或漏斗状狭窄。

腔内型：病变部位食管管腔增宽，常呈梭形扩张，内有不规则或息肉样充盈缺损，病变上下界边缘较清楚锐利，有时可见清晰的弧形边缘，钡剂通过尚可。中晚期食管癌分型以髓质型最为常见，蕈伞型次之，其余各型较少见。

（2）食管癌 CT 表现

CT 扫描可以清晰显示食管与邻近纵隔器官的关系。正常食管与邻近器官分界清楚，食管壁厚度不超过 5mm，如食管壁厚度增加，与周围器官分界模糊，则表示有食管病变存在。CT 扫描可以充分显示食管癌病灶大小、肿瘤外侵范围及程度，明显优于其他诊断方法。CT 扫描还可帮助外科医生决定手术方式，指导放疗医生确定放射治疗靶区，设计满意的放射治疗计划。食管癌的 CT 分期：Ⅰ 期肿瘤局限于食管腔内，食管壁厚度＜ 5mm；Ⅱ 期肿瘤伴食管壁厚度＞ 5mm；Ⅲ 期食管壁增厚同时肿瘤向邻近器官扩展，如气管、支气管、主动脉或心房；Ⅳ 期为任何一期伴有远处转移者。CT 扫描时，重点应观察食管壁厚度、肿瘤外侵的程度、范围及淋巴结有无转移。外侵在 CT 扫描上表现为食管与邻近器官间的脂肪层消失，器官间分界不清。颈胸段食管癌 CT 扫描显示肿块向前挤压气管，形成气管压迹。轻者可见气管后壁隆起，突向气管腔内；重者肿瘤可将气管推向一侧，气管受压变形，血管移位。中胸段食管癌 CT 扫描显示食管壁增厚，软组织向前侵犯，使食管与主动脉弓下、气管隆突下的脂肪间隙变窄甚至消失，其分界不清。尤其在气管分叉水平，由于肿瘤组织的外侵挤压，造成气管成角改变，有时可见气管向前移位，重者可见气管壁受压而变弯形。肿瘤向右侵犯，CT 扫描显示食管壁增厚，奇静脉窝变浅甚至消失。向左后侵犯，CT 扫描显示食管与降主动脉间的界线模糊不清。下胸段食管癌由于肿瘤的外侵扩展，CT 扫描显示左心房后壁出现明显压迹。CT 不能诊断正常大小转移淋巴结，难以诊断食管周围转移淋巴结，一方面是 CT 难以区别原发灶浸润和淋巴结转移，另一方面是良性的炎症改变也可引起淋巴结肿大，特别是当肿瘤坏死时，易引起淋巴结炎症反应，因此 CT 对食管癌淋巴结转移的诊断价值很有限。一般认为淋巴结直径＜ 1.0cm 为正常大小，1.0～1.5cm 为可疑淋巴结，淋巴结直径＞ 1.5cm 即为不正常。

CT 扫描诊断食管癌的依据是食管壁的厚度、肿瘤外侵的范围及程度，但食管黏膜不能在 CT 扫描中显示，因此 CT 扫描难以发现早期食管癌。将 CT 与 X 线检查相结合，有助于食管癌的诊断和分期水平的提高。

3. 食管脱落细胞学检查

食管脱落细胞学检查方法简便，操作方便、安全，患者痛苦小，其准确率在90%以上，为食管癌大规模普查的重要方法。食管脱落细胞学检查结合X线钡餐检查可作为食管癌的诊断依据，使大多数患者免受食管镜检查痛苦。但食管狭窄有梗阻时，脱落细胞采集器不能通过，应行食管镜检查。

食管脱落细胞学检查方法简便、安全，大多数患者均能耐受，但对食管癌有出血及出血倾向者，或伴有食管静脉曲张者应禁忌做食管拉网细胞学检查；对食管癌X片上见食管有深溃疡或合并高血压、心脏病及晚期妊娠者，应慎行食管拉网脱落细胞检查；对全身状况差，过于衰弱的患者应先改善患者一般状况后再做细胞学检查；合并上呼吸道及上消化道急性炎症者，应先控制感染再行细胞学检查。

4. 食管镜检查

近年来，纤维食管镜被广泛应用于食管癌的诊断。纤维食管镜镜身柔软，可随意弯曲，光源在体外，插入比较容易，患者痛苦少。食管镜检查时可以在直视下观察肿瘤患者大小、形态和部位，为临床医生提供治疗的依据，同时也可在病变部位做活检或镜刷检查。食管镜检查与脱落细胞学检查相结合，是食管癌理想诊断方法。

（1）适应证

①患者有症状，X线钡餐检查阳性，而细胞学诊断阴性时，应先重复做细胞学检查，如仍为阴性者应该做食管镜检查及活检以明确诊断。如X线钡餐检查见食管明显狭窄病例，预计脱落细胞学检查有困难者，应首先考虑食管镜检查。②患者有症状，细胞学诊断阳性，而X线钡餐检查阴性或X片上仅见食管有可疑病变者，须做食管镜检查明确食管病变部位及范围。③患者有症状，细胞学诊断阳性，X线钡餐检查怀疑食管有双段病变时，为了帮助临床医生决定治疗方案的选择，须通过食管镜检查明确食管病变部位及范围。④食管癌普查中，细胞学检查阳性，而患者没有自觉症状，X线钡餐检查阴性，为了慎重起见，必须做食管镜检查，以便最后确诊。

（2）禁忌证

①严重心肺疾患、明显胸主动脉瘤、高血压未恢复正常、脑溢血及无法耐受食管镜检查者；②巨大食管憩室，明显食管静脉曲张或高位食管病变伴高度脊柱弯曲畸形者；③口腔、咽喉、食管及呼吸道急性炎症者；④有严重出血倾向或严重贫血者。

（3）食管镜下表现

食管镜下早期食管癌的形态表现为：①病变处黏膜充血肿胀，微隆起，略高于正常黏膜，颜色较正常黏膜为深，与正常黏膜界线不清楚，镜管触及易出血，管壁舒张度良好；②病变处黏膜糜烂，颜色较正常黏膜为深，失去正常黏膜光泽，有散在小溃疡，表面附有黄白色或灰白色坏死组织，镜管触及易出血，管壁舒张度良好；③病变处黏膜有类似白斑样改变，微隆起，白斑周围黏膜颜色较深，黏膜中断，食管壁较硬，触及不易出血。进展期食管癌病灶直径一般在 3cm 以上，在食管镜下可分为肿块型、溃疡型、肿块浸润型、溃疡浸润型及四周狭窄型等 5 种类型。

三、治疗

（一）手术治疗

1. 手术方法

手术是治疗食管癌的主要方法。就外科切除而言，可分为根治性切除（切除全部或大部分食管、纵隔软组织及食管周围转移淋巴结）和姑息性切除（切除不彻底，以解决吞咽困难为主要目的）。不管是根治性还是姑息性切除，食管癌的手术有一定的并发症和死亡率。在手术前必须认真评估是否需要手术和是否能够耐受手术。

（1）手术禁忌证

①患者病期晚：T_4（侵犯胸膜、心包或膈肌除外）或有多处或多脏器转移者。②患者不能耐受手术：判断是否能耐受手术，须对患者的情况进行综合分析，不能只凭一项指标轻率做出判断。归纳起来主要的手术禁忌证包括：伴有烟草、酒精中毒既往史的 70 岁以上的高龄患者；伴有或不伴有无应变性体重下降 15% 以上者；各项呼吸功能指标缩减 40% 以上者；有肯定的肝细胞功能不足者及伴有心血管疾病及糖尿病等。当上述指标存在于同一个患者时应禁止施行一切外科操作。如果 2 个或 3 个指标同时存在，不应该视为手术绝对禁忌证，综合分析，慎重做出决定。

（2）手术适应证

①T_1～T_3，及可切除 T_4 患者（侵犯胸膜、心包或膈肌除外），尤其是肿瘤位于胸下段者。②放疗后复发者应该首选手术。

（3）外科切除的原则

切除的正常食管的长度至少应距肿瘤的上下缘 5cm 以上。此外，局部切除的广度也十分重要，在后纵隔存在一些解理层和临时阻癌屏障（前为心包，后为胸主动脉外膜，两侧为纵隔胸膜），应将癌变的食管连同其周围的脂肪结缔组织和淋巴组织等整块切除，食管肌层只有在切断食管时才可见到。临床资料分析表明，这种整块组织的受侵比例很高，并且清扫者的预后远好于未清扫者。

（4）食管癌的外科治疗术式

胸段食管癌手术的主要术式包括进胸手术（Sweet 手术、IVor-Lewis 手术、

Akiyama 手术)、非开胸手术(经膈肌裂孔食管切除术、食管拔脱术)及微创手术等。颈段食管癌的主要术式为咽—喉—全食管切除术。手术术式的选择主要依据原发肿瘤的大小、部位以及外科医生的习惯。对吻合口的最佳位置一直存在争议。颈部吻合的优点包括对食管更大范围的切除、有可能不开胸、较少的严重食管反流症状以及较少的吻合口瘘相关的严重并发症。胸内吻合的优点包括吻合口瘘和吻合口狭窄的发生率低。术式简介如下:

Sweet 手术:通过一个手术切口施术(单一胸部切口或胸—腹部联合切口)。该法多用于食管下 1/3 段食管癌,也可用于中 1/3 段食管癌。

IVoi-Lewis 手术:经右胸和腹部双切口施术,于胸腔顶部行食管—胃吻合。这种方法能彻底了解肿瘤的腹腔内扩散和转移情况。如果需要可进行系统的胃左动脉和腹腔干区的淋巴结清扫,同时能切除足够长的食管及广泛切除食管周围的淋巴和软组织,以行纵隔清扫,也往往适用于食管下 1/3 和中 1/3 段食管癌。

Akiyama 手术(三野清扫术):颈、胸、腹三个切口施术,清扫颈部、胸部和腹部的淋巴结。该法理论上的好处是:能切除足够长的正常食管和彻底清扫淋巴结;而且该法采用颈部吻合,降低了吻合口瘘的概率,即使发生也比胸腔内吻合容易处理。但是,该手术范围大,操作困难,也很危险,并发症发生率高。其可用于任何一段的食管癌。

经膈肌裂孔食管切除术:选用颈、腹 2 个切口,在颈部和贲门处将食管切断,采用钝性分离的方法,经颈部和食管膈肌裂孔上下游离食管并会师,然后将游离的胃/结肠经食管床提至颈部与食管吻合。该手术的特点是没有对纵隔淋巴结进行清扫,创伤小,手术时间短,患者恢复好,手术对患者的心肺功能影响小,经济负担轻。欧美国家多用,他们的随机分组研究认为该法同二野清扫可取得相同的疗效。国内多数外科医生对这一术式有不同观点,主要用于早期无明显外侵和远处淋巴结转移者,或高龄、有严重心血管等内科疾病者。

食管拔脱术:目前较少应用,选用颈、腹二切口,在颈部和贲门处将食管切断,用拔脱器将病变食管黏膜向上或向下牵拉,由切口拔出。游离的胃/结肠经扩张后的食管肌层管道提至颈部与食管吻合。该手术是下胸段食管癌或食管贲门癌的一种姑息治疗手段,患者耐受性好,与经膈肌裂孔食管切除术相比较,减少了纵隔出血、气管损伤及乳糜胸等并发症的发生。

咽—喉—全食管切除术:为了避免术后复发和上切缘阳性,对肿瘤的上缘距食管起始部不足 5cm 的颈段食管癌,尤其当肿瘤位于食管入口水平时,则采用该术式。

微创手术:微创手术是 20 世纪 90 年代后发展起来的一种手术。食管癌微创手术分为胸腔镜下食管切除术、胸腔镜辅助下的食管切除术(大开胸食管切除术、小开胸食管切除术)、纵隔镜下食管切除术。无论是哪一种手术,通过镜像的利用,与开胸手术相比减轻了开胸手术所引起的胸壁损伤，在一定程度上提高了手术的安全性，同时也减轻了患者术后的疼痛，所以，胸腔镜、纵隔镜使用的适应证方面均有逐步扩大的趋势。但是，能否在胸腔镜下进行食管癌的根治性切除术还有很多争议。因此，能否在胸腔镜下安全地施行手术，并取得与开胸食管癌根治术同样效果，目前仍是一个需要研究的问题。迄今胸腔镜食管癌外科尚无统一的指征，还有待于临床上进一步探索实践。

2.术后的治疗

R_1 切除（镜下残留）术后，患者应该给予放疗或联合 5-FU/ 顺铂为主的化疗；R_2 切除（肉眼残留）术后，患者应该给予放化疗，并且根据肿瘤的扩散范围给予补救治疗。对术后 R_0 切除（没有残留）患者，如果淋巴结阳性，后续的治疗取决于病灶的部位和组织类型，食管远端或胃食管交界处的腺癌患者应该接受术后的辅助化疗和放疗，然而近端或中段食管腺癌及任何部位的鳞癌可以密切随访。如果淋巴结阴性，R_0 切除术后有三个选择：① T_1 期患者应该随访，如果没有明确的复发证据，不推荐进一步治疗；② T_2N_0 患者应该随访，部分有复发转移倾向的高危患者可以选择性做放化疗；③ T_3N_0 患者可选择接受放疗或放化疗，也可随访观察。

（二）放疗

1.适应证

局部区域性食管癌，一般情况较好，无出血和穿孔倾向。

2.禁忌证

恶病质、食管穿孔、食管活动性出血或短期内曾有食管大出血者，同时合并有无法控制的严重内科疾病。

3.放疗前的注意事项

放疗前应注意控制局部炎症，纠正患者营养状况，治疗重要内科夹杂症。放疗中应保持患者的营养供给，防止食物梗阻，进食后应多喝水，防止食物在病灶处贮留，导致或加重局部炎症，影响放疗的敏感性。

4.照射范围和靶区的确定

（1）常规模拟定位：有条件者应在定位前用治疗计划系统（TPS）优化，根据肿瘤实际侵犯范围设定照射野的角度和大小。胸段食管癌一般情况下多采用一前野二后野的三野照射技术。根据 CT 和食管 X 线片所见肿瘤具体情况，前野宽 7～8cm，二后斜野宽 6～7cm，病灶上下端各放 3～4cm。缩野时野的宽度不变，上下界缩短到病灶上下各放 2cm。如果肿瘤较大，也可以考虑先前后对穿照射，缩野时改为右前左后照射。颈段食管癌一般仅仅设两个正负 60°角的前野，每个野须采用 30°的楔形滤片。

（2）三维适形放疗（3D-CRT）：参照诊断 CT 和食管 X 线片，在定位 CT 上勾画肿瘤靶区（GTV）及危及器官（OAR），包括脊髓、两侧肺和心脏。GTV 勾画的标准为食管壁厚度大于 0.5cm，临床靶区（CTV）为 GTV 前后左右均匀外扩 0.5cm，上下外端外扩 2.0cm。PTV 为 CTV 前后左右均匀外扩 0.5cm，上下外扩 1.0cm，纵隔转移淋巴结的 CTV 为其 GTV 均匀外扩 0.5cm，PTV 为其 CTV 均匀外扩 0.5cm。正常组织的限制剂量：①肺（两肺为一个器官）：VM < 25% ～ 30%，Dmean < 16 ～ 20Gy。②脊髓：最大剂量 < 45Gy。③心脏平均剂量：1/3 < 65Gy，2/3 < 45Gy，3/3 < 30Gy。（注：V_{20} 为受到 20Gy 或 20Gy 以上剂量照射的肺体积占双肺总体积的百分比。Dmean 为双肺的平均照射剂量）。

5. 剂量和剂量分割

（1）单纯常规分割放疗：为每天照射 1 次，每次 1.8 ～ 2.0Gy，每周照射 5 ～ 6 次，总剂量（60 ～ 70Gy）/（6 ～ 8 周）。

（2）后程加速超分割放疗：先大野常规分割放疗，1.8Gy/ 次，1 次 /d，总剂量 41.4Gy/23 次；随后缩野照射，1.5Gy/ 次，2 次 /d，间隔时间 6h 或 6h 以上，总剂量 27Gy/18 次。肿瘤的总剂量为 68.4Gy/（41 次 •44d）。

（3）同期放化疗时的放疗：放疗为 1.8Gy/ 次，1 次 /d，总剂量 50.4Gy/（28 次 •38d）（在放疗的第 1d 开始进行同期化疗），此剂量在欧美和西方国家多用。

6. 非手术治疗的疗效

局部区域性食管癌行单纯的常规分割放疗的 5 年总生存率为 10% 左右，5 年局控率为 20% 左右。后程加速超分割放疗的总生存率为 24% ～ 34% 之间，局控率为 55% 左右。同期放化疗的生存率为 25% ～ 27% 之间，局控率为 55% 左右。当然，放疗或以放疗为主的综合治疗的生存率高低也与患者的早晚期有密切关系。早期患者的 5 年生存率可达到 80% 以上。

（三）化疗

化疗主要用于姑息治疗，或作为以手术和（或）放疗为主的综合治疗的一种辅助方法。近来的研究表明，放疗同期联合化疗能显著提高放疗的疗效，而且随着新的药物（或新的联合方案）的发现，化疗在食管癌治疗中的地位越来越重要。

1. 适应证及禁忌证

（1）适应证，对于早期患者，同手术或放疗联合应用；对于晚期患者，用于姑息治疗（最好同其他方法联合应用）；对小细胞癌，应同手术或放疗联合应用。

（2）禁忌证：骨髓再生障碍、恶病质以及脑、心、肝、肾有严重病变且没有控制者。

2. 常规用药

（1）紫杉醇 +DDP：紫杉醇 175mg/m²，静脉注射，第 1d；DDP 40mg/m²，静脉注射，第 2、3d。3 周重复。

（2）TPE：紫杉醇 75mg/m²，静脉注射，第 1d；DDP 20mg/m²，静脉注射，第 1～5d；5-FU 1000mg/m²，静脉注射，第 1～5d。3 周重复。

（3）L-OHP+LV+5-FU：L-OHP 85mg/m²，静脉注射，第 1d，LV 500mg/m² 或 400mg/m²，静脉注射，第 1～2d；5-FU 600mg/m²，静脉滴注（22h 持续），第 1～2d。

（4）CPT-11+5-FU+FA：CPT-11 180mg/m²，静脉注射，第 1d；FA 500mg/m²，静脉注射，第 1d；5-FU 2000mg/m²，静脉滴注（22h 持续），第 1d。每周重复，共 6 周后休息 1 周。

（5）多西紫杉醇 +CPT-11：CCPT-11 160mg/m²，静脉注射，第 1d；多西紫杉醇 60mg/m²，静脉注射，第 1d。3 周重复。

（6）吉西他滨（GEM）+LV+5-FU：GEM 1000mg/m²，静脉注射，第 1、8、15d；LV 25mg/m²，静脉注射，第 1、第 8、第 15d；5-FU 600mg/m²，静脉注射，第 1、8、15d。每 4 周重复。

3. 单一药物治疗

单一药物治疗食管癌，有效率不高，一般在 20% 以内。较早的药物包括氟尿嘧啶（5-FU）、丝裂霉素（MMC）、顺铂（DDP）、博来霉素（BLM）、甲氨蝶呤（MTX）、米多恩醌、依利替康（CPT-11）、阿霉素（ADM）和长春地辛（VDS）。新的药物包括紫杉醇、多西他赛、长春瑞滨、吉西他滨、奥沙利铂和卡铂。5-FU 和 DDP 的联合方案被广泛认可，有效率在 20%～50% 之间，是食管癌化疗的标准方案。紫杉醇联合 5-FU 和（或）DDP 被认为是一个对鳞癌和腺癌都有效的方案。另外，CPT-11 和 DDP 的联合方案也对部分食管鳞癌有效。

4. 食管癌联合化疗方案

（1）DDP+5-FU：DDP100mg/m²，静脉注射，第 1d；5-FU 1000mg/m²，静脉滴注（持续），第 1～5d。3～4 周重复。

（2）ECF：表阿霉素 50mg/m²，静脉注射，第 1d；DDP 60mg/m²，静脉注射，第 1d；5-FU 200mg/m²，静脉滴注（持续），第 1～21d。3 周重复。

（3）吉西他滨 +5-FU：吉西他滨 1000mg/m²，静脉注射，第 1、8、15d；5-FU 500mg/m²，静脉注射，第 1、8、15d。3 周重复。

（4）DDP+VDS+CTX：CTX 200mg/m²，静脉注射，第 2～4d；VDS 1.4mg/m²，静脉注射，第 1、2d；DDP 90mg/m²，静脉注射，第 3d。3 周重复。

（5）DDP+BLM+VDS：DDP 120mg/m^2，静脉注射，第1d；BLM 10mg/m^2，静脉注射，第3～6d；VDS 3mg/m^2，静脉注射，第1、8、15。每4周重复。

（6）DDP+ADM+5-FU：DDP 75mg/m^2，静脉注射，第1d；ADM 30mg/m^2，静脉注射，第1d；5-FU 600mg/m^2，静脉注射，第1、8d。3～4周重复。

（7）BLM+VP-16+DDP：VP-16 100mg/m^2，静脉注射，第1、3、5d；DDP 80mg/m^2，静脉注射，第1d；BLM 10mg/m^2，静脉注射，第3～5d。4周重复。

（8）DDP+BLM：DDP 35mg/m^2，静脉注射，第1～3d；BLM 15mg/m^2，静脉滴注（18h持续），第1～3d。3～4周重复。

第二节　支气管肺癌

一、概述

原发性支气管肺癌简称肺癌，肿瘤细胞源于支气管黏膜或腺体，常有区域性淋巴结和血道转移，早期常有刺激性咳嗽、痰中带血等呼吸道症状，病情进展速度与细胞的生物特性有关。

二、临床表现

近5%的肺癌患者无症状，仅在胸部X线检查时发现。绝大多数患者可表现或多或少与肺癌有关的症状和体征，可按部位分为支气管－肺局部、肺外胸内扩展、胸外转移和非转移性胸外表现四类。

（一）支气管－肺局部表现

1. 咳嗽

为常见的早期症状，肿瘤在气管内可有刺激性干咳或咳少量黏液痰。细支气管－肺泡细胞癌可有大量黏液痰。肿瘤引起支气管狭窄，咳嗽加重，多为持续性，且呈高调金属音，是一种特征性的阻塞性咳嗽。当有继发感染时痰量增加，且呈黏液脓性。

2. 咯血

由于癌肿组织的血管丰富，局部组织坏死常引起咯血。以中央型肺癌多见。多为痰中带血或间断血痰，常不易引起患者的重视而延误早期诊断。如侵蚀大血管，则可引起大咯血。

3. 喘鸣

由于肿瘤引起支气管部分阻塞，约有 2% 的患者可引起局限性喘鸣。

4. 胸闷、气短

当有下述情况时可出现胸闷、气短：①肿瘤引起支气管狭窄，特别是中央型肺癌；②肿瘤转移到肺门淋巴结，肿大的淋巴结压迫主支气管或隆突；③转移至胸膜，发生大量胸腔积液；④转移至心包，发生心包积液；⑤有膈麻痹、上腔静脉阻塞以及肺部广泛受累时，也可出现胸闷、气急。如果原有慢性阻塞性肺疾病或并发自发性气胸，则胸闷、气急更为严重。

5. 体重下降

消瘦为恶性肿瘤的常见症状之一。肿瘤发展到晚期，由于肿瘤毒素和消耗的原因，并有感染、疼痛所致的食欲减退，可表现为消瘦或恶病质。

6. 发热

肿瘤组织坏死可引起发热，多数发热的原因是肿瘤引起的继发性肺炎，抗菌药物治疗效果不佳。

（二）肺外胸内扩展表现

1. 胸痛

约有 30% 的肿瘤直接侵犯胸膜、肋骨和胸壁，可引起不同程度的胸痛。若肿瘤位于胸膜附近，则产生不规则的钝痛或隐痛，疼痛于呼吸、咳嗽时加重。肋骨、脊柱受侵犯时则有压痛点，而与呼吸、咳嗽无关。肿瘤压迫肋间神经，胸痛可累及其分布区。

2. 呼吸困难

肿瘤压迫大气道，出现呼吸困难。

3. 咽下困难

癌肿侵犯或压迫食管，可引起咽下困难，尚可引起气管 – 食管瘘，导致肺部感染。

4. 声音嘶哑

癌肿直接压迫或转移致纵隔淋巴结压迫喉返神经（多见左侧），可发生声音嘶哑。

5. 上腔静脉综合征

肿瘤压迫或侵犯上腔静脉，静脉回流受阻，产生头面、颈、上肢水肿，胸前部静脉曲张并淤血，伴头晕、胸闷、气急等症状。

6. Homer 综合征

位于肺尖部的肺癌称肺上沟癌，可压迫或侵犯颈交感神经，出现患侧眼球凹陷，上睑下垂、瞳孔缩小、眼裂狭窄，患侧上半胸部皮肤温度升高、无汗等。也常有肿瘤压迫臂丛神经，出现患侧腋下及上肢内侧放射状灼热疼痛，夜间尤甚。

（三）胸外转移表现

3% ～ 10% 的患者可见到胸外转移的症状、体征。以小细胞肺癌居多，其次为未分化大细胞肺癌、腺癌、鳞癌。

1. 转移至中枢神经系统

可发生头痛、呕吐、眩晕、复视、共济失调、脑神经麻痹、一侧肢体无力甚至偏瘫等神经系统表现。严重时可出现颅内高压的症状。

2. 转移至骨骼

特别是转移至肋骨、脊椎、骨盆时，可有局部疼痛和压痛。

3. 转移至肝

可有厌食、肝区疼痛、肝大、黄疸和腹水等。

4. 转移至淋巴结

锁骨上淋巴结是肺癌转移的常见部位，可以毫无症状。典型的多位于前斜角肌区，固定而坚硬，逐渐增大、增多，可以融合、多无痛感。淋巴结的大小不一定反映病程的早晚。

（四）非转移性胸外表现

非转移性胸外表现称为副癌综合征。近 2% 肺癌患者的初诊是因为全身症状或这些与肿瘤远处转移无关的症状和体征，缺乏特异性，主要表现为以下几个方面：

1. 库欣综合征

最常见的为小细胞肺癌或支气管类癌。

2. 抗利尿激素分泌

引起稀释性低钠血症，可有厌食、恶心、呕吐等水中毒症状，以及逐渐加重的神经并发症。

3. 类癌综合征

主要表现为面部、上肢躯干的潮红或水肿，胃肠蠕动增强，腹泻，心动过速，喘息，瘙痒和感觉异常。

4. 异位促性腺激素

可引起男性轻度乳房发育和增生性骨关节病，常见于大细胞肺癌。

5.低血糖

见于鳞癌，切除肿瘤后可减轻。

6.高钙血症

可由骨转移或肿瘤分泌过多甲状旁腺素相关蛋白引起，常见于鳞癌。

7.神经肌肉表现

是肺癌最常见的非转移性胸外表现，发生率近15%。主要异常有：①小脑退行性变；②运动神经病变；③多神经炎合并混合的运动和感觉障碍；④感觉性神经病变；⑤神经异常；⑥肌病；⑦多发性肌炎；⑧自主神经系统异常；⑨骨骼表现，最常见的末梢体征是杵状指，有时合并肥大性骨关节病。

三、诊断

（一）痰液细胞学检查

痰液的细胞学检查已被广泛应用于肺癌的诊断。痰检简便易行，患者无痛苦，适用范围广，但痰检也有缺点和局限性。①有一定的假阴性率，一般报道为15%～25%，特别是周围型肺癌，因远离大的支气管，肿瘤细胞不易排出。②假阳性率为0.5%～2.5%，痰液中含有多种细胞成分，其中一些形态异常的细胞有时被误认为恶性细胞。因此国外有研究者强调，痰检必须由有经验的病理医师进行，且至少要两次阳性结果才做出肺癌的诊断。③以痰检做肺癌病理类型分型不够确切。痰检分型的符合率为70%～85%。

（二）影像学检查

1.胸部 X 线检查

胸片是早期发现肺癌的一个重要手段，也是术后随访的方法之一。

2.胸部 CT 检查

胸部CT可以进一步验证病变所在的部位和累及范围，也可大致区分其良、恶性，是目前诊断肺癌的重要手段。低剂量螺旋胸部CT可以有效地发现早期肺癌，而CT引导下经胸肺肿物穿刺活检是重要的获取细胞学、组织学诊断的技术。

（1）中央型肺癌的CT表现

①支气管改变：支气管管壁增厚；支气管管腔狭窄。②肺门肿块：是中央型肺癌最主要的影像学表现。肺门肿块表现为结节状，边缘不规则，可有分叶征，同时可见阻塞性肺炎、肺不张。③支气管阻塞：早期表现为局限性阻塞性肺气肿，随着病变发展，支气管引流不畅，发生阻塞性肺炎，最后支气管完全阻塞引起肺不张。④阻塞性肺气肿：由于肿块生长使支气管狭窄后形成活瓣样作用，吸气时气体可通过，而呼气时气体受阻，

导致气体在肺泡内滞留，形成呼气性局限性肺气肿。⑤阻塞性肺炎：是中央型肺癌中最常见的征象之一，常伴部分性肺实变、肺不张，部分阻塞性肺炎经有效抗感染治疗后可完全吸收，而癌组织仍然存在，应注意对原发病变做进一步检查。⑥阻塞性肺不张：平扫时，不张的肺呈高密度，肺体积缩小。肺不张时常见到叶间胸膜向肺中央凹陷。⑦其他征象：a. 黏液嵌塞为支气管内肿瘤占位，其阻塞远端支气管内黏液滞留，形成支气管铸型，常提示肺癌存在的可能；b. 手指状改变，肿瘤侵犯段支气管引起管壁增厚，管腔狭窄；c. 肺血管改变，表现为癌组织直接侵犯邻近血管，或肿块对肺血管的压迫，使其变形、狭窄、不规则甚至中断；d. 胸膜腔积液；e. 肺门、纵隔淋巴结肿大。

（2）周围型肺癌的 CT 表现

瘤体内部的 CT 征象。①空泡征：多见于直径＜ 3cm 的周围型肺癌。CT 表现为瘤体中央区和少数近边缘处呈点状低密度影，多见于腺鳞癌、细支气管肺泡癌和高分化腺癌。②结节征：为肿瘤组织所形成的致密结节影，大小不等，可相互融合，为癌组织实变区。③支气管充气征：表现为管状低密度影，常见于细支气管肺泡癌和淋巴瘤，也可见于腺癌、鳞癌和腺鳞癌，有时炎性病变，尤其是局灶性机化性肺炎也可见到此征象。④肺癌的强化：CT 表现可分为均匀增强型、外周增强型及不均匀增强型 3 种。⑤肺癌的钙化：表现为细沙粒状，分布较弥散，或偏瘤体一侧。⑥癌性空洞：发生率为 2% ～ 10%，鳞癌最多，其次为腺癌和大细胞癌。典型的癌性空洞表现为空洞壁呈厚壁或壁厚薄不均，内壁凹凸不平或呈结节状。

（3）瘤 - 肺交界面的 CT 征象

①毛刺征：表现为自瘤体边缘向周围肺伸展的放射性无分支的细线条影。鳞癌可表现为长毛刺，而腺癌以细短直毛刺为多见。②分叶征：表现为肿瘤边缘凹凸不平，呈花瓣状突出，两个凸起间为凹入切迹。

肿瘤邻近结构的 CT 表现：①胸膜改变，最常见为胸膜凹陷征，其次为胸膜浸润和播散；②邻近血管、支气管改变，周围型肺癌周围血管、支气管相互聚拢。

3.MRI检查

目前 CT 仍然是肺癌的首选检查方法，尤其是对早期周围型肺癌的诊断。目前 MRI 的应用指征主要为：①对碘过敏患者，或者 CT 检查后仍难以诊断的特殊病例；②对肺上沟瘤，需要显示胸壁侵犯及臂丛神经受累情况；③需要判断纵隔中的心包及大血管有无受侵，或有上腔静脉综合征的病例；④需要鉴别手术或放疗后肿瘤复发抑或纤维化的病例。

4.B 超检查

主要用于发现腹部重要器官以及腹腔、腹膜后淋巴结有无转移，也用于双锁骨上窝淋巴结的检查；对于邻近胸壁的肺内病变或胸壁病变，可鉴别其囊、实性及进行超声引导下穿刺活检；超声还常用于胸腔积液抽取定位。

5. 骨扫描检查

用于判断肺癌骨转移的常规检查。当骨扫描检查提示骨可疑转移时，可对可疑部位进行 MRI 检查验证。

6.PET-CT 检查

不推荐常规使用。在诊断肺癌纵隔淋巴结转移时较 CT 的敏感性、特异性高。

（三）内镜检查

1. 纤维支气管镜检查

纤维支气管镜（简称纤支镜）检查技术是诊断肺癌最常用的方法，包括纤支镜直视下刷检、活检以及支气管灌洗获取细胞学和组织学诊断。上述几种方法联合应用可以提高检出率。

2. 经纤维支气管镜引导透壁穿刺纵隔淋巴结活检术（TBN A）和纤维超声支气管镜引导透壁淋巴结穿刺活检术（EBU S-TBN A）

经纤维支气管镜引导透壁淋巴结穿刺活检有助于治疗前肺癌 TNM 分期的精确 N2 分期。但不作为常规推荐的检查方法，有条件的医院应当积极开展。经纤维超声支气管镜引导透壁淋巴结穿刺活检术（EBUS-TBNA）更能就肺癌 N1 和 N2 的精确病理诊断提供安全可靠的支持。

3. 纵隔镜检查

作为确诊肺癌和评估 N 分期的有效方法，是目前临床评价肺癌纵隔淋巴结状态的金标准。尽管 CT、MRI 以及近年应用于临床的 PETCT 能够对肺癌治疗前的 N 分期提供极有价值的证据，但仍然不能取代纵隔镜的诊断价值。

4. 胸腔镜检查

胸腔镜可以准确地进行肺癌诊断和分期，对于经纤维支气管镜和经胸壁肺肿物穿刺针吸活检术（TTNA）等检查方法无法取得病理标本的早期肺癌，尤其是肺部微小结节病变行胸腔镜下病灶切除，即可以明确诊断。对于中晚期肺癌，胸腔镜下可以行淋巴结、胸膜和心包的活检，胸腔积液及心包积液的细胞学检查，为制订全面治疗方案提供可靠依据。

（四）其他检查技术

1. 经胸壁肺内肿物穿刺针吸活检术（TTN A）

TTNA 可以在 CT 或 B 超引导下进行，诊断周围型肺癌的敏感度和特异性均较高。

2. 胸腔穿刺术

当胸腔积液原因不清时，可以进行胸腔穿刺，以进一步获得细胞学诊断，并可以明确肺癌的分期。

3. 胸膜活检术

当胸腔积液穿刺未发现细胞学阳性结果时，胸膜活检可以提高阳性检出率。

4. 浅表淋巴结活检术

对于肺部占位病变或已明确诊断为肺癌的患者，如果伴有浅表淋巴结肿大，应当常规进行浅表淋巴结活检，以获得病理学诊断，进一步判断肺癌的分期，指导临床治疗。

（五）血液免疫生化检查

1. 血液生化检查

对于原发性肺癌，目前无特异性血液生化检查。肺癌患者血浆碱性磷酸酶或血钙升高考虑骨转移的可能，血浆碱性磷酸酶、谷草转氨酶、乳酸脱氢酶或胆红素升高考虑肝转移的可能。

2. 血液肿瘤标志物检查

目前尚并无特异性肺癌标志物应用于临床诊断，故不作为常规检查项目，但有条件的医院可以酌情进行如下检查，作为肺癌评估的参考：

（1）癌胚抗原（CEA）：目前血清中 CEA 的检查主要用于判断肺癌预后以及对治疗过程的监测。

（2）神经特异性烯醇化酶（NSE）：是小细胞肺癌首选标志物，用于小细胞肺癌的诊断和治疗反应监测。

（3）细胞角蛋白片段 19（CYFRA21-1）：对肺鳞癌诊断的敏感性、特异性有一定参考意义。

（4）鳞状细胞癌抗原（SCC）：对肺麟状细胞癌疗效监测和预后判断有一定价值。

（六）组织学诊断

组织病理学诊断是肺癌确诊和治疗的依据。活检确诊为肺癌时，应当进行规范化治疗。如因活检取材的限制，活检病理不能确定病理诊断时，建议临床医师重复活检或结合影像学检查情况进一步选择诊疗方案，必要时临床与病理科医师联合会诊确认病理诊断。

四、治疗原则

应当采取综合治疗的原则，即根据患者的机体状况，肿瘤的细胞学、病理学类型，侵及范围（临床分期）和发展趋向，采取多学科综合治疗（MDT）模式，有计划、合理地应用手术、化疗、放疗和生物靶向等治疗手段，以期达到根治或最大限度控制肿瘤，提高治愈率，改善患者的生活质量，延长患者生存期的目的。目前肺癌的治疗仍以手术治疗、放射治疗和药物治疗为主。

（一）外科治疗

手术切除是肺癌的主要治疗手段，也是目前临床治愈肺癌的唯一方法。肺癌手术分为根治性手术与姑息性手术，应当力争根治性切除。以期达到最佳、彻底切除肿瘤的目的，减少肿瘤转移和复发，并且进行最终的病理 TNM 分期，指导术后综合治疗。

（二）放射治疗

肺癌放疗包括根治性放疗、姑息放疗、辅助放疗和预防性放疗等。

1. 放疗的原则

（1）对根治性放疗适用于 KPS 评分 ≥ 70 分的患者，包括因医源性或（和）个人因素不能手术的早期非小细胞肺癌、不可切除的局部晚期非小细胞肺癌，以及局限期小细胞肺癌。

（2）姑息性放疗适用于对晚期肺癌原发灶和转移灶的减症治疗。对于非小细胞肺癌单发脑转移灶手术切除患者可以进行全脑放疗。

（3）辅助放疗适应于术前放疗、术后切缘阳性的患者，对于术后 pN2 阳性的患者，鼓励参加临床研究。

（4）术后放疗设计应当参考患者手术病理报告和手术记录。

（5）预防性放疗适用于全身治疗有效的小细胞肺癌患者全脑放疗。

（6）放疗通常联合化疗治疗肺癌，因分期、治疗目的和患者一般情况的不同，联合方案可选择同步放化疗、序贯放化疗。建议同步放化疗方案为 EP 和含紫杉类方案。

（7）接受放化疗的患者，潜在毒副作用会增大，治疗前应当告知患者；放疗设计和实施时，应当注意对肺、心脏、食管和脊髓的保护；治疗过程中应当尽可能避免因毒副作用处理不当导致的放疗非计划性中断。

（8）建议采用三维适型放疗（3DCRT）与调强放疗技术（IMRT）等先进的放疗技术。

（9）接受放疗或放化疗的患者，治疗休息期间应当予以充分的监测和支持治疗。

2. 非小细胞肺癌（NSCLC）

放疗的适应证，放疗可用于由于身体原因不能手术治疗的早期 NSCLC 患者的根治性治疗，可手术患者的术前、术后辅助治疗，局部晚期病灶无法切除患者的局部治疗以及晚期不可治愈患者的重要姑息治疗方式。

Ⅰ期不能接受手术治疗的 NSCLC 患者，放射治疗是有效的局部控制病灶的手段之一。对于接受手术治疗的 NSCLC 患者，如果术后病理手术切缘阴性而纵隔淋巴结阳性（pN2），除了常规接受术后辅助化疗外，也建议加用术后放疗。对于切缘阳性的 pN2 肿瘤，如果患者身体许可，建议采用术后同步放化疗。对切缘阳性的患者，放疗应当尽早开始。

对于由于身体原因不能接受手术的Ⅱ～Ⅲ期 NSCLC 患者，如果身体条件许可，应当给予适形放疗结合同步化疗。在有治愈希望的患者，在接受放疗或同步放化疗时，通过更为适形的放疗计划和更为积极的支持治疗，尽量减少治疗时间的中断或治疗剂量的降低。

对于有广泛转移的Ⅳ期 NSCLC 患者，部分患者可以接受原发灶和转移灶的放射治疗以达到姑息减症的目的。

3. 小细胞肺癌（SCLC）放疗的适应证

局限期 SCLC 经全身化疗后部分患者可以达到完全缓解，但是如果不加用胸部放疗，胸内复发的风险很高，加用胸部放疗不仅可以显著降低局部复发率，而且死亡风险也显著降低。

在广泛期 SCLC 患者，远处转移灶经化疗控制后加用胸部放疗也可以提高肿瘤控制率，延长生存期。

如果病情许可，小细胞肺癌的放射治疗应当尽早开始，可以考虑与化疗同步进行。如果病灶巨大，放射治疗导致肺损伤的风险过高的话，也可以考虑先采用 2～3 周期的化疗，然后尽快开始放疗。

4. 预防性脑照射

局限期小细胞肺癌患者，在胸内病灶经治疗达到完全缓解后推荐加用预防性脑照射。广泛期小细胞肺癌在化疗有效的情况下，加用预防性脑照射亦可降低小细胞肺癌脑转移的发生的风险。

而非小细胞肺癌全脑预防照射的决定应当是医患双方充分讨论，根据每个患者的情况权衡利弊后确定。

5. 晚期肺癌患者的姑息放疗

晚期肺癌患者的姑息放疗主要目的是为了解决因原发灶或转移灶导致的局部压迫症状、骨转移导致的疼痛，以及脑转移导致的神经症状等。对于此类患者可以考虑采用低分割照射技术，使患者更方便得到治疗，同时可以更迅速地缓解症状。

（三）肺癌的药物治疗

肺癌的药物治疗包括化疗和分子靶向药物治疗（EGFR-TKI 治疗）。化疗分为姑息化疗、辅助化疗和新辅助化疗，应当严格掌握临床适应证，并在肿瘤内科医师的指导下施行。化疗应当充分考虑患者病期、体力状况、不良反应、生活质量及患者意愿，避免治疗过度或治疗不足。应当及时评估化疗疗效，密切监测及防治不良反应，并酌情调整药物和（或）剂量。

化疗的适应证为：PS 评分≤2，重要脏器功能可耐受化疗，对于 SCLC 的化疗 PS 评分可放宽到 3。鼓励患者参加临床试验。

（四）非小细胞肺癌的分期治疗模式

1. Ⅰ期非小细胞肺癌的综合治疗

（1）首选手术治疗，包括肺叶切除加肺门、纵隔淋巴结清除术，可采用开胸或 VATS 等术式。

（2）对于肺功能差的患者可以考虑行解剖性肺段或楔形切除术加肺门、纵隔淋巴结清除术。

（3）完全切除的ⅠA 期肺癌患者不适宜行术后辅助化疗。

（4）完全切除的ⅠB 期患者，不推荐常规应用术后辅助化疗。

（5）切缘阳性的Ⅰ期肺癌推荐再次手术。其他任何原因无法再次手术的患者，推荐术后化疗加放疗。

2. Ⅱ期非小细胞肺癌的综合治疗

（1）首选手术治疗，包括肺叶、双肺叶或全肺切除加肺门、纵隔淋巴结清除术。

（2）对肺功能差的患者可以考虑行解剖性肺段或楔形切除术加肺门、纵隔淋巴结清除术。

（3）完全性切除的Ⅱ期非小细胞肺癌推荐术后辅助化疗。

（4）当肿瘤侵犯壁胸膜或胸壁时应当行整块胸壁切除。切除范围至少距病灶最近的肋骨上下缘各 2cm，受侵肋骨切除长度至少应当距肿瘤 5cm。

（5）切缘阳性的Ⅱ期肺癌推荐再次手术，其他任何原因无法再次手术的患者，推荐术后化疗加放疗。

3. Ⅲ期非小细胞肺癌的综合治疗

局部晚期非小细胞肺癌是指 TNM 分期为Ⅲ期的肺癌。采取综合治疗模式是Ⅲ期非小细胞肺癌治疗的最佳选择。将局部晚期 NSCLC 分为可切除和不可切除两大类。其中包括：

（1）可切除的局部晚期非小细胞肺癌：① T_3N_1 的 NSCLC 患者，首选手术治疗，术后行辅助化疗。② N_2 期肺癌患者的手术切除是有争议的。影像学检查发现单组纵隔淋巴结肿大，或两组纵隔淋巴结肿大但没有融合估计能完全切除的病例，推荐行术前纵隔镜检查，明确诊断后行术前新辅助化疗，然后行手术治疗。③一些 $T_4N_{0\sim1}$ 的患者，相同肺叶内的卫星结节：在新的分期中，此类肺癌为 T_3 期，首选治疗为手术切除，也可选择术前新辅助化疗，术后辅助化疗。其他可切除之 $T_4N_{0\sim1}$ 期非小细胞肺癌，可酌情首选新辅助化疗，也可选择手术切除。如为完全性切除，考虑术后辅助化疗。如切缘阳性，术后行放疗和含铂方案化疗。④肺上沟瘤的治疗，部分可手术患者，建议先行同步放化疗，然后再手术＋辅助化疗，对于不能手术的肺上沟瘤，行放疗加化疗。

（2）不可切除的局部晚期非小细胞肺癌：①影像学检查提示纵隔的团块状阴影，纵隔镜检查阳性的非小细胞肺癌。②大部分的 T_4 和 N_3 的非小细胞肺癌。③ $T_4N_{2\sim3}$ 的患者。④胸膜转移结节、恶性胸腔积液和恶性心包积液的患者，新分期已经归类为 M_1，不适于手术切除。部分病例可采用胸腔镜胸膜活检或胸膜固定术。

4. Ⅳ期非小细胞肺癌的治疗

Ⅳ期肺癌在开始治疗前，建议先获取肿瘤组织进行表皮生长因子受体（EGFR）是否突变的检测，根据 EGFR 突变状况制定相应的治疗策略。Ⅳ期肺癌以全身治疗为主要手段，治疗目的为提高患者生活质量，延长生命。

（1）孤立性转移Ⅳ期肺癌的治疗：①孤立性脑转移而肺部病变又为可切除的非小细胞肺癌，脑部病变可手术切除或采用立体定向放射治疗，胸部原发病变则按分期治疗原则进行。②孤立性肾上腺转移而肺部病变又为可切除的非小细胞肺癌，肾上腺病变可考虑手术切除，胸部原发病变则按分期治疗原则进行。③对侧肺或同侧肺其他肺叶的孤立结节，可分别按两个原发瘤各自的分期进行治疗。

（2）Ⅳ期肺癌的全身治疗：① EGFR 敏感突变的Ⅳ期非小细胞肺癌，推荐吉非替尼或厄洛替尼一线治疗。②对 EGFR 野生型或突变状况未知的Ⅳ期非小细胞肺癌，如果功能状态评分为 PS=0 ~ 1，应当尽早开始含铂两药的全身化疗。对不适合铂类治疗的患者，可考虑非铂类两药联合化疗。③ PS=2 的晚期非小细胞肺癌患者应接受单药化疗，但没有证据支持对 PS ＞ 2 的患者使用细胞毒类药化疗。④目前的证据不支持将年龄因素作为选择化疗方案的依据。⑤一线化疗失败的非小细胞肺癌，推荐多西紫杉醇、培美曲塞二线化疗，以及吉非替尼或厄洛替尼二线或三线口服治疗。⑥评分为 PS ＞ 2 的Ⅳ期非小细胞肺癌，可酌情仅采用最佳支持治疗。

在全身治疗基础上针对具体的局部情况可以选择恰当的局部治疗方法以求改善症状，提高生活质量。

（五）小细胞肺癌分期治疗

1. Ⅰ期

手术＋辅助化疗（EP/EC4～6周期）。

2. Ⅱ～Ⅲ期

放、化疗联合：①可选择序贯或同步。②序贯治疗推荐2周期诱导化疗后同步化、放疗。③经过规范治疗达到疾病控制者，推荐行预防性脑照射（PCI）。

3. Ⅳ期

化疗为主的综合治疗以期改善生活质量。一线推荐EP/EC、IP、IC。规范治疗3个月内疾病复发进展患者推荐进入临床试验。3～6个月内复发者推荐拓扑替康、伊立替康、吉西他滨或紫杉醇治疗。6个月后疾病进展可选择初始治疗方案。

第三节　原发性气管癌

一、病理

原发性气管肿瘤大多来自上皮或腺体的肿瘤，主要是鳞状细胞癌和腺样囊性癌（即圆柱瘤型腺癌），类癌较少见。良性肿瘤发病较少，占原发肿瘤的25%～35%。恶性肿瘤较常见，占68%～77%，其中以腺癌和鳞癌较多，小细胞癌较少。良性肿瘤有纤维瘤、乳头状瘤、淋巴管瘤、平滑肌瘤、毛细血管内皮瘤、黏膜下血管瘤和息肉等。恶性肿瘤中以鳞癌和腺样囊性癌最为多见，后者生长速度缓慢，在黏膜下扩散，肉眼有时难于辨认其侵犯范围，某些患者虽然在气管腔内病灶较小，但肿瘤已穿出管外并浸润到纵隔内。小细胞癌、鳞腺混合癌、大细胞癌较为少见，罕见的类型包括：平滑肌肉瘤、恶性淋巴瘤、纤维肉瘤、软骨肉瘤、横纹肌肉瘤、脂肪肉瘤、血管肉瘤、癌肉瘤、恶性黑色素瘤。气管低度恶性肿瘤中以腺样囊性癌为最多见，此外包括黏液表皮样癌、类癌、恶性纤维组织细胞瘤、神经纤维瘤等。

原发性气管恶性肿瘤中鳞癌发展较快，常呈溃疡性变，向外侵犯较早。食管前壁肌层亦常累及。气管肿瘤主要的转移途径是通过淋巴道，由下向上引流至锁骨上淋巴结，而很少向下转移至纵隔和隆突下淋巴结。血道转移发生率极低，直接向管壁外浸润常常是导致死亡的主要原因。

继发性气管肿瘤都是邻近器官癌肿直接侵犯所致，如甲状腺癌、支气管肺癌、食管癌等。

二、临床表现

气管肿瘤的最常见症状是咳嗽，常呈刺激性、顽固性干咳，多种治疗无效，在早期气管腔未出现狭窄前，多有白色泡沫状痰，当肿瘤表面出现坏死者，可有血丝痰或满口血痰，但多数患者出血量不多，可在数天内自然停止。随着肿瘤的增大，气管腔逐渐狭窄，出现进行性呼吸困难，特点为吸气性呼吸困难，吸气期延长，即所谓的喘鸣，严重者吸气时锁骨上窝、胸骨上窝和下部肋间隙都凹陷，即三凹征。此时肺部 X 线检查无特殊表现，故常有误诊为支气管哮喘。声音嘶哑是肿瘤晚期出现局部压迫、侵犯或淋巴结转移累及喉返神经所致。

肺部听诊可闻及双肺呼吸音粗糙，严重者可听到风箱气流样的声音和各种音调的哮鸣音，即使不用听诊器亦可在近身处闻及，提示上呼吸道的梗阻。

由于气管肿瘤早期症状不典型，胸片检查多无异常发现，而出现典型的上呼吸道梗阻症状时，多数已处疾病的晚期，晚期患者常有局部转移，导致颈部淋巴结肿大，颈交感神经压迫征和上腔静脉阻塞综合征等。有些在确诊前往往有数月或数年的病程，因此，对难于缓解的刺激性干咳、痰血，应尽早进行气管镜检查，以明确诊断及时治疗。

三、诊断

对年龄在 40 岁以上，近期出现气喘性哮鸣，体位变化能诱发或减轻症状，哮喘药物治疗无效，伴有痰血或阵发性夜间呼吸困难，而无心脏病等，都是鉴别气道梗阻和支气管哮喘的要点，应做进一步检查除外气管肿瘤。气管肿瘤常容易被误诊或漏诊，多数直至呼吸困难、病情危重时才被认识，故临床诊断时对长期顽固性咳嗽伴有吸气性呼吸困难者，应引起警惕，及时做相应检查。

（一）实验室检查

痰脱落细胞学检查。气管肿瘤，尤其是恶性气管肿瘤痰细胞学阳性率较高，对判断肿瘤的良恶性有帮助。但对气管肿瘤部位、范围、侵犯程度则需要其他检查手段来明确。

（二）X 线检查

X 线诊断以空气对比摄片和气管断层为最好。侧位片对颈段气管暴露较好，隆突部额面断层片能较好地显示胸段的气管全貌。如气管腔内有软组织明影，管壁增厚，管腔狭窄可初步做出诊断。

（三）CT 检查

CT 检查在诊断气管肿瘤的累及范围、浸润深度、蔓延方向及有无淋巴结转移等方面较胸片有优势。气管恶性肿瘤常表现在气管及支气管腔内、外生长，CT 表现为沿气管生长的不规则形突起的软组织块影，多呈菜花状，并可沿气管环状生长而导致环行狭窄。肿瘤与主动脉或食管间的脂肪间隙消失，是表明纵隔已受侵犯的 CT 征象。纵隔及肺门淋巴结增大，提示气管肿瘤存在转移的可能。

（四）纤维支气管镜检查

纤支镜检查是诊断气管肿瘤最有效的手段，它既可在直视下获得细胞学及组织学诊断，又能对肿瘤的范围、部位做出定位。对气管肿瘤有较严重气管梗阻，有出血病史或在检查中发现肿瘤表面血管丰富者应慎做活检及刷检，以免出现意外。

四、治疗

对局限于气管的早期恶性肿瘤的治疗以外科为主，手术可达到切除病变，解除气道梗阻，重建气道的作用。手术方式以气管环状切除后端端吻合最为常用，某医院共实施气管手术近 500 例，其中气管恶性肿瘤 400 例，并创新设计了隆突主支气管切除，多段支气管隆突成形术及气管和隆突切除、分叉人工气管置换等 20 多种新术式。因此对患者一般情况较好，能够耐受手术者，应首选手术治疗；对病变范围广泛，难于手术的患者采用以放疗为主的治疗，同时辅以化疗，可取得较好的疗效。内科姑息性治疗还包括经气管镜内电烧、激光等治疗；近年来，镍钛记忆合金气管内支架为部分晚期无法手术或有手术禁忌的患者提供了新的治疗方法，具有快速、方便的特点，能够为进一步治疗赢得时间。

五、预后

气管鳞癌肿瘤完整切除术后 3 年生存率为 24.4%。也有报告气管鳞癌伴局部淋巴结转移者生存率为 25%，气管切端阳性者生存率为 20%，对切除端阳性患者术后加用放疗可达到延长生存时间的目的。单纯放疗的中位生存期为 10 个月左右。腺样囊性癌生长相对缓慢，如手术能够完全切除，切端和淋巴结阴性术后 1 年生存率可达 85%，治愈率为 75%，但术后有较多的复发和转移。淋巴结阳性者术后 1 年生存率稍低 84%，而单纯放疗的一年生存率仅为 25%，因此如有可能应采用手术治疗。气管腺癌较其他类型气管肿瘤更易出现局部转移侵犯纵隔，手术完全切除者 1 年生存率约半数。而单纯放疗者预后较差。气管类癌好发于气管下端 1/3 段，以无气管软骨的膜部多见。切除不完全者，术后易复发。肿瘤能够完全切除者多能长期生存。黏液表皮样癌预后相对较好，完整切除者多能长期生存。

第四节　肺转移瘤

肿瘤远处转移是恶性肿瘤的主要特征之一。肺脏有着丰富的毛细血管网，承接来自右心的全部血流，并且由于肺循环的低压、低流速的特点，使得肺成为恶性肿瘤最常见的转移部位之一。此外，肿瘤还可以通过淋巴道或直接侵犯等多种方式转移到肺，尸检发现 20% ～ 54% 死于恶性肿瘤患者发生了肺转移，但仅有部分患者在生前被发现。血供丰富的恶性肿瘤更容易发生肺部转移，如肾癌、骨肉瘤、绒毛膜癌、黑色素瘤、睾丸肿瘤、睾丸畸胎瘤、甲状腺癌等。大多数肺部转移瘤来自常见的肿瘤，如乳腺癌、结直肠癌、前列腺癌、支气管癌、头颈部癌和肾癌。

一、转移途径

恶性肿瘤肺部转移的途径有 4 种：血行转移、淋巴道转移、直接侵犯和气道转移。血行转移是恶性肿瘤肺部转移的主要方式。肺部有着丰富的毛细血管网，并且位于整个循环系统的中心环节，来自原发病灶的肿瘤栓子，经过静脉系统、肺动脉，很易被肺脏捕获，在适宜的微环境下肿瘤细胞发生增殖，形成转移肿瘤。经血行转移的肿瘤多位于肺野外带以及下肺野等毛细血管丰富的部位，以多发转移病灶多见，少数情况下为孤立病灶。

经淋巴道转移在肺转移瘤中相对少见，肿瘤栓子首先通过血流转移到肺毛细血管，继而侵犯肺外周的淋巴组织，并沿淋巴管播散，临床上表现为肺淋巴管癌病，常见于乳腺癌、肺癌、胃癌、胰腺癌或前列腺癌的转移。原发肿瘤也可以先转移到肺门或纵隔淋巴结，再沿淋巴道逆行播散到肺，这种转移方式少见。

发生在肺脏周围的肿瘤皆有可能通过直接侵犯的方式转移到肺，如起源于胸壁的软组织肉瘤、起源于纵隔的原发瘤、食管癌、乳腺癌、贲门癌、肝癌、后腹膜肉瘤等。恶性肿瘤经气道转移罕见，理论上头颈部肿瘤、上消化道肿瘤以及气管肿瘤有可能通过这种方式转移，但临床上很难证实。

二、临床表现

90% 的肺转移瘤患者有已知的原发肿瘤或原发肿瘤的症状，但 80% ～ 95% 肺部转移瘤本身没有症状。当肿瘤巨大、阻塞气道或出现胸水时会出现呼吸困难。突然出现的呼吸困难与胸腔积液突然增加、气胸或肿瘤内出血有关。气道转移瘤在肺部转移肿瘤中非常罕见，临床上表现为喘鸣、咯血、呼吸困难等症状，常见于乳腺癌、黑色素瘤等。肿瘤侵犯胸壁可以出现胸痛。个别患者在发现肺部转移瘤时没有原发肿瘤的症状，应积极寻找原发肿瘤，特别是胰腺癌、胆管癌等容易漏诊的肿瘤。淋巴管癌病的患者主要表现为进行性加重的呼吸困难和干咳、发绀，一般无杵状指，肺部体征轻微，常有细湿啰音。

三、影像学检查

常规的胸部X线摄影（CXR）是发现肺部转移瘤的首选方法，胸部CT较CXR的敏感性高，其分辨率是3mm，而CXR仅能发现7mm以上的病变，尤其是肺尖、近胸壁和纵隔的病变更容易漏诊。但CT扫描费用较高，特异性较CXR没有增加。如果CXR发现肺部有多发的转移灶，没有必要再进行CT检查，但以下情况应进行CT检查：CXR正常，没有发生其他部位转移的畸胎瘤、骨肉瘤；CXR发现肺内孤立性转移灶或打算进行手术切除的肺部转移瘤。对于高度危险的肿瘤，如骨和软组织肉瘤、睾丸畸胎瘤、绒毛膜癌等，应3～6个月复查胸部CT，连续随访2年。

肺部转移瘤通常表现为多发结节影，由于发生转移的时间不同，结节常大小不等，直径3～15mm，或者更大，同样大小的结节，提示是同一时间发生，结节位于肺野外带，尤其是下肺野。小于2cm的结节常常是圆形的，边界清楚。较大的病灶尤其是转移性腺癌，边缘不规则，有时呈分叶状。4%的转移瘤有空洞，常见于鳞癌，上肺的空洞性病变比下肺多见，但多发性空洞性病变可能是良性病变，如Wegener肉芽肿。出血性转移灶表现为肿瘤周围的晕征，常见于绒毛膜癌，有时也见于血管肿瘤，如血管肉瘤或肾细胞癌。

肺部转移瘤的单发结节影少见，占所有单发结节影的2%～10%。容易形成单发结节的肿瘤包括结肠癌、骨肉瘤、肾癌、睾丸癌、乳腺癌、恶性黑色素瘤等。结肠癌尤其是来源直肠乙状结肠的结肠癌，占孤立性肺部转移瘤的1/3。

肺淋巴管癌病主要表现为弥漫的网索状、颗粒状或结节状阴影，支气管壁增厚，动脉轮廓模糊，CXR可见Kerle/B线。20%～40%的患者有肺门及纵隔淋巴结肿大，30%～50%的患者有胸腔积液或心包积液。但CXR检查难以发现早期的肺淋巴管癌病，在早期诊断肺淋巴管癌病方面高分辨CT有更大优势。

FDG-PET用于鉴别肺部良恶性病变的特异性较CT和CXR高，PET检查能够提供更多的信息。但PET的分辨率不高，直径小于1cm的病变显像不佳，一些肉芽肿和炎症病变也可能出现假阳性结果。近年来CT与PET联合应用的CT-PET技术已在临床广泛应用，明显提高了恶性肿瘤诊断和鉴别诊断的敏感性和特异性，但目前此项检查的费用较高。

四、组织学检查

由于转移瘤主要位于胸膜下，因此经胸针吸活检是组织学检查最常用的方法。其诊断肺部恶性病变的敏感性为86.1%，特异性98.8%，但对肺淋巴管癌病的诊断价值有限。

气胸是最常见的并发症，发生率为24.5%，但需要插管的仅6.8%。其他并发症包括出血、空气栓塞、针道转移较少见。

气管镜检查可以采用多种手段获取组织标本，如经支气管镜肺活检、气管镜引导下针吸活检、刷检、肺泡灌洗等。对于外周病变，支气管检查的阳性率不到50%，但淋巴管癌病的诊断率较高。

电视胸腔镜可以取代开胸肺活检用于肺转移瘤的诊断，并可同时进行手术治疗，并发症少，诊断特异性高。

此外，经食管超声引导下的纵隔淋巴结针吸活检、纵隔镜下纵隔淋巴结活检对于诊断肺部转移瘤也有一定的参考价值。

五、治疗

手术是肺部转移瘤首选的治疗方法，和不能手术的患者相比，能够手术切除的肺部转移瘤患者的长期生存率明显改善，在满足手术条件的患者中（不论肿瘤类型），预计超过1/3的患者能获得长期生存（>5年）。接受肺转移瘤切除术的患者应满足以下条件：没有肺外转移灶（如果有肺外转移灶，这些转移灶应能够接受手术或其他方法的治疗）；患者的机体状态能够耐受手术；转移病灶能够完全切除，并能合理地保护残存的正常肺组织；原发肿瘤能被完全控制或切除。

手术方式主要包括胸骨正中切开术、胸廓切开术、横断胸骨双侧胸廓切开术和胸腔镜手术（VATS）。手术以剔除术为主，病灶切除时使肺膨胀，尽可能保留肺组织，应避免肺叶或全肺切除术。

肺部转移瘤即使在完全切除后仍有一半的患者会复发，中位复发时间是10个月，再手术患者的预后明显好于未手术患者，5年、10年生存率分别为44%、29%及34%、25%。目前，再发肺转移瘤的手术适应证仍无明确的定论，一般认为对于年龄较轻、一般状况较好的患者，如果再发肺转移较为局限，原发肿瘤的恶性程度较低，原发肿瘤已被控制且无其他部位的远处转移，心肺功能能耐受手术的情况下可以考虑再次手术治疗。

肺转移瘤患者手术本身的并发症较低，手术死亡率为0～4%。能够手术的肺转移瘤患者总的5年生存率可以达到24%～68%，但不同组织类型的肿瘤预后有很大的差异，手术后预后较好的肿瘤为畸胎瘤、绒毛膜癌、睾丸癌，其次是肾癌、大肠癌和子宫癌等，预后较差的是肝癌和恶性黑色素瘤。转移灶切除是否完全对预后也有影响，完全切除患者的5年、10年生存率分别为36%和26%，而不完全切除者则分别为22%和16%。无瘤间期（DFI）是指原发肿瘤切除至肺转移出现的时间，DFI越长，预后越好。肿瘤倍增时间（TDT）反映的是转移瘤的发展速率，TDT也是患者预后的重要预测指标，TDT越长，预后越好，如果TDT<60d则不应进行手术治疗。

除手术以外，对化疗敏感的肿瘤或不能手术的肺部转移瘤仍应进行全身化疗，如霍奇金和非霍奇金淋巴瘤、生殖细胞肿瘤对化疗非常敏感，乳腺癌、前列腺癌和卵巢癌对全身化疗也有较好的反应。软组织肉瘤对化疗不敏感，但联合转移瘤切除术仍能改善患者的预后。除全身化疗外，对于不能手术的患者可以考虑局部栓塞和化疗，由于肿瘤局部药物浓度较高，在减轻化疗引起的全身反应的同时，可以提高治疗局部肿瘤的疗效。

放疗对于肺转移瘤患者的长期生存没有益处，对于气道阻塞的患者，放疗可以作为姑息性治疗方法。

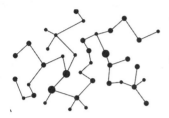

第三章　腹部肿瘤

第一节　原发性肝癌

一、病理

（一）大体分型

肝癌大体分型为以下四型。

1. 巨块型

除单个巨大块型肝癌外，可由多个癌结节密集融合而成的巨大结节。其直径多在10cm以上。

2. 结节型

肝内发生多个癌结节，散布在肝右叶或左叶，结节与四周分界不甚明确。

3. 弥漫型

少见，癌结节一般甚小，弥漫分布于全肝，与增生的肝假小叶有时难以鉴别，但癌结节一般质地较硬，色灰白。

4. 小肝癌

单个癌结节直径小于3cm，癌结节数不超过2个，最大直径总和小于3cm。

（二）组织学分型

1. 肝细胞癌

最常见，其癌细胞分类似正常肝细胞，但细胞大小不一，为多角，胞浆丰富，呈颗粒状，胞核深染，可见多数核分裂，细胞一般排列成索状，在癌细胞索之间有丰富的血窦，无其他间质。

2. 胆管细胞癌

为腺癌，癌细胞较小，胞浆较清晰，形成大小不一的腺腔，间质较多，血管较小。在癌细胞内无胆汁。

3. 混合型肝癌

肝细胞癌与胆管细胞癌混合存在。

4. 少见类型

（1）纤维板层型

癌细胞索被平行的板层排列的胶原纤维隔开，因而称为纤维板层肝癌（FCL）。以多边嗜酸肿瘤细胞聚成团块，其周围排列着层状排列的致密纤维束为特征。FCL肉眼观察特征，绝大多数发生在左叶，常为单个，通常无肝硬变和切面呈结节状或分叶状，中央有时可见星状纤维瘢痕，这些有助于区别普通型HCC，电镜下FCL的胞浆内以充满大量线粒体为特征，这与光镜下癌细胞呈深嗜酸性颗粒相对应。有人观察到FCL有神经分泌性颗粒，提示此癌有神经内分泌源性。

（2）透明细胞癌

透明细胞癌肉眼所见无明显特征，在光镜下，除胞浆呈透明外，其他均与普通HCC相似，胞浆内主要成分是糖原或脂质。电镜下透明癌细胞内细胞器较普通HCC为少。透明细胞癌无特殊临床表现，预后较普通HCC略好。

二、临床表现

早期小肝癌因缺乏临床症状和体征被称为"亚临床肝癌"或"Ⅰ期肝癌"，常能在普查、慢性肝病患者随访或健康检查时出现甲胎蛋白异常升高或（和）超声异常而发现。一旦出现临床症状和体征已属中晚期。

（一）临床症状

肝区痛，消瘦、乏力、纳差、腹胀是肝癌常见症状。

1. 肝区痛

最常见，多由肿瘤增大致使肝包膜绷紧所致，少数可由肝癌包膜下结节破裂，成肝癌结节破裂内出血所致。可表现为持续钝痛，呼吸时加重的肝区痛或急腹症，肿瘤侵犯膈肌疼痛可放散至右肩和右背，向后生长的肿瘤可引起腰痛。

2. 消化道症状

因无特征往往易被忽视，常见症状有纳差、消化不良、恶心呕吐、腹泻等。

3. 消耗体征

乏力、消瘦、全身衰竭，晚期患者可呈恶液质状。

4. 黄疸

可因肿瘤压迫肝门，胆管癌栓、肝细胞损害等引起，多为晚期症状。

5. 发热

30%～50% 患者有发热，一般为低热，偶可达 39℃ 以上，呈持续或午后低热，偶呈弛张型高热。发热可因肿瘤坏死产物吸收、合并感染、肿瘤代谢产物所致。如不伴感染，为癌热，多不伴寒战。

6. 转移灶症状

肿瘤转移之处有相应症状，有时成为本病的初始症状，如肺转移可引起咯血、咳嗽、气急等。骨转移可引起局部痛或病理性骨折，椎骨转移可引起腰背痛、截瘫，脑转移多有头痛、呕吐、抽搐、偏瘫等。

7. 伴癌综合征

即肿瘤本身代谢异常或癌组织对机体的影响引起内分泌或代谢方面的症候群，可先于肝症状出现。

（1）自发性低血糖症

发生率为 10%～30%，肝细胞能异位分泌胰岛素或胰岛素样物质；肿瘤抑制胰岛素酶或分泌一种胰岛 β 细胞刺激因子或糖原储存过多；肝组织糖原贮存减少，肝功能障碍影响肝糖原的制备。以上因素造成血糖降低，形成低血糖症，严重者出现昏迷、休克导致死亡。

（2）红细胞增多症

2%～10% 患者可发生，肝癌切除后常可恢复正常，可能与肝细胞产生促红细胞生成素有关。肝硬化患者伴红细胞增多症者宜警惕肝癌的发生。

（3）其他

罕见的尚有高钙血症、高脂血症、皮肤卟啉癌、类癌综合征、异常纤维蛋白原血症等。

（二）体征

1. 肝、脾肿大

进行性肝肿大是其特征性体征之一，肝质地硬，表面及边缘不规则，部分患者肝表面可触及结节状包块。合并肝硬化和门静脉高压者，门静脉或脾静脉内癌栓或肝癌压迫门静脉或脾静脉可出现脾大。

2. 腹水

合并肝硬化和门静脉高压或门静脉、肝静脉癌栓所致。为淡黄色或血性腹水。

3. 黄疸

常因癌肿压迫或侵入肝门内主要胆管或肝门处转移性肿大淋巴结压迫胆管所致梗阻性黄疸；癌肿广泛破坏肝脏引起肝细胞坏死形成肝细胞性黄疸。无论梗阻性或肝细胞性黄疸，亦无论肿瘤大小，一旦出现黄疸多属晚期。

4. 转移灶的体征

肝外转移以肺、淋巴结、骨和脑为最常见。转移灶发展到一定大小可出现相应的体征，而较小的转移瘤往往无体征。

三、影像学表现

由于电脑技术与超声波、X线、放射性核素、磁共振等的结合，大大提高了肝癌早期诊断的水平。目前常用的影像学诊断方法有超声显像（US），电子计算机X射线断层扫描（CT），磁共振成像术（MRI），放射性核素显像（SPECT）和选择性血管造影（PAS），选择腹腔动脉、肝动脉造影等。

（一）超声显像（US）

US是肝癌定位诊断中最常用的分辨力高的定位诊断方法，单用二维B型超声对肝癌的确诊率为76%～82.2%。可检出2cm以内的小肝癌。图像主要特征为肝区内实性回声光团，均质或不均质，或有分叶，与周围组织界限欠清楚，部分有"晕环"。可显示肿瘤位置、大小，并了解局部扩散程度（如有无门静脉、肝静脉、下腔静脉、胆管内癌栓、周围淋巴结有无转移等），近年术中B型超声的应用，提高了手术切除率，随着超声波技术的进展，彩色多普勒血流成像（DFI）可分析测量进出肿瘤的血液，以鉴别占位病灶的血供情况，推断肿瘤的性质。另外以动脉CO_2微泡增强作用对比剂的超声血管造影有助于检出1cm直径以下的多血管肝细胞癌，并有助于测得常规血管造影不易测出的少血管癌结节。

（二）电子计算机X射线断层扫描（CT）

具有较高的分辨率，是一种安全、无创伤的检查方法，诊断符合率达90%。肝癌通常是低密度结节或与等密度、高密度结节混合的肿物。边界清楚或模糊，大肝癌常有中央液化，增强扫描早期病灶密度高于癌周肝，10～30s后密度下降至低于癌周肝使占位更为清晰，并持续数分钟。近年来一些新的CT检查技术如动床式动态团注增强CT（DLB-CT），延迟后CT（D-CT）。螺旋CT、电子束CT和多层CT的应用，极大地提高了扫描速度和图像后处理功能，能非常方便、快捷地完成肝脏的分期扫描、动态扫描及癌灶和血管的三维重建。近年来碘油 -CT 颇受重视，此乃 CT 与动脉造影结合的一种形式，包括肝动脉、肠系膜上动脉内插管直接注射造影剂，增强扫描（即 CAT、CATP），先经肝动脉注入碘油，约一周后做 CT，常有助检出 0.5cm 小肝癌，但亦有假阳性者。

（三）磁共振成像（MRI）

可显示肿瘤包膜的存在，脂肪变性、肿瘤内出血、坏死、肿瘤纤维间隔形成，肿瘤周围水肿，子结节及门静脉和肝静脉受侵犯等现象。肝癌图像为 T_1 加权像，肿瘤表现为较周围肝组织低信号强度或等信号强度，T_2 加权像上均显示高信号强度。肝癌的肿瘤脂肪，肿瘤包膜及血管侵犯是最具特征性的征象，MRI 能很好地显示 HCC 伴脂肪变者，弛豫时间短，在 T_1 加权图产生等信号或高信号强度；而 HCC 伴纤维化者 T_1 弛豫时间长则产生低信号强度。MRI 证实 47% 的肝癌病例有脂肪变性，此征象具有较高的特异性，而 T_2 加权图上 HCC 表现为不均匀的高信号强度，病灶边缘不清楚；肿瘤包膜在乃加权图显示最佳，表现为肿瘤周围有一低信号强度环，为 0.5～3mm 厚，而 MRI 不用注射造影剂即可显示门静脉和肝静脉分支，显示血管的受压推移，癌栓形成时 T_1 加权图为中等信号强度，T_2 加权图呈高信号强度。

（四）血管造影

肝血管造影不仅是诊断肝癌的重要手段，而且对估计手术可能性及选择合适的手术方式有较高的价值。尤其是应用电子计算机数字减影血管造影（DSA）进行高选择性肝动脉造影，不仅能诊断肝癌，更为肝癌动脉灌注化疗、肝动脉栓塞提供了方便的途径。但近年由于非侵入性定位诊断方法的问世，肝动脉造影趋于少用。目前作为诊断，动脉造影的指征为：①临床疑有肝癌而其他显像阴性，如不伴有肝病活动证据的高浓度 AFP 者；②各种显像结果不同，占位病变性质不能肯定者；③须做 CTA 者；④须同时做肝动脉栓塞者。

肝癌的肝动脉造影主要表现：①早期动脉像出现肿瘤血管；②肝实质相时出现肿瘤染色；③较大肿瘤可见动脉移位、扭曲、拉直等；④如动脉受肿瘤侵犯可呈锯齿状、串珠状或僵硬状；⑤动静脉瘘；⑥"湖状"或"池状"造影剂充盈区。

（五）放射性核素显像

包含 γ 照相，单光子发射计算机断层显像（SPECT）、正电子发射计算机断层（PET）。采用特异性高、亲和力强的放射性药物 $^{99m}TC^-$ 吡多醛五甲基色氨酸（^{99m}TC-PMT），提高了肝癌、肝腺瘤检出率，适用于小肝癌定位及定性，AFP 阴性肝癌的定性诊断，鉴别原发性抑或继发性肝癌及肝脏外转移灶的诊断。图像表现为肝脏肿大失去正常形态，占位区为放射性稀疏或缺损区。近年来以放射性核素标记 AFP 单抗，抗人肝癌单抗，铁蛋白抗体等做放射性免疫显像，是肝癌阳性显像的另一途径。目前检出低限为 2cm。

四、诊断

（一）病理诊断

（1）肝组织学检查证实的原发性肝癌者。

（2）肝外组织的组织学检查证实为肝细胞癌。

（二）临床诊断

（1）如无其他肝癌证据，AFP 对流法阳性或放射免疫法 ≥ 400μg/L，持续 4 周以上，并能排除妊娠，活动性肝病，生殖胚胎源性肿瘤及转移性肝癌者。

（2）影像学检查有明确肝内实质性占位病变，能排除肝血管瘤和转移性肝癌，并具有下列条件之一者：① AFP ≥ 200Pg/L；②典型的原发性肝癌影像学表现；③无黄疸而 ALP 或 GGT 明显增高；④远处有明确的转移性病灶或有血性腹水，或在腹水中找到癌细胞；⑤明确的乙型肝炎标记阳性的肝硬化。

五、鉴别诊断

为了便于临床运用，对原发性肝癌的鉴别诊断可分为 AFP 阳性与 AFP 阴性肝癌两方面。

（一）甲胎蛋白阳性肝癌的鉴别诊断

由于 AFP 存在胚胎期末胚肝、卵黄囊，少量来自胚胎胃肠道，因此有时出现 AFP 假阳性。

（1）分娩后 AFP 仍持续上升者应警惕同时存在肝癌。

（2）生殖腺胚胎性肿瘤，通过仔细的生殖器与妇科检查鉴别。

（3）胃癌、胰腺癌，尤其伴肝转移者常不易鉴别，其 AFP 异常升高的发生率为 1%。但 AFP 浓度多较低，常无肝病背景。B 型超声可鉴别胰腺癌，继发性肝癌呈"牛眼征"，胃肠钡餐、胃镜有助鉴别胃癌。而且胃癌、胰腺癌转移至肝多见，而肝癌转移胃、胰极少见。

（4）肝炎、肝硬化伴 AFP 升高是 AFP 阳性肝癌的最主要鉴别对象，尤其是不伴明显肝功能异常的低中浓度 AFP 升高者。以下几点有助鉴别：①有明确的肝功障碍而无明确肝内占位者；② AFP 与 ALT 绝对值、动态变化呈相随关系；③ AFP 单抗、AFP 异质体、异常凝血酶原等测定，B 型超声检查。

（二）AFP 阴性肝癌的鉴别诊断

AFP 阴性而肝内有占位性病变者，常见的鉴别对象如下：

1. 肝血管瘤

与肝癌鉴别的最常见疾病，以下几点有助鉴别：①多见女性，病程长，发展慢，一般情况好；②无肝病背景；③肝炎病毒标记常阴性；④超声显示边清而无声晕，彩色多普勒常见血管进入占位区；⑤增强 CT 示填充，并常由周边开始。⑥肿块虽大但常不伴肝功能异常。

2. 继发性肝癌

常有原发癌史，多为结直肠癌、胰腺癌、胃癌，无肝病背景；肝炎病毒标记常阴性；癌胚抗原增高，显示散在多发病灶，超声显示"牛眼征"，动脉造影显示血管较少，^{99m}TC-PMT 阴性。

3. 肝脓肿

以尚未液化或已部分机化的肝脓肿鉴别，以下几点有助鉴别。①有痢疾或化脓性病史。②无肝炎、肝硬化背景。③肝炎病毒标记多阴性。④有或曾有炎症表现，如发热伴畏寒。⑤影像学检查在未液化或脓稠者颇难鉴别，但边缘多模糊且无声晕等包膜现象；已液化者须与肝癌伴中央坏死相鉴别，增强或造影显示无血管。

4. 肝囊肿、肝包虫

病程长，无肝病史，包虫病患者常有疫区居住史；一般情况较好；肿块虽大而肝功能障碍不明显；超声波显示液性占位，囊壁薄，常伴多囊肾；包虫皮试可助包虫诊断。

5. 肝腺瘤

较少见，女性多于男性，常有口服避孕药多年历史，常无肝病史，^{99m}TC-PMT 扫描呈强阳性，此点鉴别价值高，因腺瘤分化程度较肝癌好，故摄取 PMT 却无排出通道而贮留呈强阳性。

六、治疗

原发性肝癌病情发展迅速，预后不佳，因此治疗方法的选择，应视肿瘤状况、肝功能和全身情况而定。

影响肝癌治疗与预后的因素主要有肿瘤大于或小于 5cm；局限于一叶抑或累及全肝；是否侵犯门静脉主干；是否有远处转移。肝功能处于代偿或失代偿，血清胆红素高于正常高值上限，白 / 球蛋白比例倒置，凝血酶原时间为正常值 50% 以下均属失代偿。γ 谷氨酰转肽酶值数倍于正常值者或提示肝功能差，或提示肿瘤巨大，或提示有广泛门、肝静脉癌栓。全身情况则包括心、肺、肾等重要脏器功能以及年龄等。

（一）肝癌的治疗原则

早期、综合、积极是肝癌治疗的三个重要原则。

1. 早期治疗

一般小肝癌切除五年生存率可达60%～70%，而大肝癌切除后5年生存率仅20%左右；切除的预后明显优于非切除者。因此"早期"和"有效"的治疗（切除）是达到根治和延长生存期最重要的途径。对亚临床肝癌，应争取在肿瘤长大至3～5cm前加以切除。对临床肝癌，应争取在发生门静脉主干癌栓前进行治疗。

2. 综合治疗

迄今肝癌尚无特效疗法，各种疗法包括切除治疗均无法达到100%根治。因此采用综合治疗，实验与临床均已反复证明，各种疗法配合得当者"三联"优于"二联"，"二联"优于"单联"治疗。综合治疗除不同治疗方法同时应用尚可序贯应用。

3. 积极治疗

积极治疗突出个"再"字，如切除术后亚临床期复发行再切除者其5年生存率可在原先基础上再增加约20%，此乃化疗、放疗、免疫治疗等任何办法难以达到，同样瘤内无水酒精注射，TAE等需多次进行，不少可达到长期稳定。

（二）肝癌治疗的选择

1. 非手术肝血管栓塞治疗与化疗

由于肝细胞癌结节90%血供来自肝动脉，10%血供来自门静脉，经皮股动脉穿刺肝动脉栓塞术（TAE）或合并化疗，已成为不适合手术治疗肝癌患者的首选疗法。其原理将供应肿瘤的肝动脉分支加以栓塞，导致肿瘤结节大部坏死，配以化疗药物杀伤更多癌细胞。使用的指征为不能手术切除的肝癌均可用TAE，但门静脉主干有癌栓，肝硬化严重，肝功能失代偿，有黄疸、腹水，肾功能不佳者不宜应用。目前TAE已发展至肝段TAE，提高了疗效，2年生存率达71.6%。但由于癌结节的周边由门静脉供血，故单独TAE难以达到根治。与PVE（即在超声引导下经皮穿刺做肝内门静脉支栓塞治疗）合用，可获得较完全的肿瘤结节坏死。栓塞剂主要为碘油与明胶海绵，化疗药物则常用顺铂、阿霉素或表阿霉素、丝裂霉素、5-氟尿嘧啶。3年生存率为17.6%。为了提高TAE疗效，Goldberg等用血管紧张肽II与化疗微球同用，可使肿瘤中药物浓度提高2.8倍，TAE的关键乃反复多次，多次TAE能有效延长生存期，TAE后肿瘤缩小可行二期切除。

2. 经皮穿刺瘤内无水酒精注射

无水酒精可导致肿瘤凝固坏死，为此治疗的要点为：①力求无水酒精能覆盖整个癌结节；②重复进行，适于3cm以下肝癌以及5cm以下而手术风险较大的肝癌。3年生存率60%～80%，由于无水酒精难以达到100%的癌结节的覆盖，故远期疗效逊于手术切除者。

3. 放射治疗

由于控制肝癌所需的放射剂量与正常肝脏所能耐受的剂量差别不大，而且我国肝癌患者大都伴随肝硬化，致使肝脏对放射线耐受量更差，同时不能手术切除者的肝癌全肝放射很难避免放射性肝炎。

过去肝癌一般不主张放疗，近年世界上放疗技术的改进，特别适形和适形调强技术的应用，使肝癌的放疗取得很好效果。特别是对不能手术的，先行 TACE 使肿瘤缩小，再行适形放疗，使部分正常肝脏不受损伤，有利于再生，保持正常功能，明显地减少了放射性肝炎，使之成为非手术治疗中的重要方法之一。

（1）适应证

①肝内肿瘤较局限，直径＜ 10cm，而不能行手术切除者；②肝门区肝癌或门静脉癌栓，难以手术切除，或未能手术切除者；③肿痛或淋巴结转移所致的梗阻性黄疸，骨转移导致的疼痛，椎管内转移所致的截瘫，以及脑转移时的姑息性放疗，用于解除症状；④作为综合治疗中的手段之一，联合应用手术切除，肝动脉灌注化疗，肝动脉栓塞化疗，局部无水酒精注射等。

（2）禁忌证

①严重的肝硬化，肝功能失代偿，有黄疸腹水和白蛋白低于 30g/L；②活动性肝病，谷丙转氨酶（ALT）和谷草转氨酶（AST）升高超过正常的 2 倍；③弥漫性肝病。

（3）放射治疗的方法

放射源采用直线加速器产生的高能 X 线或 60Co 产生的 γ，深部 X 线等。放射野应只包括整个肿瘤区，不包括淋巴引流区，适形放疗 CTV 外放 1 ～ 2cm。PTV，常规放疗 1.5 ～ 2Gy，每天一次，每周 5d。40 ～ 60Gy/4.5 ～ 6.5 周。

4. 药物治疗

包含化疗药物及中药两个主要方面。肝癌的化疗始于 20 世纪 50 年代末，至今虽有不少新药出现，但实际疗效进展不大，尤其全身化疗疗效更差。对于晚期肝癌，肝功能失代偿者，合并肝癌结节破裂或消化道出血，全身情况差，骨髓明显受抑，重要器官功能障碍者应视为禁忌。可供选择的药物有：顺氯铵铂、5- 氟尿嘧啶或氟脲苷（FUDR）或嘧氟啶（FT207）、表阿霉素或阿霉素、丝裂霉素、氨甲喋呤等。肝硬化较严重者以前两种较为适宜。给药的途径可采用动脉化疗灌注，腔内或瘤内注射如癌性胸水者，抽液后注入 MMC 可短期控制胸水。

肝癌的中医治疗是我国的特色。中药治疗的作用：①对不宜手术的患者可延长生存期；②对手术、放疗、化疗为主治疗的患者起辅助作用，如增强机体免疫功能、改善食欲、改善微循环等；③对肝硬化所特有的肝病背景——肝炎、肝硬化，中药有一定疗效，中药治疗的特点为症状改善较显著，不良反应小，全身状况保持较好，病情变化慢，可减轻放疗、化疗的不良反应等。少数呈带瘤生存状态，个别肿瘤可缩小，伴 AFP 下降，中医治疗宜辨证治疗，"攻补兼施"，目前较常用的中药成药中，偏攻者如大黄虫丸、人参鳖甲煎丸。偏补扶正者如逍遥丸、杞菊地黄丸。偏用清热解毒，破气破血与泻下之品，易诱发肝性脑病与出血。中西结合的情况下，宜注意攻补兼顾，西医放疗，化疗为"攻"，中药宜"补"。健脾理气药可提高机体免疫力，与放疗、化疗同用有增效作用。

5. 生物、分子靶向治疗

肝癌应用生物治疗的指征和禁忌证：①在肝癌切除术 2 周后，肝功能恢复正常，免疫抑制已恢复，可以应用生物治疗，预防肝癌切除后的复发；②体积较大的肝癌患者，应在各种减瘤性治疗的基础上，应用生物治疗；③肝功能失代偿时，慎用生物反应调节剂治疗。

目前常用的生物调节剂有胸腺肽、α 干扰素、γ 干扰素、IL-2、肿瘤坏死因子等。肝癌的基因治疗方法尚在实验研究阶段。分子靶向治疗在肝癌治疗中受到重视，目前常用的有贝伐单抗、厄洛替尼、索拉非尼等。

6. 小肝癌的治疗

肝癌的防治包括一级、二级和三级。一级预防即病因预防，为最根本的预防，但由于肝癌的病因尚未完全清楚，且不同病因引起肝癌的潜伏期不一样，故一级预防的效果常需数年，甚至几十年。三级预防即临床治疗，目前虽然进展较大，但大幅度提高疗效尚相距太远，因此二级预防，即早期发现、早期诊断与早期治疗应是其重点，在短期内见效。

肝癌的二级预防实质上是小肝癌的研究。小肝癌的早期发现、早期诊断、早期治疗是肝癌长期生存及提高 5 年生存率的重要途径，小肝癌的发现应从高危人群着手，主要以 HBsAg HCV 阳性者，年龄 35 ～ 40 岁以上、65 岁以下为对象的普查，目前较实用者为 AFP 加超声显像。由于小肝癌缺乏临床症状及体征，其诊断与大肝癌有诸多不同，诊断中应注意：① AFP 与 ALT 的关系分析；② AFP 持续阳性虽不伴肝功能异常，最终几乎均证实为肝癌；③敢于对 AFP 较低浓度时做出诊断，因通常小肝癌阶段肿瘤大小与 AFP 高低相关；④对可疑患者严格随访。小肝癌早期治疗要点为：手术切除仍为最好的治疗，因此凡肝功能代偿者宜力争切除；术中未能切除者可做肝动脉结扎、插管、冷冻、无水酒精瘤内注射或其综合应用；术后密切随访即 AFP 与超声，一旦发现复发或肺部单个转移应再切除。肝功能失代偿者可试超声引导下瘤内无水酒精注射，或微波局部高热治疗，合并中药保护肝脏。

7. 复发与转移的治疗

对于肝癌复发与转移的治疗，近年来随着诊断技术的进步，已可能早期发现并能发现亚临床期复发与转移，对该部分患者的治疗可行再切除。其要求为：①对根治性切除患者应视为极高危人群，每 2～3 个月用 AFP 与超声显像随访监测，连续 5～10 年，以早期发现亚临床复发，并每半年做胸部 X 线检查以检出肺转移；②对肝内 3 个以内复发灶及肺部 2 个以内转移灶应力求再切除，通常均为局部切除。肺部单个转移灶的切除其远期疗效甚至优于肝内复发再切除者。

第二节　胃癌

胃癌是指发生在胃上皮组织的恶性肿瘤，是消化道恶性肿瘤中最多见的癌肿。胃癌的发病率在不同国家、不同地区差异很大。日本、智利、芬兰等为高发国家，而美国、新西兰、澳大利亚等国家则发病较低，两者发病率可相差 10 倍以上。我国也属胃癌高发区，其中以西北地区最高，东北及内蒙古次之，华北华东又次之，中南及西南最低。胃癌是我国常见的恶性肿瘤之一，在我国其发病率居各类肿瘤的首位。胃癌的发生部位一般以胃窦部最多见，约占半数，其次为贲门区，胃体较少，广泛分布者更少。

一、扩散转移

（一）直接播散

直接播散是胃癌扩散的主要方式之一。浸润型胃癌可沿黏膜或浆膜直接向胃壁内、食管或十二指肠扩展。癌肿一旦侵及浆膜，即容易向周围邻近器官或组织如肝、胰、脾、横结肠、空肠、膈肌、大网膜及腹壁等浸润。癌细胞脱落时也可种植于腹腔、盆腔、卵巢与直肠膀胱陷窝等处。

（二）淋巴结转移

占胃癌转移的 70%，胃下部癌肿常转移至幽门下、胃下及腹腔动脉旁等淋巴结，而上部癌肿常转移至胰旁、贲门旁、胃上等淋巴结。晚期癌可能转移至主动脉周围及膈上淋巴结。由于腹腔淋巴结与胸导管直接交通，故可转移至左锁骨上淋巴结。

（三）血行转移

部分患者外周血中可发现癌细胞，可通过门静脉转移至肝脏，并可达肺、骨、肾、脑、脑膜、脾、皮肤等处。

（四）种植转移

当胃癌侵至浆膜外后，癌细胞可自浆膜面脱落，种植于腹膜及其他脏器的浆膜面，形成多数转移性结节，此种情况多见于黏液癌，具有诊断意义的是直肠前陷凹的腹膜种植转移，可经直肠指检摸到肿块。

（五）卵巢转移

胃癌有易向卵巢转移的特点，目前原因不明，临床上因卵巢肿瘤做手术切除，病理检查发现为胃癌转移者，比较多见，此种转移瘤又名 Krukenberg 瘤。其转移途径除种植外，也可能是经血行或淋巴逆流所致。

二、临床表现

（一）症状

1. 早期胃癌

70% 以上无明显症状，随着病情的发展，可逐渐出现非特异性的、类同于胃炎或胃溃疡的症状，包括上腹部饱胀不适或隐痛、泛酸、嗳气、恶心，偶有呕吐、食欲减退、消化不良、黑便等。

2. 进展期胃癌也称中晚期肺癌

症状见胃区疼痛，常为咬啮性，与进食无明显关系，也有类似消化性溃疡疼痛，进食后可以缓解。上腹部饱胀感、沉重感、厌食、腹痛、恶心、呕吐、腹泻、消瘦、贫血、水肿、发热等。贲门癌主要表现为剑突下不适，疼痛或胸骨后疼痛，伴进食梗阻感或吞咽困难；胃底及贲门下区癌常无明显症状，直至肿瘤巨大而发生坏死溃破引起上消化道出血时才引起注意，或因肿瘤浸润延伸到贲门口引起吞咽困难后予重视；胃体部癌以膨胀型较多见，疼痛不适出现较晚；胃窦小弯侧以溃疡型癌最多见，故上腹部疼痛的症状出现较早，当肿瘤延及幽门口时，则可引起恶心、呕吐等幽门梗阻症状。癌肿扩散转移可引起腹水、肝大、黄疸及肺、脑、心、前列腺、卵巢、骨髓等的转移而出现相应症状。

（二）体征

绝大多数胃癌患者无明显体征，部分患者有上腹部轻度压痛。位于幽门窦或胃体的进展期胃癌有时可扪及肿块，肿块常呈结节状，质硬。当肿瘤向邻近脏器或组织浸润时，肿块常固定而不能推动，提示手术切除之可能性较小。在女性患者中，于中下腹扪及可推动的肿块时，常提示为 Krukenberg 瘤可能。当胃癌发生肝转移时，有时能在肿大的肝脏中触及结节块状物。当肝十二指肠韧带、胰十二指肠后淋巴结转移或原发灶直接浸润压迫胆总管时，可以发生梗阻性黄疸。有幽门梗阻者上腹部可见扩张之胃型，并可闻及震水声。胃癌通过圆韧带转移至脐部时在脐孔处可扪及质硬之结节；通过胸导管转移可出现左锁骨上淋巴结肿大。晚期胃癌有盆腔种植时，直肠指检于膀胱（子宫）直肠窝内可扪及结节。有腹膜转移时可出现腹水。小肠或系膜转移使肠腔缩窄可导致部分或完全性肠梗阻。癌肿穿孔导致弥漫性腹膜炎时出现腹壁板样僵硬、腹部压痛等腹膜刺激症状，亦可浸润邻近腔道脏器而形成内瘘。如胃结肠瘘者食后即排出不消化食物。凡此种种症状和体征，大多提示肿瘤已届晚期，往往已丧失了治愈机会。

（三）常见并发症临床表现

当并发消化道出血，可出现头晕、心悸、柏油样大便、呕吐咖啡色物；胃癌腹腔转移使胆总管受压时，可出现黄疸，大便陶土色；合并幽门梗阻，可出现呕吐，上腹部见扩张之胃型，闻及震水声；癌肿穿孔致弥漫性腹膜炎，可出现腹肌板样僵硬、腹部压痛等腹膜刺激症；形成胃肠瘘管，见排出不消化食物。

三、检查与诊断

对于胃癌的检查和诊断，化验仅仅是一种辅助手段。虽然各种生化指标有着各自的临床意义，但还必须结合胃癌的其他特殊检查，如X线钡餐检查、内镜检查、组织活检以及病史、体征等，综合分析才能得出正确的诊断结果。千万不要在没有细胞病理学诊断依据时，只见到某项指标轻度改变，就判断为胃癌，造成患者不必要的心理负担。

胃癌的检查方法比较多，一般首选内镜检查，其次是X线气钡双重对比造影检查。而B超和CT只用作胃癌转移病灶的检查。内镜和X线检查相比较各有所长，可以互为补充，提高胃癌诊断的准确率。内镜检查准确率高，能够发现许多早期胃癌，可以澄清X线检查的可疑发现，但对于浸润型进展期胃癌，由于病变主要在胃壁内浸润扩展，胃黏膜的改变不明显，不如X线钡餐检查准确。

（一）化验检查

胃癌主要化验检查如下：

1. 粪便潜血试验

粪便潜血试验是指在消化道出血量很少时，肉眼不能见到粪便中带血，而通过实验室方法能检测出粪便中是否有血的一种化验。正常参考值为阴性。粪便潜血试验对消化道出血的诊断有重要价值，现常作为消化道恶性肿瘤早期诊断的一个筛选指标。在患胃癌时，往往粪便潜血试验持续呈阳性，而消化道溃疡性出血时，间断呈阳性。因此，此试验可作为良、恶性疾病的一种鉴别诊断方法。但值得注意的是，潜血阳性还见于钩虫病、肠结核、溃疡性结肠炎、结肠息肉等疾病。另外，摄入大量维生素C

以及可引起胃肠出血的药物，如阿司匹林、皮质类固醇、非类固醇抗炎药，也可造成化学法潜血试验假阳性。

2. 血清肿瘤标志物的检查

（1）癌胚抗原：CEA 最初发现于结肠癌及正常胎儿消化道内皮细胞中。血清 CEA 升高，常见于消化道癌症，也可见于其他系统疾患；此外，吸烟对血清中 CEA 的水平也有影响。因此，其单独应用于诊断的特异性和准确性不高，常与其他肿瘤标志物的检测联合应用。正常参考值血清 CEA 低于 5ng/mL（纳克/毫升）。血清 CEA 升高可见于胃癌患者中，阳性率约为 35%。因其特异性不高，常与癌抗原 CA19-9 一起联检，用于鉴别胃的良、恶性肿瘤。可用于对病情的监测。一般情况下，病情好转时血清 CEA 浓度下降，病情恶化时升高。术前测定血中 CEA 水平，可帮助判断胃癌患者的预后。胃癌患者术前血清 CEA 浓度高于 5ng/mL，与低于 5ng/mL 患者相比，其术后生存率要差。对于术前 CEA 浓度高的患者，术后 CEA 水平监测还可作为早期预测肿瘤复发和化疗反应的指标。

（2）癌抗原：CA19-9 是一种与胰腺癌、胆囊癌、结肠癌和胃癌等相关的肿瘤标志物，又称胃肠道相关癌抗原。正常参考值血清 CA19-9 低于 37U/mL（单位/毫升）。CA19-9 常与 CEA 一起用于鉴别胃的良、恶性肿瘤。部分胃癌患者血清 CA19-9 会升高，其阳性率约为 55%。可用于判断疗效。术后血清 CA19-9 降至正常范围者，说明手术疗效好；姑息手术者及有癌组织残留者术后测定值亦下降，但未达正常。术后复发者血清 CA19-9 的值一般会再次升高。因此测定血清 CA19-9 对胃癌病情监测有积极意义，可作为判断胃癌疗效和复发的参考指标。

3. 血沉

血沉的全称为"红细胞沉降率"，是指红细胞在一定条件下的沉降速度，它可帮助判断某些疾病发展和预后。一般来说，凡体内有感染或组织坏死，抑或疾病向不良性进展，血沉会加快。所以，血沉快并不特指某个疾病。正常参考值（魏氏法）为：男 0～15mm/h；女 0～20mm/h。约有 2/3 的胃癌患者血沉会加快，因此，血沉可作为胃癌诊断中的辅助指标。

（二）内镜检查

纤维胃镜和电子胃镜的发明和应用，是胃部疾病诊断方法的一个划时代的进步，与 X 线检查共同成为胃癌早期诊断的最有效方法，胃镜除了能明确诊断疾病外，还可为某些病症提供良好的治疗方法。内镜检查是利用光纤的特性，光线可在光纤内前进而不会流失，且光纤可随意弯曲，将光线送到消化道内，再将反射出的影像送出，供医师诊断。胃癌依其侵犯范围与程度在内视镜上的有许多不同的变化，有经验的医师根据病灶是靠外观形状变化做出诊断，区别是良、恶性的病灶，必要时可立即采用活检工具直接取得，做病理化验。

根据临床经验，可把高发病年龄段（30 岁以上）并有下列情况者列入检查对象或定期复查胃镜：近期有上腹隐痛不适，食欲不振，特别是直系亲属中有明确胃癌病史者；有明确的消化性溃疡，但腹痛规律消失或溃疡治疗效果不明显者；萎缩性胃炎特别是有中度以上腺上皮化生或不典型增生者；胃息肉病史者，或曾由于各种原因做胃大部切除术后达 5 年以上者；原因不明的消瘦、食欲不振、贫血等，特别是有呕血、大便潜血试验持续阳性超过 2 周者。

但许多人害怕做胃镜检查，一般在检查前要向咽部喷射 2～3 次局麻药物（利多卡因），以减轻检查时咽部的反应。在检查时为了将胃腔充盈使黏膜显示清楚，往往要向胃内注气，患者有可能会有轻度腹胀，但很快就会消失。检查结束后有的人可能会有咽部不适感或轻微疼痛，几小时后就会消失，极少数可能引起下列并发症：①吸入性肺炎，咽部麻醉后口内分泌物或返流的胃内液体流入气管所致；②穿孔，可能因食管和胃原有畸形或病变、狭窄、憩室等在检查前未被发现而导致穿孔；③出血，原有病变如癌肿或凝血机制障碍在行活检后有可能引起出血，大的胃息肉摘除后其残端可能出血；④麻醉药物过敏，大多选用利多卡因麻醉，罕见有过敏者；⑤心脏病患者可出现短暂的心律失常、ST-T 改变等。有的由于紧张可使血压升高，心率加快。必要时可服以镇静剂，一般检查都可顺利进行。

胃镜检查有以下禁忌证：①严重休克者；②重度心脏病者；③严重呼吸功能障碍；④严重的食管、贲门梗阻，脊柱或纵隔严重畸形；⑤可疑胃穿孔者；⑥精神不正常，不能配合检查者。

胃镜检查方法有其独特的优越性，一方面可以发现其他检查方法不能确诊的早期胃癌，确定胃癌的肉眼类型，还可追踪观察胃癌前期状态和病变，又能鉴别良性与恶性溃疡。胃镜还可以进行自动化的胃内形色摄影和录像、电影等动态观察，并可保存记录。其突出的优点如下。①直接观察胃内情况，一目了然为最大特点，比较小的胃癌也能发现，还能在放大情况下观察。②胃镜除了直接观察判断肿瘤的大小和形状外，还能取小块胃黏膜组织做病理检查确定是否肿瘤以及肿瘤的类型，并可通过胃镜取胃液行胃黏膜脱落细胞学检查，以发现胃癌细胞。③胃镜采用数千束光导纤维，镜体细而柔软，采用冷光源，灯光无任何热作用，对胃黏膜无损伤。④胃镜弯曲度极大，视野广阔而且清楚，几乎无盲区，能够仔细观察胃内每一处的情况，因此，系目前各种检查手段中确诊率最高的一种。⑤检查的同时可行治疗，胃镜检查时可喷止血药物止血，还能在胃镜下用微波、激光、电凝等方法切除胃息肉及微小胃癌，避免开腹手术之苦。

（三）X 线钡餐检查

是诊断胃癌的主要方法，阳性率可达 90% 以上，可以观察胃的形态和黏膜的变化、蠕动障碍、排空时间等。肿块型癌主要表现为突向胃腔的不规则充盈缺损。溃疡型胃癌主要表现为位于胃轮廓内的龛影，溃疡直径通常大于 2.5cm，外围并见新月形暗影，边缘不齐，附近黏膜皱襞粗乱、中断或消失。浸润型癌主要表现为胃壁僵硬、黏膜皱襞蠕动消失，胃腔缩窄而不光滑，钡剂排出快。如整个胃受累则呈"革袋状胃"。近年来由于 X 线检查方法改进，使用双重摄影法等，可以观察到黏膜皱襞间隙所存在的微细病变，因而能够发现多数的早期胃癌。早期胃癌的 X 线表现，有以下几种类型：

1. 隆起型

可见到小的穿凿性影和息肉样充盈缺损像，有时还能看到带蒂肿瘤的蒂。凡隆起的直径在 2cm 以上，充盈缺损的外形不整齐，黏膜面呈不规则的颗粒状，或在突起的黏膜表面中央有类似溃疡的凹陷区，均应考虑为癌。

2. 平坦型

黏膜表面不规则和粗糙，边缘不规则，凹凸不平呈结节状，出现大小、形状、轮廓与分布皆不规则的斑点。此型甚易漏诊，且须注意与正常的胃小区及增殖的胃黏膜相区别。

3. 凹陷型

常须与良性溃疡鉴别，癌溃疡的龛影形状不规则，凹陷的边缘有很浅的黏膜破坏区，此黏膜破坏区可能很宽，也可能较窄，包围于溃疡的周围。

（四）超声检查

由于超声检查可清楚地显示胃壁的层次和结构，近年来被用于胃部病变的检测和分期已逐渐增多。特别是内镜超声的发展，并因其在鉴别早期胃癌和进展期胃癌及判断胃周淋巴结累及情况等方面的优点，使胃癌超声检查更受到重视。

1. 经腹 B 超检查

胃 B 超检查通常采用常规空腹检查和充液检查两种方法。在空腹时行常规检查以了解胃内情况和腹内其他脏器的情况，胃内充液超声检查方法，可检测胃内息肉、胃壁浸润和黏膜下病变，特别适合于胃硬癌检查。

（1）贲门癌声像图特征

在肝超声窗后方，可见贲门壁增厚，呈低回声或等回声，挤压内腔；横切面可见一侧壁增厚致使中心腔强回声偏移；饮水后可见贲门壁呈块状、结节蕈伞状、条带状增厚，并向腔内隆起，黏膜层不平整或增粗。肿瘤侵及管壁全周，则可见前后壁增厚，内腔狭窄，横断切面呈靶环征。超声对贲门癌的显示率可达 90.4%。

（2）胃癌声像图特征

在 X 线和内镜的提示下，除平坦型早期黏膜癌以外，超声一般可显示出胃癌病灶。其特征为：胃壁不同程度增厚，自黏膜层向腔内隆起；肿瘤病灶形态不规整，局限型与周围正常胃壁分界清晰，浸润型病变较广泛，晚期胃癌呈假肾征，胃充盈后呈面包圈征；肿瘤呈低回声或等回声，较大的肿瘤回声可增强不均；肿瘤局部黏膜模糊、不平整、胃壁层次结构不规则、不清晰或消失；胃壁蠕动减缓或消失，为局部僵硬之表现；合并溃疡则可见肿瘤表面回声增粗增强，呈火山口样凹陷。

肝和淋巴结转移的诊断：胃癌肝转移的典型声像图为"牛眼征"或"同心圆"结构，为多发圆型或类圆型，边界较清晰，周围有一较宽的晕带，约占半数；余半数为类圆形强回声或低回声多灶结节。超声对上腹部淋巴结的显示率与部位、大小有关。在良好的显示条件下，超声能显示贲门旁、小弯侧、幽门上、肝动脉、腹腔动脉、脾门、脾动脉、肝十二指初带、胰后、腹主动脉周围淋巴结。大小达 0.7cm 以上一般能得以显示。转移淋巴结多呈低回声，边界较清晰，呈单发或多发融合状。较大的淋巴结可呈不规则形，内部见强而不均匀的回声多为转移淋巴结内变性、坏死的表现。

2. 超声波内镜检查（EU S）

超声内镜可清晰地显示胃癌的五层结构，根据肿瘤在各层中的位置和回声类型，可评估胃癌的浸润深度，另外对诊断器官周围区域性淋巴结转移有重要意义。近年来国外广泛开展的早期胃癌非手术治疗，如腹腔镜治疗、内镜治疗等，都较重视 EUS 检查的结果。

早期胃癌的声像图因不同类型而异，平坦型癌黏膜增厚，呈低回声区、凹陷型癌黏膜层有部分缺损，可侵及黏膜下层。进展期胃癌的声像图有如下表现：大面积局限性增厚伴中央区凹陷，第一、二、三层回声带消失，见于溃疡型癌；胃壁增厚及肌层不规则低回声带，见于硬性癌；黏膜下层为低回声带的肿瘤所遮断，见于侵及深层的进展型癌；清楚的腔外圆形强回声团块，可能为转移的淋巴结，或在胃壁周围发现光滑的圆形成卵圆形结构，且内部回声较周围组织为低，则认为是转移性淋巴结；第四、五层、回声带辨认不清，常为腔外组织受侵。超声内镜对判断临床分期有一定帮助，但不能区别肿瘤周围的炎症浸润及肿瘤浸润，更不能判断是否有远处转移。

（五）CT 检查

由于早期胃癌局限于胃黏膜层和黏膜下层，通常较小，而且与胃壁密度差别不大，所以，CT 对早期胃癌的诊断受到一定的限制，故不作为胃癌诊断的首选方法。CT 对中晚期胃癌的肿块常能发现，并能确定浸润范围，弥补了胃镜和钡餐检查的不足。其特点是：对胃癌的浸润深度和范围能明确了解；确定是否侵及邻近器官和有无附近大的淋巴结转移；确定有无肝、肺、脑等处转移；显示胃外肿物压迫胃的情况；CT 检查结果可为临床分期提供依据，结合胃镜或钡餐检查对确定手术方案有参考价值。

四、治疗

（一）化疗

1. 术后化疗

胃癌根治术后患者的 5 年生存率不高，为提高生存率，理论上术后应对患者进行辅助治疗。但长期以来，临床研究并未证实辅助治疗能够延长胃癌患者的生存期（OS）。亚洲国家趋于认同胃癌的辅助治疗。日本的一项入组 1 059 例患者的随机Ⅲ期临床试验（ACTS～GC）中，比较了 D2 术后Ⅱ和Ⅲ期胃癌患者接受 S1 辅助化疗组与不做化疗的对照组患者的生存情况,结果显示,S1 组患者的 3 年生存率为 80.5%,明显高于对照组（70.1%,$P=0.002 4$），而且辅助化疗组患者的死亡风险降低了 32%。

2. 术前化疗

在消化道肿瘤中,局部晚期胃癌的术前新辅助化疗较早引起人们的关注。从理论上说，术前化疗能降低腹膜转移的风险，降低分期，增加 R0 切除率。一些Ⅱ期临床试验表明，术前化疗的有效率为 31%～70%,化疗后的 R0 切除率为 40%～100%,从而延长了患者的生存期。但是，以上结论还有待于Ⅲ期临床研究的证实。

对于手术不能切除的局部晚期胃癌，如果患者年轻，一般状况较好，建议应选择较为强烈的化疗方案。一旦治疗有效，肿瘤就变成可手术切除。为了创造这种可切除的机会，选择强烈化疗，承担一定的化疗毒性风险是值得的。由于胃癌根治术后上消化道生理功能的改变，使患者在很长一段时间内体质难以恢复，辅助化疗不能如期实施。因此，应把握好术前化疗的机会，严密监控化疗的过程和效果，一旦有效，应适当增加化疗的周期数，以尽量杀灭全身微小病灶，以期延长术后的 DFS 甚至生存期。当然，术前化疗有效后，也不能因过分追求最佳的化疗疗效，过度化疗，延误最佳的手术时机。掌控新辅助化疗的周期数要因人而异，因疗效而异，虽然尚无循证医学的证据，但一般不要超过 4 个周期，而对于认为能达到 R0 切除者，术前化疗更应适可而止。

（二）放疗

胃癌对放疗不甚敏感，尤其是印戒细胞癌和黏液腺癌,不过，未分化、低分化、管状腺癌和乳头状腺癌还是有一定的敏感性。放疗包括术前、术中、术后放疗，主要采用钴或直线加速器产生 γ 射线进行外照射，多提倡术前及术中放疗。由于胃部的位置非常靠近其他重要的器官，在进行胃癌的放射治疗时，很难不会对其他的器官造成不良反应。在这种情况下，胃癌的放射治疗有严格的适应证与禁忌证，同时应在胃癌的放射治疗过程中服用中药来保护周围脏器。

适应证：未分化癌，低分化癌，管状腺癌、乳头状腺癌；癌灶小而浅在，直径在 6cm 以下，最大不超过 10cm；肿瘤侵犯未超过浆膜面，淋巴结转移在第二组以内，无周围脏器、组织受累。

禁忌证：因黏液腺癌和印戒细胞癌对放射治疗无效，故应视为禁忌证。其他禁忌证还包括癌灶直径大于 10cm，溃疡深且广泛；肿瘤侵犯至浆膜面以外，有周围脏器转移。

从以上分析我们可以看出，放射治疗适用于胃癌早期，不适用于已有转移的中晚期。

（三）生物治疗

随着分子生物学、细胞生物学和免疫学等研究的进展，胃癌的治疗已形成了除以手术治疗为主，辅以放疗、化疗外，还包括生物治疗在内的综合治疗。

胃癌生物治疗主要基于以下几个方面：①给予免疫调节剂、细胞因子或效应细胞，调动或重建受损免疫系统。增强机体抗癌能力并提高对放、化疗的耐受。②通过各种手段。促进癌细胞特异抗原表达、递呈或对免疫杀伤的敏感性，增强机体抗癌的攻击靶向力与杀伤效率。③对癌细胞生物学行为进行调节，抑制其增殖、浸润和转移，促进其分化或死亡。

代表性的治疗方法有单细胞因子和多细胞因子疗法，IL-2/LAK 疗法、TIL/IL-2 疗法、单细胞抗体导向抗胃癌疗法、胃癌疫苗、主动性特异性免疫疗法及基因治疗。

（四）营养治疗

恶性肿瘤患者多存在营养不良。营养不良既是癌症的并发症，又是使其恶化造成患者死亡的主要原因之一，因此癌症患者需要营养支持以改善其生活质量。其基本方法有胃肠内营养及胃肠外营养两种。全胃及近端切除术后患者术后经肠内营养支持治疗方便、有效、安全、可靠。能改善术后患者的营养状态，在临床上有很好的应用价值。

肠内营养制剂有管饲混合奶及要素饮食两种。由于管饲混合奶渗透压及黏度高，需要肠道消化液消化。不适合术后早期肠内营养支持。要素饮食具有营养全面，易于吸收、无须消化、残渣少、黏度低及 pH 值适中等特点。临床应用要素饮食过程中，未出现由于营养制剂所导致的水、电解质失衡及肠痉挛等。说明术后应用要素膳进行肠内营养治疗是一种安全、可靠的方法，因而术后早期肠内营养的制剂以要素膳为首选。

关于肠内营养开始时间及滴速的选择，胃肠道术后短期功能障碍主要局限于胃、结肠麻痹，其中胃麻痹 1～2d，结肠麻痹 3～5d，而小肠功能术后多保持正常。近年来，有不少学者提倡术后早期（24h 后）即开始肠内营养。临床采用术后 48h 后滴入生理盐水 200mL，如无不良反应，即于术后 72h 开始逐渐增加滴入总量、速度及浓度直至达到需要量。由于术后患者处于应激状态，患者在大手术后的急性期内分解代谢旺盛，机体自身的保护性反应使机体动员体内的蛋白质、脂肪贮存来满足急性期代谢需要。因而，此时机体的代谢状况较混乱，不宜过早给予肠内营养支持。术后 72h 开始为佳，这与山中英治的观点一致。

肠内营养滴注速度以 30mL/h 的滴速开始，以后逐渐增加至 100～125mL/h，此后维持这一速度。根据患者的耐受情况，逐步增加灌注量。全组患者在营养治疗过程中虽早期出现轻度腹胀，在继续滴注过程中腹胀均逐渐减轻，且未出现较严重的腹泻。因此，我们认为术后短期进行肠内营养治疗时，滴入速度及浓度应遵循循序渐进的原则，只要使用得当，多可取得较满意的效果。

第三节　胰腺癌

胰腺癌是指发生在胰腺腺泡或导管腺上皮的恶性肿瘤，是消化系统恶性程度很高的一种肿瘤。胰腺癌被称为"癌中之王"，在国际医学界被列为"21 世纪顽固堡垒"，近年来其发病率呈明显上升趋势，大约每 10 年增加 15%。胰腺癌中最常见的是胰头癌，占 60%～80%，多发生在 40 岁以上，男性多于女性，为 2∶1～4∶1。胰腺癌起病隐匿，无特异症状，早期诊断困难，病情发展快，手术切除率低，手术并发症多，预后很差。但是随着影像学的发展，血清肿瘤标志物的检测，早期病例的发现以及手术操作的进步，手术切除率有所提高，手术并发症有所降低以及术后综合治疗措施的应用等，5 年生存率也有所提高。

尽管如此，现在胰腺癌的早期诊断率还很低，收治的患者中大多已进入中、晚期，治疗效果很差，胰腺癌仍然是对外科医师的一个挑战。如何发现早期小胰腺癌是研究的热点和努力方向。

一、致病因素

虽然胰腺癌和壶腹部癌的具体发病原因至今尚不清楚，但是有些因素，尤其是与胰腺癌的发病有密切关系。

（一）吸烟

大样本调查研究结果表明，吸烟者胰腺癌的发病率比不吸烟者高 1.5 倍，随着吸烟量的增加，发病率也随之增高；若每日吸烟量多出 1 包，其发病率在女性高出 2 倍，而在男性则高出 4 倍。虽然胰腺癌的高危人群尚不能清楚确定，但是抽烟比不抽烟者的发病率高 2.6 倍。吸烟者的发病年龄也比不吸烟者提早 10 ～ 15 年。

（二）饮食

经调查显示胰腺癌的发病与长期摄入高热量饮食有关。多摄入富含脂肪和蛋白质食物、油炸食物和低膳食纤维食物，均可增加胰腺细胞的更新和胰腺细胞对致癌物质的敏感性，促进胰腺癌的发生。多摄入新鲜水果和蔬菜可减低致癌危险。

（三）糖尿病

统计胰腺癌患者中 80% 的病例患有糖尿病，而糖尿病患者中胰腺癌的发病率又比健康成人高出 2 ～ 4 倍，尤其是女性患者可更高，说明糖尿病可能是与胰腺癌发病因素有关。

（四）慢性胰腺炎

因为慢性炎症过程的反复刺激，可导致胰腺导管狭窄、梗阻，胰液潴留，小胰管上皮增生以致癌变。若有胰管结石、组织钙化，可能性就更大。

（五）胃切除手术或恶性贫血者

胃酸可抵抗致癌物质，缺乏胃酸者发病率可增加 2 ～ 3 倍。

（六）饮酒和咖啡

曾一度被少数研究认为与胰腺癌发病有关，但多数研究未能证实其有关系。

（七）遗传与基因突变

大多数胰腺癌的发病是散在性的，但是近代分子遗传学研究发现 20% ～ 50% 病例有继承性遗传缺陷。在人类所有肿瘤中最常见的是抑癌基因 P53 和 P16 的突变。90% 胰腺癌患者有 P16 基因突变，50% ～ 75% 有 P53 基因突变，50% 有 DPC4 基因突变。

二、病理变化

（一）部位

常见于胰头颈部，占 66% ～ 70%；胰体尾部次之，占 20% ～ 25%；局限在尾部者占

5%～10%；全腺仅占 6%～8%。

（二）组织分类

大体肉眼检查这种肿瘤质硬，切面呈淡褐色。根据其组织来源分以下三类。

（1）胰管上皮细胞发生的胰腺导管癌：约占90%，主要是高、中、低分化腺癌，其次有鳞腺癌、巨细胞癌和黏液癌。

（2）由腺泡细胞发生的腺泡细胞癌：占 4%。

（3）由胰岛细胞发生的胰岛细胞癌：罕见。

（三）胰腺癌的转移和扩散

1. 淋巴转移

胰腺内有丰富的毛细淋巴管网，由许多淋巴管网形成许多淋巴丛，由许多淋巴管丛发出许多集合淋巴管到达胰腺表面，然后伴着血管走行，沿不同方向进入各个局部淋巴结，最后汇入腹腔淋巴结主干。淋巴转移是胰腺癌早期最主要的转移途径。虽然直径仅为2cm的小肿瘤，可能 50% 的病例已有淋巴结转移。因其在早期即可发生转移，故是影响手术治疗效果的重要因素。

按胰腺淋巴引流和淋巴结的分布，胰腺癌的转移途径如下。

（1）胰头癌的淋巴转移：①第一站淋巴结，幽门下淋巴结→胰头前上淋巴结→胰头前下淋巴结→胰头后上淋巴结→胰头后下淋巴结→沿肠系膜上动脉根部周围淋巴结→肝总动脉周围淋巴结；②第二站淋巴结，腹腔干周围淋巴结→脾动脉根部淋巴结→肝动脉淋巴结→胆管淋巴结；③第三站淋巴结，腹主动脉周围淋巴结→胰下淋巴结。

（2）胰体尾癌的淋巴转移：①第一站淋巴结，肝总动脉和肝固有动脉周围淋巴结→腹腔干周围淋巴结→脾动脉周围淋巴结→脾门淋巴结→胰下动脉周围淋巴结；②第二站淋巴结，肠系膜根部淋巴结→结肠中动脉周围淋巴结→腹主动脉周围淋巴结。

2. 直接浸润

虽然是早期胰腺癌，但癌细胞可早期穿出胰管向周围浸润；如胰头癌就可向胆总管末段浸润引起梗阻性黄疸；而胰体尾癌常可浸润到十二指肠空肠曲，对肠系膜上血管、腹腔干和脾门等处的直接浸润或形成后腹膜结缔组织块，致使手术切除困难。

3. 沿神经束扩散

沿神经束扩散是胰腺癌特有的转移方式。最早癌细胞可直接侵及神经束膜进入束膜间隙沿着神经鞘蔓延，并向周围浸润扩散，随着肠系膜上动脉并行的神经丛和腹主动脉周围神经丛，向腹膜后浸润可出现腰背疼痛。

4. 血行转移

胰腺癌晚期常通过胰腺丰富的血流，经门静脉扩散到肝脏，还可转移到肺、脑。

5. 腹膜种植

常可在前上腹膜和双侧腹膜呈多发性、弥漫性、粟粒状或结节状种植。

三、临床表现

由于胰腺癌早期无特异性症状，常被误诊为胃病、肝病、胆道病等，使正确诊断延迟 2～3 个月，影响了疾病的预后，应引起警惕。以下是常见的症状和体征。

（一）临床症状

1. 上腹疼痛

早期胰腺癌无特异症状，上腹不适或疼痛占 70%～90%，胰腺疼痛常位于上腹部，表现为模糊不清而无特殊性，可能在餐后发生。1/4 的患者可能发生背部放射痛，若固定于背部疼痛则要考虑胰腺体尾部癌肿，疼痛的程度可反映肿瘤大小和后腹膜组织被浸润情况。严重疼痛提示癌肿浸润内脏神经，病变已属中晚期。

2. 体重减轻

胰腺癌患者常有体重减轻占 70%～100%。可能由于多因素所致，如休息性能量消耗增加、食量减少热量降低和脂肪吸收障碍有关。后者乃因胰管阻塞致使胰腺外分泌功能不全所致。

3. 黄疸

如癌肿发生在胰头部，肿瘤可直接压迫胆总管末段，则可早期出现梗阻性黄疸，占 80%～90%，无痛性进行性黄疸是胰头癌和壶腹部癌的特征，尤其是后者可更早出现黄疸。胰腺体尾部癌肿亦可发生黄疸，往往提示已有广泛肝转移。

4. 胰腺炎

临床上可见到少数胰腺癌患者，可发生急性或亚急性胰腺炎症状，此乃胰腺管被堵塞所致。此对无暴饮暴食和非胆源性者更应提高警惕，应做进一步检查。

5. 浅表性血栓性静脉炎

不到 5% 的胰腺癌患者，有反复发作的迁徙性血栓性浅静脉炎的病史。这可能是由于肿瘤组织细胞阻塞胰管，导致胰蛋白酶进入血液循环，使凝血酶原转变为凝血酶，促进了血栓形成。

6. 精神抑郁症

50% 的胰腺癌患者，在做出癌症诊断之前有精神抑郁症。其发生率比其他腹部恶性肿瘤为高。此发现的原因不清，可能与胰腺癌的神经内分泌物质有关。这些物质影响着中枢神经系统。

7. 其他

胰腺癌起始的模糊而无特异性症状还包括乏力、食欲不振、食量降低。大约 10% 病例伴有不同程度的不规则性发热，可能为癌组织坏死和其代谢产物被吸收所致。一般均为低热，但亦可出现 38～39℃ 的中、高热。后者若伴有畏寒或疼痛时，黄疸患者应排除是否有胆道感染。患者反映尿色不断加深、大便色淡发白，亦应引起注意，是否胆管有阻塞。

（二）体征

除了临床上出现黄疸外，典型的体征如下：

1. 胆囊肿大

如临床上有无痛性进行性黄疸，再加上右上腹扪到肿大的胆囊，乃是典型的肝胰壶腹周围癌的体征，占少于 1/3 的病例。

2. 脾肿大

有 30%～50% 的患者可扪及肝脏肿大。中、晚期胰体尾部癌肿可压迫脾静脉或脾静脉血栓形成引起脾肿大。

3. 腹部肿块

只有 5%～10% 的胰头癌患者可能扪到右上腹部肿块，而胰腺体尾部癌肿有 20% 患者可在上腹或左上腹扪到肿块。

四、诊断

胰腺癌隐蔽于腹膜后，早期又无特异性症状和体征，诊断较为困难。但对 40 岁以上的胰腺癌高危人群，若出现以下情况，应高度怀疑胰腺癌的可能，应尽早进行深入详细的检查，争取早期做出正确诊断：①梗阻性黄疸；②近期发生不能解释的体重减轻，超过原体重的 10% 者；③不能解释的上腹部饱胀、不适和腰背疼痛；④模糊而不能解释的消化不良，X 线胃肠检查阴性者；⑤无家族史、无肥胖者而在近期发生糖尿病；⑥突然发生不能解释的腹泻；⑦特发性胰腺炎反复发作；⑧重度抽烟者。

（一）实验室检查

1. 常规化验

除了梗阻性黄疸外，一般均在正常范围。高胆红素血症和碱性磷酸酶升高，或有氨基转移酶增高，或其他肝功能异常，均不能作为鉴别手段。血清淀粉酶和血清脂肪酶升高，亦只能鉴别胰腺炎。

2. 肿瘤标志物

20 年来有许多肿瘤标志物用于胰腺癌的诊断和术后随访。目前发现与胰腺癌相关肿瘤标志物有十多种，但至今为止尚未找出一种敏感性和特异性均令人满意的胰腺癌标志物。现在常用的胰腺癌标志物有 CA19-9、CA50、CA242、CA72-4、CA125、CA153、CA494、POA、CEA、DUPAN-2、TPA、Span-1、CAM17-1、IAPP、PCAA 等。

（二）影像检查

1.X 线检查

（1）钡餐检查：主要通过钡餐显示胃十二指肠形态改变的间接征象，如胃十二指肠壁有外来性压痕；十二指肠框（降部、水平部）呈 C 形扩大，其内侧壁僵硬，框内有反 3 字征象。用十二指肠低张造影，可突显其表现，更有诊断价值。但是对早期胰头癌和早期胰体尾部癌则无明显改变。

（2）经皮肝穿刺胆管造影（PTC）：对梗阻性黄疸患者，其梗阻近端的胆管均有一定程度扩张。PTC 可显示梗阻的部位和梗阻端的形态，对判断病变的位置和性质很有价值。若为胰头癌则可见肝内、外胆管呈现明显扩张和胆囊肿大，梗阻末端形态呈偏心性的被压、不规则狭窄和充盈缺损，管壁僵硬等表现。由于梗阻性黄疸，胆管内压力很高，若单做 PTC 会发生胆漏和胆汁性腹膜炎，应置入导管做胆管内减压引流（PTCD），可作为术前减黄用。

（3）内镜逆行胰胆管造影（ERCP）：通过内镜可观察十二指肠乳头情况，再经造影可显示胆管和主胰管情况。若为胰头癌除可见肝内外胆管扩张外，还可显示主胰管阻塞，若为胰体部癌则显示主胰管不规则狭窄和狭窄后扩张。对胰腺癌的早期诊断很有帮助，其敏感性和准确性均可达到 95%。通过 ERCP 还可收集胰液做细胞学检查和送做 CEA、POA、CA19-9 测定。对重度梗阻性黄疸患者，还可经内镜下放置鼻胆管引流或逆行置管内引流。ERCP 后有一定的并发症，如胆管炎和胰腺炎，虽然其发生率仅 3% ～ 4%，但应严密注意，给予抗生素等预防措施。

2. 超声检查

（1）腹部 B 超：超声检查具有简便、易行、无创、廉价等优点，腹部 B 超是目前临床上对拟诊腹部疾病首选的检查方法。其缺点是易受胃肠胀气而影响探查结果。为获得最佳效果，提高准确性，尤其是对疑诊深位的胰腺疾病时，应做好查前准备。通常是在早晨空腹时或禁食 8h 后做检查。必要时在检查前日服用轻泻剂，晨起排便后做检查。统计表明对直径超过 2cm 的胰腺肿瘤，其敏感性和准确性可达 80% 以上。也可发现直径小于 2cm 肿瘤的报道。对胰头癌者还能见到肝内外胆管扩张、胆囊肿大、胆总管末端梗阻以及主胰管扩张等间接征象。

（2）内镜下超声（EUS）：将超声探头经内镜送入胃、十二指肠，在胃后壁和十二指肠内侧壁上探查胰腺，不受肥胖的腹壁和胃肠胀气的影响，其高频超声探头分辨率高。对胰头、胰体、胰尾肿瘤均能探到，其准确性可达到 90%。并可了解胰周是否有淋巴结转移，对胰腺癌分期也有帮助。

（3）胰管内超声（Ⅲ US）：在内镜下，将高频超声微探头伸入胰管内进行探查，受外界影响最小。可准确地探查出胰腺实质内的小胰腺癌。对胰管良性或恶性狭窄的鉴别也有帮助。

（4）术中 B 超（IOUS）：这种检查可直接在胰腺表面做探查，不受胃肠胀气的影响。可发现胰腺内小肿瘤的存在，并可指导细针穿刺做细胞学检查（涂片或活检）。也可探查肝脏有否转移病灶，以及门静脉和肠系膜上静脉有否被浸润，对选择术式有重要参考价值。

3. 电子计算机 X 射线断层扫描（CT）

CT 是目前对胰腺疾病最常用和最主要的检查方法，可精确显示胰腺的轮廓和形态，及其与周围脏器的关系，了解有否淋巴结和肝脏转移，对胰腺癌诊断的准确性可达 95%。螺旋 CT 的分辨率更高，更可提高胰腺癌的诊断率。三维 CT 血管造影，可清晰显示腹腔及其分支和肠系膜上动脉的形态，了解血管有否被浸润，为提供术式选择做参考。

4. 磁共振成像（MRI）和磁共振胰胆管成像（MRCP）

MRI 更具有良好的软组织对比度，能清晰地显示全胰腺的轮廓形态以及腺体内的异常影像。胰腺癌时 T_1 和 T_2 时间延迟，其 T_1 加权影像呈低信号，T_2 加权影像呈稍高信号。在被强化的胰腺组织可清晰显示出癌性病灶。MRI 对胰周血管和淋巴结有否浸润和转移的判断能力更好。

MRCP 是近年来发展起来的一种无创伤性胰胆管显像技术。可显示胆树和胰管全貌，反映出病变的位置、程度和原因，其准确性几乎达 100%。

5. 胰管镜（PS）

即母子镜技术，先将十二指肠镜（即母镜）送到十二指肠降部找到乳头开口，再将一根 1～2mm 的子镜从其活检操作空间伸入直至胰管，由此即可观察胰管内情况，并通过套管做抽吸、活检等检查，发现早期胰腺癌和鉴别诊断。

6. 血管造影

采用 Seldinger 法，经右侧股动脉穿刺插管至腹腔干和肠系膜上动脉进行选择性血管造影。若要超选择性地还可将造影导管伸入到肝动脉、胃十二指肠动脉、胰十二指肠下动脉或胰背动脉造影。分动脉期、毛细血管期、静脉期等三种时相，以观察胰腺和胰周的情况。胰腺癌是一种少血供的肿瘤，只能见到少血管区或缺血区表现，而其周围动脉和静脉呈现受压、移位、僵直、狭窄、中断以及有侧支循环等表现。因为血管造影是有创操作比较复杂的检查方法，目前已较少使用；在许多情况下，无创或微创影像技术，如 B 超、CT、MRA、ERCP 等已能满足临床诊断的要求。血管造影的目的主要是观察癌灶与周围血管的关系，确定血管有否被侵犯，作为术前评估和制订手术方案。

7. 电子发射断层显像（PET）

这种显像技术是将极其微量的正电子核素示踪剂注射到人体内，由体外测量装置探测这些正电子核素在体内分布情况，再通过计算机断层显像方法，显示出人体全身主要脏器的生理代谢功能和结构。这些正电子核素都是构成人体的基本元素的超短半衰期核素或性质极其相似的核素，如碳（C）、氮（N）、氧（O）、氟（F）等。运载这些正电子核素的示踪剂是生命的基本物质，如葡萄糖、水、氨基酸；或是治疗疾病的常用药物，如抗癌药氟尿嘧啶等。因此，PET 具有多种不同功能的检查项目，临床应用非常广泛。因为 PET 显像是采用与生命代谢密切相关的示踪剂，所以每项 PET 显像结果实质上是反映了某种特定的代谢物（或药物）在人体内的动态变化。因此，PET 检查是一项代谢功能显像，是在分子水平上反映人体是否存在病理变化。对于胰腺癌来说就是利用其癌组织细胞内的糖代谢比正常组织和良性病变组织明显增加，采用葡萄糖的类似物——氟脱氧葡萄糖（FDG）进入癌组织细胞内聚集释放正电子，而被扫描显示出高密度断层图像。其敏感性和特异性可达 100%，对转移性淋巴结和肝转移灶也能良好显示，并可鉴别慢性胰腺炎。对糖尿病患者可能出现假阳性。

8. PET/CT 显像

PET/CT 是目前医学影像学最新的设备，将 CT 显像和 PET 显像两种不同成像原理的装置整合在一个系统工程中，通过一次的检查可完成两次的影像扫描，再由重建融合技术使其形成一幅叠加的 PET/CT 图像。可做全身扫描或局部扫描，这种图像既具有多层螺旋 CT 显示清晰的解剖结构和高分辨率的图像，弥补了 PET 的空间分辨率不足的缺点，又有 PET 的功能成像、灌注成像及时间 - 代谢四维成像的优势，显著地提高了螺旋 CT 的诊断价值，尤其是对肿瘤（如胰腺癌、转移癌）的早期诊断起到重要作用。

（三）细胞学检查

细胞学标本的来源主要是由细针穿刺活检：对于胰腺癌来说，一般不主张在术前经皮操作，以免发生穿刺道种植或播散。术中或在 B 超引导下进行穿刺活检，对确定癌肿有一定帮助。细胞学标本的另一来源是通过 ERCP 收集胰液，其阳性率 70% ～ 80%。

（四）基因诊断

在肿瘤学的研究工作中，随着细胞分子生物学技术的发展，我们现在可以检测细胞的基因缺陷。细胞癌基因的前身是未被激活状态的基因，称为原癌基因，若被激活即成为癌基因。在正常细胞中有一种使机体不易变癌的基因，称为抑癌基因。近年来已证实癌的发生与癌基因和抑癌基因有密切关系，即原癌基因被激活和抑癌基因失活所致。目前已知胰腺癌有很高的 K-ras 癌基因表达，而在正常胰腺组织和胰腺炎组织中无表达，因此可将 K-ras 基因突变作为胰腺癌的肿瘤标志物，从胰液、胆汁、血液、粪便、细针穿刺的肿瘤组织中测定，用作早期诊断和鉴别诊断手段，也可作为肿瘤复发的检测和预后的随访。

五、治疗

对患者全身情况差，不能耐受手术者或患者晚期无法施行手术切除者，应给予非手术治疗。

1. 化疗

常用的药物是氟尿嘧啶、吉西他滨、奥沙利铂等。

2. 放疗

分为单纯放疗、放化疗联合治疗及立体定位的伽马刀治疗。

3. 免疫治疗

除了影响癌肿患者预后的共同因素：如肿瘤病期、大小、淋巴结转移程度、手术彻底性等以外，还有患者全身情况的差异，即免疫能力的差异因素。由于癌症患者均有不同程度免疫能力低下，所以近数年来常使用各种生物反应调节剂，以增加治疗效果。目前常用的有白介素 -2（IL-2）、干扰素（IFN）、胸腺肽等。

4. 激素治疗

常用药物有雄激素（如丙酸睾丸酮）、他莫昔芬（三苯氧胺）、醋酸氯羟甲烯孕酮、LHRH 类似物生长激素释放抑制因子类似物等。

5. 胆道介入治疗

对不能切除的胰头癌患者，因肿瘤压迫或侵犯胆总管可发生严重的梗阻性黄疸。

可考虑施行经皮经肝穿刺胆道引流术（PTCD）以减轻黄疸肝损害和改善症状，延长患者生命。

6. 中医中药治疗

其基本法则为：①整体观念；②治标和治本；③同病异治与异病同治；④扶正祛邪。

第四节 胆管癌

胆管癌是指发生在左、右肝管汇合部以下肝外胆管的恶性肿瘤。随着诊断技术的提高，本病已属常见。发病年龄在 50 ～ 70 岁，男性多发，男女比例约 1.4：1。

一、临床表现

大多数患者最先表现的症状是上腹疼痛和饱胀不适、食欲缺乏或恶心、发热。接着出现进行性黄疸和肝大，这是胆管癌的主要症状。其他如体重减轻、身体衰弱，有时可触及肿大的胆囊，也是本病的常见症状。不过仅有上述情况还不能做出对胆管癌的诊断。具体的临床表现视癌肿的部位和病程的早晚而有所不同。

（一）上段胆管癌

又称肝门部胆管癌，位于左右肝管至胆囊管开口以上部位，占 50% ～ 75%。常有明显的黄疸和肝大，而胆囊不肿大，当癌肿仅累及一侧肝管时，因有对侧肝管代偿，症状可不明显。

（二）中段胆管癌

位于胆囊管开口至十二指肠上缘，占 10% ～ 25%。进行性黄疸逐渐加重，大便灰白，可伴有厌食、乏力、贫血。多数患者伴皮肤瘙痒和体重减轻。少数无黄疸者主要有上腹部疼痛，晚期能触及腹部肿块。可触及肿大的胆囊，Murphy 征可能阴性。肿瘤侵犯或压迫门静脉，可造成门静脉高压，导致上消化道出血，或并发肝肾综合征，出现尿少或无尿。

（三）下段胆管癌

位于十二指肠上缘至十二指肠乳头，占 10% ～ 20%。持续性背部隐痛，黄疸出现早，呈进行性加重，出现陶土样大便。可触及肿大的胆囊。胰管阻塞时可影响胰腺的功能，出现血糖改变及消化不良等。

二、病因与病理

胆管癌病因不明,可能与下列因素有关:①肝胆管结石,约 1/3 的胆管癌合并有胆管结石,而胆管结石中有 5%～10% 发生胆管癌;②感染,肝吸虫感染,慢性伤寒带菌者,溃疡性结肠炎、乙型肝炎、丙型肝炎等;③其他,原发性硬化性胆管炎、先天性胆管囊性扩张症、胆管囊肿空肠吻合术后。

三、诊断

(一)病史

患者有无黄疸,是否呈进行性加重,询问有无上腹疼痛、食欲缺乏、体重减轻、乏力等,询问大便的颜色是否为灰白色。

(二)体格检查

观察患者有无贫血,皮肤、巩膜黄染的程度,是否可触及肿大的肝脏和胆囊,上腹部有无压痛,是否可触及腹部肿块,有无移动性浊音等。

(三)辅助检查

1. 实验室检查

血清总胆红素、直接胆红素、ALP 和 7-GT 均显著升高,而 ALT 和 AST 只轻度异常。凝血酶原时间延长。血清肿瘤标记物 CA19-9 可能升高,CEA、AFP 可能正常。

2.B 超检查

为首要的检查方法,可见肝内胆管扩张或见胆管内肿物,还可了解门静脉及肝动脉有无受侵犯,用内镜超声能避免肠气的干扰,检查中、下段和肝门部胆管癌浸润深度,其准确性更高。

3.ERCP

对下段胆管癌诊断有帮助,也可术前放置内支架,为减轻黄疸引流时用。

4.CT、MRI

能显示胆管梗阻的部位、病变性质等,且为非侵入性检查。

四、治疗

胆管癌对化学治疗和放射治疗效果不肯定。目前手术是主要治疗方法,当确诊为胆管癌后应根据癌肿的部位和病变范围,采取不同的手术方法。①上段胆管癌:可行肝门胆管、胆囊、肝外胆管切除、胆管空肠吻合手术;或行胆管癌切除加同侧肝切除、对侧胆管空肠吻合术;但多数癌肿不能切除,仅能做胆管引流手术。②中段胆管癌:切除肿瘤及距肿瘤边缘 0.5cm 以上的胆管，行肝总管 - 空肠吻合术。③下段胆管癌：须行胰十二指肠切除术。

对不能根治性切除的患者，为解除胆管梗阻，可行各种肝管空肠吻合手术；胆管癌若侵犯或压迫十二指肠，造成消化道梗阻，可行胃空肠吻合术恢复消化道通畅。对不能接受手术的患者可行 PTCD 或放置内支架，经内镜鼻胆管引流或放置内支架，均可引流胆管。

第五节　结直肠癌

一、诊断

依据临床症状和详细的体检，结合内镜检查、X 射线和其他影像检查、病理和细胞学检查及肿瘤标志物检测，可以得到明确诊断。

（一）发病部位与分布

在结直肠癌低发地区，一般以直肠癌为最多，但随着发病率的上升，结直肠癌中结肠癌的比例明显上升。在结直肠癌高发的美国，约 70% 的结直肠癌位于结肠。

（二）临床表现

结直肠癌早期无明显症状，随着病程的发展，临床症状会表现出来，主要表现为：①肠道刺激症状与排便习惯改变；②血便与黏液血便；③腹部不适或腹痛；④腹部包块；⑤不排气、不排便的肠梗阻症状；⑥贫血、消瘦、发热、乏力等全身中毒表现。病变的部位不同，所表现的临床症状也有差异。

右半结肠癌主要表现：①腹部包块；②贫血、消瘦、发热等全身症状；③胃肠道不适和肠道刺激症状；④便血，以暗红色或果酱样大便为主。

左半结肠癌主要表现：①肠道刺激症状和排便习惯改变；②肠梗阻；③便血。

直肠癌的主要表现：①便血；②直肠刺激症状，如肛门坠胀或里急后重感；③排便习惯改变；④肠道梗阻。

（三）检查方法

1. 直肠指检

直肠指检至少可扪清距肛门 7cm 以内的直肠壁情况。早期的直肠癌可表现为高出黏膜面的小息肉样病灶。指检时必须仔细触摸，避免漏诊。可以触及大小不一的外生型肿块，也有的为浸润状、狭窄状。直肠指检时触摸必须轻柔，切忌挤压以免促使癌细胞进入血流而播散。指检时，应注意确定肿瘤大小、占肠壁周径、有蒂或呈广基、肿瘤基底下缘至肛缘的距离、肿瘤向肠外浸润状况（是否累及阴道、前列腺，是否与盆壁固定）、肿瘤的质地等。结肠癌患者也应通过直肠指检或直肠—阴道双合诊检查了解膀胱—直肠凹或子宫—直肠凹有无种植灶。

2. 乙状结肠镜检查

硬管乙状结肠镜可检查至距肛门 25cm 处肠管，并可对所见病灶取活检标本。

3. 钡灌肠检查

一般的钡灌肠检查不易发现直径 2cm 以下的病灶，但低张力气钡造影法可发现直径 1cm 以下的结肠癌。临床疑低位结直肠癌者，首先，采用直肠指检及乙状结肠镜检查较钡灌肠可靠。对已有肠梗阻表现者，因有加重梗阻及导致梗阻部位以上结肠穿孔的可能，不宜行钡灌肠检查。

4. 纤维结肠镜检查

纤维结肠镜检查不仅可以确定病变部位、大小，更重要的是能通过活检确定病变的性质，还可以发现不少为钡灌肠所漏诊的小腺瘤与癌。

5. 大便隐血检查

结肠癌表面易出血，只要消化道内有 2mL 左右的出血，一般大便隐血检查就可出现阳性。腺瘤中大便隐血 65%～75% 呈阴性，可见大便隐血阴性不能除外大肠腺瘤或癌的可能。

6.CT、磁共振、腔内 B 超

目前此 3 种检查主要用于了解直肠癌的浸润状况。CT 对诊断直肠癌伴局部广泛浸润与直肠癌术后盆腔复发有所帮助，不仅可以直接观察肿瘤是否侵犯盆腔肌肉（提肛肌、闭孔内肌、梨状肌等）、膀胱、前列腺，还可在 CT 引导下做细针吸取细胞学诊断。磁共振在了解直肠癌浸润范围及盆腔内复发方面的意义与 CT 相仿。直肠腔内 B 超可较细致地显示直肠癌肠壁内外的浸润深度，对临床研究是否需要做术前放疗等提供参考依据。它们对确定直肠癌有无淋巴结转移的作用仍有限。

7. 癌胚抗原（CEA）检查

CEA 不具有特异性诊断价值，既有假阳性，又有假阴性。早期患者阳性率较低，淋巴结转移的患者中则有 50% 其 CEA 高于正常，因此不适合做普查或早期诊断用，但对估计预后和诊断术后复发有一定帮助。因此，无论首次手术前 CEA 是否升高，当术后发生复发时，有一部分患者 CEA 可升高，有时 CEA 升高可在临床症状发生前 5～7 个月即出现。有人主张随访中如发现 CEA 升高即开腹探查，以提高复发灶的切除率与治愈率。

（四）鉴别诊断

1. 结直肠癌被误诊为其他疾病

不同部位的结直肠癌引起的症状不同，因此可被误诊为不同的疾病。盲肠癌与升结肠癌易被误诊为慢性阑尾炎、阑尾包块、上消化道出血、缺铁性贫血等。肝曲结肠癌或右侧份横结肠癌可引起右上腹不适、疼痛，而右半结肠癌患者中合并有胆石症者可占30% 左右，有症状时往往误诊为胆结石症。甚至做了胆囊切除术后症状仍存在，却以"胆囊术后综合征"解释，以致耽误诊断。中段横结肠癌形成的腹块有时须与胃癌鉴别。左半结肠癌、直肠癌又易被误诊为慢性结肠炎、慢性菌痢、血吸虫病、痔、便秘等。

2. 其他疾病被误诊为结直肠癌

偶有位于盲肠或回盲部的结核或淋巴瘤可被误诊为盲肠癌。老年人的阑尾包块亦可酷似盲肠或升结肠癌。血吸虫性肉芽肿、局限性肠炎、溃疡性结肠炎症状也可与结肠癌相类似。肠镜活检及钡灌肠检查可帮助鉴别。直肠子宫内膜异位可表现如直肠癌（浸润型、溃疡型、外生型癌或直肠壁结节状病灶），如患者有痛经病史，可提示此病可能。

二、病理及分期

（一）大体类型

根据我国结直肠癌诊治规范，大体分类如下：

1. 早期结直肠癌

早期结直肠癌是指原发灶肿瘤限于黏膜层或黏膜下层者。其中限于黏膜层者为黏膜内癌。由于黏膜层中没有淋巴管，故不会发生淋巴结转移，癌限于黏膜下层但未浸及肠壁肌层者为黏膜下层癌，也属早期结直肠癌，但因黏膜下层内有丰富的脉管，因此部分黏膜下层癌可发生淋巴结转移甚至血行转移。早期结直肠癌大体可分为下列 3 型。

（1）息肉隆起型（Ⅰ型），又可进一步分为有蒂型（Ⅰp）、广基型（Ⅰs）两个亚型。此型多数为黏膜内癌。

（2）扁平隆起型（Ⅱ型）：肿瘤如分币状隆起于黏膜表面。此型多数为黏膜下层癌。

（3）扁平隆起伴溃疡型（Ⅲ型）：肿瘤如小盘状，边缘隆起，中心凹陷。此型均为黏膜下层癌。

2. 进展期结直肠癌

当癌浸润已超越黏膜下层而达肠壁肌层或更深层时，即为进展期结直肠癌。其大体可分为下列 4 型：

（1）隆起型：凡肿瘤主体向肠腔内突出者均属此型。肿瘤呈结节状、息肉状或菜花状隆起，有蒂或呈广基。切面可见肿瘤与周围组织境界较清楚，浸润较为浅表局限。若肿瘤表面坏死，则形成溃疡。但溃疡底部高于周围黏膜水平而形如盘状者，则归于另一亚型，称盘状型。

（2）溃疡型：凡肿瘤形成较深（深达或超出肌层）的溃疡者均属此型。

（3）浸润型：肿瘤向肠壁内各层弥散浸润，使局部肠壁增厚，但表面常无明显溃疡或隆起。肿瘤可累及肠管全周，常伴纤维组织异常增生，有时致肠管周径明显缩小，形成环状狭窄。此时肠镜往往受阻于此狭窄处，若在此处钳取活检，往往因取材较浅，组织学检查难以获得癌的证据。此型预后差。

（4）胶样型：肿瘤外形不一，或隆起，或伴有溃疡形成，但外观及切面均呈半透明胶冻状。此型大多为黏液腺癌或印戒细胞癌。预后差。

（二）组织学类型

大肠上皮性恶性肿瘤分型如下：

1. 乳头状腺癌

癌细胞呈粗细不等的乳头状结构，乳头中央为中心索。根据其生长方式又可分为两种类型：一型为腺癌组织向黏膜表面生长，呈绒毛状；另一型为肿瘤深部腺腔扩大呈囊状，囊内呈乳头状增生。乳头状腺癌预后较好。

2. 管状腺癌

癌组织呈腺管状结构。根据其分化程度分为 3 级：①高分化腺癌，占 15%～20%；②中分化腺癌，占 60%～70%；③低分化腺癌，占 15%～20%。

3. 黏液腺癌

以癌组织内出现大量黏液为特征，又可分为两种亚型：一种表现为大片"黏液湖"形成，其中漂浮小堆癌细胞；另一种表现为囊腺状结构，囊内充满黏液，囊壁衬覆分化较好的黏液柱状上皮。

4. 印戒细胞癌

癌细胞多呈中小圆形细胞，胞质内充满黏液，核偏于一侧，呈圆形或卵圆形。整个细胞呈印戒形。肿瘤由弥散成片的印戒细胞构成，不形成腺管状结构。此型在青少年（尤其女性青少年）结直肠癌中多见，恶性程度高，预后差。

5. 未分化癌

癌细胞弥散成片或呈团块状，不形成腺管状或其他结构。癌细胞大小形态可较一致。有时细胞较小，与恶性淋巴瘤难以区别。

6. 腺鳞癌

腺癌与鳞癌见于同一肿瘤内，两种成分充分混合。腺癌部分一般分化较好，而鳞癌部分则一般分化较差。

7. 鳞状细胞癌

癌组织呈典型的鳞癌结构，多为中度到低度分化，为一种罕见的结肠肿瘤，多数位于肛管。

在同一肿瘤中可出现两种或两种以上的组织学类型。此时按下述原则进行诊断：①两种组织学类型数量相似，则在诊断时将两种类型都写明，应将预后较差的类型写在病理诊断的首位；②两种组织学类型中一类占2/3以上，另一类占1/3以下。若占小部分的肿瘤分化较差，则将主要的组织学类型写在诊断首位，分化较差的写在后面；若占小部分的分化较高，则可不写入诊断。

国内各组报道中，结直肠癌各种组织学分型的比例如下：管状腺癌最多，占66%～80%；其他类型较少，按次序为黏液腺癌16%左右，印戒细胞癌3%～7.5%，乳头状腺癌5%左右，鳞癌1%左右，腺鳞癌0.6%，未分化癌0～1.6%。

除上述类型外，大肠恶性肿瘤中还有：穴肛原癌（见于肛管，形态类似皮肤的基底细胞癌，亦可见鳞癌及移行细胞癌的结构，有时三者可同时存在）、类癌、黑素瘤、平滑肌肉瘤、恶性淋巴瘤等，但均少见，总共只在全部大肠恶性肿瘤中占3%左右。

三、转移与扩散

（一）直接浸润

一般说来，结直肠癌的生长速度较慢，其环绕肠管扩展一周需18～24个月，即每5～6个月扩展1/4周。当始于大肠黏膜的癌浸润至黏膜肌层以下时，由于其沿淋巴管、血管四周的间隙扩展阻力小，因此，癌在黏膜下层、肌层及浆膜下层中的蔓延要比黏膜层为广。所以手术切除时，必须距肿瘤黏膜表面有一定的距离，才能保证切缘阴性。结直肠癌浸润穿透肠壁时，即可直接浸润邻近的组织器官。贴近腹壁的盲肠、升结肠及降结肠癌可侵及腹壁，升结肠上段癌可累及十二指肠降段，肝曲结肠癌可浸润蔓延达肝脏、胆囊、横结肠癌可侵及大网膜或胃。结肠癌灶与小肠粘连、浸润，有时可形成小肠－结肠内瘘，可出现餐后不久即排便、排便次数多、排出未消化食物等症状。直肠癌可侵及膀胱、子宫、阴道、前列腺、精囊腺、输尿管或骶骨。

（二）种植播散

结直肠癌浸润肠壁浆膜层时，癌细胞可脱落于腹膜腔而发生种植播散。广泛的种植播散可产生癌性腹水。肿瘤表面的癌细胞也可脱落进入肠腔。Cole 等在距肿瘤不同距离的远、近侧肠黏膜上做涂片检查，发现远、近侧肠段的涂片中分别有 65% 及 42% 可找到癌细胞，距肿瘤愈近，找到癌细胞的机会愈大。脱落入肠腔的癌细胞在正常黏膜上不至于形成种植，但如进入肠黏膜的破损处，则可存活而形成一种植转移灶。结直肠癌手术时，肠腔内的癌细胞沾染肠管的切缘，或做吻合时的缝针、缝线沾染了位于肠黏膜表面的癌细胞，使之植入肠壁组织内，均可成为术后吻合口肿瘤复发的原因。

（三）淋巴道转移

癌细胞如只限于黏膜层，由于黏膜层中无淋巴管存在，所以不至于发生淋巴道转移。但如癌已突破黏膜肌层浸润达黏膜下层时，就有可能发生淋巴道转移。随着癌向肠壁深层及向肠壁外浸润，淋巴结转移的机会明显增加。

应予注意的是，一般文献中报道的淋巴结转移率均为普通的 HE 染色切片病理检查的结果，如用免疫组化法对 HE 染色淋巴结无转移者进一步研究，淋巴结转移率就更高。

（四）血行转移

结直肠癌发生血行转移的情况相当常见。上海医科大学肿瘤医院手术治疗的结直肠癌患者中 8.5% 术中发现有肝转移。在根治性切除术后已随访 5 年以上的直肠癌患者中，发现有 14.4% 于术后 5 年内发生血行转移。在这些发生血行转移的患者中，肝、肺、骨、脑转移分别占 36.5%、34.6% 和 19.2% 及 3.9%，余 5.8% 的患者则为其他部位的血行转移。

四、放射治疗

（一）大肠癌的放疗方案

大肠癌的放疗按其目的分为根治性放疗、对症性放疗及放疗、手术综合治疗。对直肠癌术后除早期（Ⅰ期）的不预防性放疗外，其他期均须放疗，其他部位肠癌术后一般不主张预防性放疗，有残留的必须行放疗，并且达根治剂量。

（1）根治性放疗：根治性放疗指旨在通过放疗彻底杀灭肿瘤细胞，仅适用于少数早期患者及特殊敏感细胞类型的患者不适宜手术者。

（2）对症性放疗，以减轻症状为主要目的，适用于止痛、止血、减少分泌物、缩小肿瘤、控制肿瘤等姑息性治疗。适宜于晚期患者症状明显者，放疗部位不要过大，放疗剂量能控制症状为宜。

（3）放疗、手术综合治疗：有计划地综合应用手术与放疗两种治疗手段。按进行的先后顺序，可分为术前放疗、术中放疗和术后放疗三种。①术前放疗：术前照射能使肿瘤体积缩小，使已经转移的淋巴结缩小或消失，减轻癌性粘连，降低肿瘤细胞活力及闭合脉管，故适用于控制原发灶及改变 Dukes 分期，并有利于提高手术切除率，减少复发率和医源性播散。②术中放疗：指对术中疑有残留处和不能彻底切除处，用 β 射线进行一次性大剂量照射。③术后放疗：适用于切除不彻底或术后病理标本证实切缘有肿瘤细胞残留者及直肠癌Ⅱ、Ⅲ期患者。有计划的术后放射术中应做银夹标记，以便缩野加量。④"三明治"式放疗：为了充分发挥术前放疗和术后放疗的优势，并克服二者的不足，采用术前放疗—手术—术后放疗的方法，称"三明治"式疗法。一般术前一次性照完5Gy，然后手术，手术后再放疗5周，总剂量45Gy（如术后病理检查属 Dukes A 期，可不再加术后放疗）。也可采用术前照射5次（共15Gy），术后照射20次（共40Gy）等。

（二）大肠癌的放疗实施

（1）放射线：应选 6MV 以上的高能 X 线或须腔内治疗要选择高剂量放疗。

（2）照射野：①盆腔前后野：上界在腰骶关节水平，两侧界为髂骨弓状线外侧1cm处，下界视病灶部位而定，上段直肠癌在闭孔下缘，中下段直肠癌至肛门下缘水平，面积一般为12cm×12cm。病灶在离肛门缘5cm以上者，以盆腔前后野为主野。②侧野：可取俯卧位，膀胱充盈，野的上下界同盆腔野，前界在股骨头顶点水平，如果盆腔器官受侵犯及髂外淋巴结转移者则侧野前界应包髂外淋巴结，后界通常在骶骨后1.5～2cm。经会阴手术者，则后界应包括会阴。③会阴野：取胸膝卧位，以髂骨弓状线外侧1cm的间距为宽度，野中心为肛口后上方，长度取决于体厚，面积一般为（8～11）cm×（12～14）cm。病灶在离肛门缘5cm以内者以会阴野为主野。④三野照射：前野同盆腔前野，两侧野上下缘同前野范围，后缘包括骶骨外0.5cm软组织，前缘一般位于股骨头中点当盆腔中部有淋巴结浸润时，其前缘须在第5腰椎椎体前3～4cm。⑤结肠癌术中残留或复发后不能手术者，应局部放疗。现在有的也采用适形和调强放疗。

（3）放射剂量：①根治性放疗，共60～65Gy/6～7周，先大野放疗45～50Gy/5～5.5周，再小野追加10～15Gy。肛管直肠癌除进行外照射外，还应进行腔内放疗及间质治疗。腔内放疗可运用后装治疗机进行，一般应配合外照射进行，当外照射量达40～45Gy/4～5周后，局部如仍有残留的浅表小病灶，加腔内近距离放疗，每次5～7Gy，每周一次共3～4次，总量20～25Gy。间质治疗用192Ⅱ；长度数量根据患者情况，肿瘤大小进行优化，一般4～7根5～7cm。间质治疗要和外照射配合，或作为接触治疗的补充剂量，通常 1 ～ 2d 加量 20 ～ 30Gy。②对症性放疗，照射 2 ～ 3 周，共 20 ～ 30Gy（以症状消失或减轻为目的）；或照射 5 ～ 6 周，共 50-60Gy（以抑制肿瘤生长为目的）。③术前放疗，照射 2 ～ 5 周共 20-45Gy，放疗后 3 ～ 4 周手术。④术后放疗，伤口愈合后，照射 4 ～ 5 周共 45 ～ 50Gy，残留部位可缩野补充 10 ～ 15Gy。⑤术中放疗，β 射线一次性照射 15 ～ 17Gy。

（4）剂量分配：按主野：副野=2：1进行（盆腔前后野剂量分配按前：后=1：2计算）。深度计算前野深度为盆腔前后径的 2/3，后野为前后径的 1/3。

（三）放疗的不良反应

（1）白细胞数下降：佐以提高白细胞药物，如维生素 B_8、B_4，利血生，肌苷片，强力升白片，肝血宝等。必要时，加用集落刺激因子。

（2）恶心、呕吐：酌情给予甲氧氯普胺（胃复安）；呕吐严重可给托烷司琼、阿扎司琼等药物，也可补液、维生素及电解质等治疗。

（3）皮肤反应：Ⅰ度反应时会阴区用滑石粉涂扑，Ⅱ度反应时用烧伤膏或氟轻松软膏外涂。

五、化疗

尽管有70% ～ 80%大肠癌在诊断时可以局部切除，但总治愈率仅50%左右。失败的原因主要是转移或局部复发。术后配合化疗与免疫治疗是有效的。不但减少复发，还可延长生存期和提高生存率。

目前所用化疗可归纳为以下几种类型：①单一用药；②联合用药，包括联合不同类型细胞毒药物、联合细胞毒性与非细胞毒性药、化疗药物与生物调节剂联合应用。

（一）适应证与禁忌证

化疗主要适用于 Dukes B 期、C 期患者术后化疗或晚期患者姑息化疗。化疗的禁忌证有：①恶病质状态患者；②严重心血管疾患或肝、肾功能障碍者；③血象不适合化疗者（骨髓功能低下）；④重症感染。

（二）常用化疗药物

大肠癌是对化疗敏感性差的肿瘤之一，常用的化疗药有氟尿嘧啶（5-FU）、顺铂（DDP）、伊立替康（CPT-11）、丝裂霉素（MMC）、长春新碱（VCR）、草酸柏、希罗达等，单一用药有效率很少超过 25%，且缓解期也不长。5-FU 为目前大肠癌最常用、疗效相对较高的药物。常配合 CF 应用提高疗效。

（1）CF 联合 5-FU 疗法：20 世纪 70 年代中期已有研究表明，肿瘤细胞内大量的 CF 的存在可促使 5-FU 的活性代谢物 5-Fdump（氟尿嘧啶脱氟核苷酸）与 TS（胸苷酸合成酶）

共价结合成三元复合物，从而加强 5-FU 的抗肿瘤作用。CF 可在 5-FU 使用前 50 分钟连续滴注。CF 有低剂量（每天 25mg/m²）、中剂量（每天 200mg/m²）或大剂量（每天 500g/m²）三种用法。

5-FU 的常规用法为每日 300 ~ 400mg/m²，静脉注射；或 1 000mg/m²，静脉滴注，每周 1 次或序贯数天；或者 400mg/（m²•d）持续滴注 96h 或 120h，应用微量泵。

目前认为，CF 大剂量并未肯定优于中剂量，甚至低剂量亦未必一定效果差，5-FU 大剂量静脉滴注的效果亦未必一定好。

（2）MTX 联合 5-FU 疗法：体外研究表明，5-FU-MTX 的序贯方式治疗可导致拮抗或失败，但细胞培养和动物肿瘤模型又提示 MTX 用药后 1 ~ 24h 用 5-FU 则可产生协同的细胞毒作用，其机制可能为 MTX 的使用可使嘌呤代谢受抑制，致使 PRPP（磷酸核糖焦磷酸）池扩大，增加 5-FU 对 5-氟尿苷三磷酸的活化，使 5-FU 掺入 RNA 增加而呈现协同效果。

（3）5-FU 联合铂类应用：现在应用比较广泛。现有人使用小剂量 DDP 6 ~ 8mg/（m²•d），5-FU 0.25 ~ 0.5g/d，对晚期或复发肿瘤的治疗效果很好。第三代铂类药物（草酸铂）应用为大肠癌化疗推到新时代，目前多数医院采用 OFL 方案、FOLFOX4 方案及 IP 方案。

六、生物治疗及分子靶向治疗

临床上应用 IFN、TNF、IL-2、LAK 细胞、单克隆抗体做载体的导向治疗、疫苗等方法治疗大肠癌的疗效不肯定，基因疗法也还处于实验研究阶段。已有人成功用野生型 P53 基因在体外转染大肠癌细胞株，使其生长明显受抑制，显示了 P53 抗癌基因在大肠癌治疗中的潜在价值。目前分子靶向治疗的用法：西妥昔单抗 400mg/m²，静脉滴注，第一周，随后 2 500mg/m²，静脉滴注，每周一次。可与化疗联合使用；贝伐单抗 5 ~ 10mg/kg 静脉滴注，每 2 周一次，可与化疗方案联合使用。

第六节 小肠恶性肿瘤

一、原发性小肠淋巴瘤

小肠各段因其黏膜和黏膜下层都有丰富的淋巴组织，可以发生恶性淋巴肿瘤。病变可以为局灶性，也可以为弥漫性。通常将小肠淋巴瘤分为原发性和继发性，起源于小肠或最早以肠道症状为表现的淋巴瘤称为原发性小肠淋巴瘤，局灶性或多发性小肠病变为全身淋巴瘤一部分的称为继发性小肠淋巴瘤，临床上以后者多见。

淋巴瘤一般分为霍奇金病和非霍奇金病淋巴瘤两大类。原发性小肠淋巴瘤根据组织来源又分为"Western"型和 α 链病。前者多见于 50～60 岁年龄组和 10 岁以下儿童，后者多见于 10～30 岁人群。两者在病理学和临床上有差异，治疗和预后也不尽相同，现分述于后。

（一）"Western"型原发性小肠淋巴瘤

"Western"型原发性小肠淋巴瘤可以是单发的淋巴瘤，也可以是位于正常肠黏膜中间的多发性淋巴瘤。

1. 病因和发病机制

尚不十分清楚，可能与下列因素有关：①肠道慢性炎症，抗原刺激肠道淋巴系统使淋巴组织增生；②某种病毒或其他因素在淋巴细胞增生的基础上可能有致瘤作用；③与某些腹腔疾病如 Crohn's 病、Peutz-Jeghors 综合征、家族性息肉病综合征有关；④环境因素对发病也有关系。

2. 病理病变

可见于小肠任何一段，多数累及回肠，可以局限于一个小段，也可以为多灶性。形成霉菌样团块，其周边突起，中心形成溃疡或类似黏膜结节的增厚斑。有时为肠壁溃疡或弥漫性肠壁增厚，可以导致肠腔狭窄，甚至诱发 Crohn's 病。上述表现可以交替出现，也可以同时存在，尤其在病变的进展期。此外，某段弥漫性增厚可以伴有大量淋巴瘤细胞浸及其他部位的肠系膜及其淋巴结。

显微镜检查，非霍奇金淋巴瘤的各型均可以见到。但某一种大体标本以某一种组织类型更常见，如呈霉菌团块状的淋巴瘤常为单一的组织类型，它含有大个的淋巴细胞或免疫母细胞，这符合中度恶性淋巴瘤（弥漫性大细胞型）和高度恶性淋巴瘤（大细胞免疫母细胞型）。在儿童和青少年，肿瘤常由不分裂的小细胞组成，间或为 Burkitt 型恶性淋巴瘤。在成年人，肿瘤由分裂的小细胞或大个的淋巴细胞组成，而以二者的混合型更常见。弥漫型远较滤泡型更常见。

3. 临床表现

主要为肠梗阻\肠套叠和肠穿孔引起的表现。多数患者以外科急腹症为首发症状，腹部疼痛最常见，常为痉挛性，因不全肠梗阻常伴有恶心、呕吐。全身症状有不适\乏力和体重减轻。可以有肠道隐性出血，大量出血少见。如出现发热常表示有并发症或广泛转移。

查体腹部可以触及肿块和压痛，有广泛转移者可以有肝脾肿大，甚至腹水。有时有杵状指。

4. 实验室检查和特殊检查

（1）实验室检查：可有中度贫血（多为缺铁性和营养不良性），周围血和骨髓中很少见异常细胞，可有血沉加快，生化方面检查无特殊价值，免疫学检查多属正常。

（2）X 线钡餐检查：小肠钡餐造影有助于小肠淋巴瘤的定位、累及范围和形态诊断。钡餐造影可见肠壁浸润，黏膜皱襞变形，节段狭窄和"动脉瘤样"扩张，也可以为息肉状。肠系膜或广泛肠道外转移时，可见外部压迫缺损。

（3）纤维内镜检查：内镜及其活组织检查对十二指肠和回肠末端病变可以确诊。

（4）影像学检查：CT 和 MR 可见肠壁增厚，肠壁和淋巴结受累及，为诊断提供依据。

5. 诊断和鉴别诊断

临床表现和实验室检查均缺乏特异性，小肠钡餐造影和腹腔 CT、MR 对诊断有帮助，内镜检查及活组织检查有确诊价值，但检查部位受限制。多数患者为手术后确诊。临床上须与小肠其他肿瘤包括良性肿瘤（平滑肌瘤、腺瘤、脂肪瘤）和恶性肿瘤（癌、肉瘤和类癌）以及肠道感染性疾病（如 Crohn's 病）、肠道结核、霉菌感染等相鉴别。确诊有赖于剖腹探查及病理组织学检查。

6. 治疗

采取手术切除肿瘤，化学治疗和（或）放射治疗及支持疗法的综合措施。

（1）外科手术：目前"Western"型小肠淋巴瘤手术切除是首选的治疗方法，并尽可能多切除肿瘤组织。在剖腹探查中，从肝脏、肠系膜和主动脉旁淋巴结取活检，以便了解病变累及的范围，术后辅以放疗和（或）化疗。对有广泛转移者可以先行化疗，再行放疗或局部病灶切除。

（2）化学治疗。

（3）放射治疗。

（4）支持及对并发症的治疗：对于营养不良、腹泻、出血等应给予支持治疗，如输入氨基酸、电解质、维生素及输血输蛋白等。对有高度有丝分裂的淋巴瘤如 Burkitt's 淋巴瘤化疗时，由于大量细胞裂解可以引起代谢紊乱，如低钙血症、高尿酸血症和高乳酸血症等。当血清钙低于 8mg/dl 时，常出现手足搐搦，此时应即刻静脉注射 10% 葡萄糖酸钙 10mL，每日酌情 1～3 次不等，直至血清钙恢复正常水平，必要时辅以镇静剂，如苯巴比妥或苯妥英钠注射。对于高尿酸血症由于可能引起肾功能损害，处理上应多饮水，每日尿量在 2 000mL 上，以利尿酸排出，同时避免进高嘌呤食物，如动物内脏、骨髓，海产品，蛤蟹等，经上述方法血尿酸仍在 7～8mg/dl 以上者，应用抑制尿酸合成的药物别嘌呤醇治疗，剂量 100mg，每日 3 次，可增至 200mg，每日 3 次，必要时合用排尿酸药如丙磺舒（羧苯磺胺），初用 250mg 每日 2 次，两周后增至 500mg 每日 3 次，最大剂量每日不超过 2 000mg，也可用苯溴马龙 25 ～ 100mg 每日 1 次。在应用排尿酸药治疗过程中，须口服碳酸氢钠，每日 3 ～ 6g。用药期间有痛风发作者可加用秋水仙碱，每日 0.5 ～ 1.0mg。

肾上腺皮质激素在淋巴瘤化疗方案中几乎是不可缺少的。在放疗中引起全身性或局部性损伤时，可以应用激素，能迅速减轻症状，使化疗能继续进行，对于肿瘤并发症，如原因不明的发热、白细胞减少、恶液质等也可应用皮质激素。众所周知，激素用得广、时间持续长会产生一系列毒性或不良反应，其中对免疫系统的抑制作用（主要是细胞免疫），特别是同时进行放疗、化疗以及淋巴瘤本身引起的免疫功能低下时，患者容易患肠道细菌或霉菌感染，尤以念珠菌感染最多见，以食道好发，主要症状有吞咽困难，胸骨后疼痛，甚至出血。对念珠菌感染引起的食道黏膜病损可应用碳酸氢钠饱和液涂敷，每 1 ～ 2h 一次，也可用 2% 龙胆紫涂敷，制霉菌素 0.5 ～ 1.0g，每日 4 次口服（儿童酌减）或将其放入水中捣细、摇匀，边漱口边缓慢咽下，1 ～ 2 周为 1 疗程，直至病损痊愈，培养为阴性；对疗效不佳者可改用 5- 氟胞嘧啶 250 ～ 500mg，每日 4 次口服，克霉唑 1.0g，每日 3 次（50 ～ 60mg/kg 体重 / 日）也有效。对 Israelii 放线菌引起的病损，以青霉素治疗为首选，剂量为每天 80 万～ 240 万 U，疗程为 3 ～ 4 周，四环素、链霉素、磺胺类等也有一定疗效。对荚膜组织胞浆菌感染以两性霉素 B 最有效，治疗应从小剂量（1 ～ 5mg）置于 5% 葡萄糖 500mL 中，每日滴注 1 次，最大剂量每天可达 50 ～ 75mg，疗程一般需 3 个月，总量为 2.0g 左右。在应用上述抗霉菌病药物过程中须注意药物毒性及不良反应，如肝、肾损害及白细胞减少等。

7. 预后

取决于淋巴瘤的组织类型，小肠受累的范围及有否肠外转移，其中滤泡性淋巴瘤预后最好。当有肠外组织受累时，5 年存活率低于 10%。多数死亡者在诊断后 1 年内。存活 10 年以上者认为治愈。

（二）α 链病（地中海淋巴瘤）

α 链病是一种 B 淋巴细胞增生性疾病，主要涉及分泌性 IgA 系统。本病中的浆细胞产生单克隆免疫球蛋白分子；或在某些疾病如骨髓瘤或重链病，其细胞浸润产生多克隆的球蛋白分子，这些异常的球蛋白分子中的 α 链缺乏轻链。本病分为两型，一种为肠道型，最多见；另一种为呼吸道型，罕见。本病主要见于卫生和经济条件差的国家。

地中海淋巴瘤是一种原发性弥漫性肠道淋巴瘤，与 α 链病一样，开始为小肠良性淋巴细胞增生，多数患者血清中和空肠液中可以检测出 α 链病蛋白。实际上，地中海淋巴

瘤与 α 链病是同一种疾病。由于这种淋巴瘤包括由良性浆细胞增生到恶性淋巴瘤的过程，故称之为 IP-SID 淋巴瘤更合适。

1. 病因和发病机制

仍不清楚，可能与下列因素有关：①环境因素；②肠道慢性感染如慢性肠道细菌感染、寄生虫感染等；③营养不良；④遗传因素；⑤致瘤病毒的作用。

2. 病理

部分或全部小肠黏膜和黏膜下层有弥漫性淋巴细胞浸润。通常累及空肠，并向十二指肠和回肠扩展，肠系膜淋巴结可以受累。

尽管大多数患者受累的小肠弥漫性增厚，变硬，但有时变化很轻微，甚至在剖腹探查时肠壁和肠系膜淋巴结可以正常。组织学检查小肠固有层有大量渗出，黏膜下层可见多形或单形细胞，渗出可引起腺管和绒毛数量减少，部分绒毛变短变宽，有时完全萎缩，表面上皮可有改变和溃疡形成。以多形细胞最多见，包括大、小淋巴细胞，免疫母细胞，浆细胞，嗜酸细胞，中性粒细胞以及多核巨细胞。多数淋巴细胞有浆细胞的特征：核偏移而固定和两染性胞浆。多形细胞渗出的范围和各种淋巴细胞的数目随疾病进展而变化。患病早期单一形态细胞占优势，主要由成熟的几乎正常的浆细胞构成，只有少数非典型浆细胞和大个的淋巴细胞。

在晚期，淋巴瘤细胞渗出至黏膜下层，破坏肌层固有膜，甚至累及肠系膜脂肪。局部淋巴结和肠系膜淋巴结在发病早期即可受累，但不破坏淋巴结的结构，而在晚期，可有淋巴结的轮廓消失。

免疫荧光和免疫过氧化物研究表明 α 链病中成熟的浆细胞含有 α 链，但缺乏轻链，而大的淋巴细胞则不然。

3. 临床表现

主要为严重的肠道吸收障碍，可以有腹疼、腹泻、呕吐和体重减轻。发病可以是隐袭的，也可以是突发的，自然病程常是进行性加重，但有时为自发性好转，查体杵状指常见，常有腹肌紧张和腹胀，晚期可有腹水及全身浮肿。初诊时多无肝、脾和淋巴结肿大，晚期可有腹部包块、肠梗阻或肠穿孔。

4. 实验室及特殊检查

（1）常规和生化检查：常有轻或中度贫血、低蛋白血症、低钙血症、低钾血症以及严重的脱水和电解质紊乱、低脂血症和低胆固醇血症，血清中碱性磷酸酶同工酶增加。1/3 患者有肠道寄生虫，特别是蓝氏贾第鞭毛虫。

（2）肠吸收试验：D- 木糖吸收试验和 schilling 试验常不正常。

（3）免疫学检查：α 链蛋白在血清中浓度较高时，电泳法在 α₁ 和 β₂ 和脚宽带区可以测出，但大多数电泳正常。免疫电泳法用 IgA 抗血清有明确诊断意义。即在 α₁ 至 β₂ 脚后区可测出异常沉淀线，表明比正常 IgA 电泳移动度要快，但也有移动度正常者。血清中 IgG 和 IgM 常减少。由于 α 链蛋白分子量小，弥散快和免疫方法的问题，故不能定量检查。浓缩的尿液和空肠液也可以测出 α 链蛋白。由于该异常球蛋白有聚合现象和有时不弥散，检测时可以为阴性。

（4）影像学检查：小肠钡餐造影常可见十二指肠、空肠黏膜增厚，可有假性息肉、肠腔狭窄和充盈缺损。CT 和 MR 可见肠壁增厚，局部和肠系膜淋巴结肿大。

（5）内镜及其活组织检查：利用内镜或其他方法行小肠多处活组织检查即可确诊。

5. 诊断和鉴别诊断

α 链病（地中海淋巴瘤）的早期诊断比较困难，病程晚期根据临床表现、化验、小肠钡餐造影及影像学检查可做出初步诊断，免疫电泳检测。链蛋白有重要意义，小肠多部位活检有确诊价值。临床上可伴有低血钾性肾病，不容忽视。本病须与各种肠道吸收障碍性疾病，乳糜泻、Whipple's 病及淀粉样变性等鉴别。鉴别各种肠道黏膜性疾病的最好方法是小肠不同部位多处活检。

6. 治疗

采取何种治疗和治疗的时机尚有争议。一般认为，α 链病用药程式取决于病变浸及范围和病变发展过程。

（1）一般治疗：由于 α 链病初期患者和可疑患者寥寥无几，治疗原则仅给予一般临时措施，如对症处理、定期检查等。对所有该病患者给予支持治疗，如输入蛋白、氨基酸及维持电解质平衡等。

（2）抗生素：对病变限于肠道、肠系膜和腹膜后淋巴结者，先口服抗生素治疗几个月，具体药物尚无明确规定，为避免药物的毒性和不良反应，可选用几种抗生素交替使用，对有寄生虫感染者应彻底根治，如贾第虫感染可用甲硝哒唑（灭滴灵）200～400mg，每日 3 次，[儿童 20～25mg/（kg·d）]，疗程为 1 周，或用阿的平 100mg，每日 3 次，[儿童剂量为 8mg/（kg·d），分 3 次服]，5～7d 为 1 疗程，也可用痢特灵 100mg，每日 3 次 [儿童 5～10mg/（kg·d），分 3 次服]，1 周为 1 疗程。上述三种药物均有消化道不良反应，应予以注意。

（3）化疗：如果抗炎治疗 3 个月无好转，或在一定的时间内未缓解者（一般不超过 6 个月）或是在 12 个月内才缓解者应采用化疗，如瘤可宁、环磷酰胺单独化疗，也可试用 CHOP 方案（即羟基柔红霉素 "H" 50mg/m², CTX 750mg/m², VCR 1.4mg/m²，均第一天静脉注射，泼尼松 25mg/m²，每天口服，连用 5d）。

（4）手术：非晚期肿瘤如无手术禁忌证，应行剖腹探查，有些患者需二次手术探查。对有弥漫性淋巴瘤病变者，应尽可能手术切除其肿瘤，继之化疗。对是否先行腹部放疗再化疗尚有争议。

7. 预后

本病自然病程可以为连续表现出症状，也可以为间断出现症状，单纯抗炎治疗可以缓解已有报告，化疗在少数病例可以完全缓解。

二、非淋巴性小肠肿瘤

小肠肿瘤在小肠各部位及各层组织结构中均可发生，但就其面积与胃和结肠肿瘤比较并不多见，占胃肠道肿瘤的 1%～5%。小肠良性肿瘤较恶性肿瘤多见，恶性肿瘤以转移瘤多见。

小肠任何一种细胞均可发生肿瘤，起源于小肠腺的腺瘤和腺癌及起源于平滑肌的平滑肌瘤和平滑肌肉瘤占原发性小肠肿瘤的大多数，在恶性肿瘤中 50% 是腺癌，其中多数位于小肠近端，而肉瘤相对来说分布于小肠各段。

（一）病因和发病机制

小肠的致瘤因素尚属于推测性的，各种小肠肿瘤的病因可能不同。腺癌在胃和结肠好发，而小肠腺癌相对较少，这可能因小肠面积大且与下列因素有关。

1. 致癌物质浓度低

小肠内液体较多且小肠蠕动快，致癌物质与肠襞接触机会减少，但动物试验给小鼠喂亚硝基脲化合物或欧洲蕨可以引起小肠肿瘤。

2. 解毒酶浓度高

小肠中对致癌物质解毒酶系统比胃和结肠可能高，如苯并芘是众所周知的致癌物质，各种食物中均含有少量，人类小肠含有苯葬芘羟化酶可将其转化为活性低的代谢产物。现已证明在鼠类，苯并芘羟化酶在小肠中较胃或结肠中浓度高。

3. 菌丛

结肠中的菌丛远较小肠中的菌丛多，且结肠中含有大量的厌氧菌群，而小肠中却较少，厌氧菌能将胆汁酸转化为致癌物质。

4. 免疫功能

小肠免疫系统功能特别强大，包括体液免疫和细胞免疫，产生活性 IgA。小肠免疫可以抵御致瘤病毒；T 细胞免疫可以识别和杀灭瘤细胞。

5. 小肠黏膜细胞

更新速度快也可能防御瘤细胞的生长,而肿瘤细胞增生较正常肠黏膜细胞增生要慢,将两种细胞系混合竞争性生长时,增殖快速的细胞明显占优势。利用氚标记胸苷和微型自动放射显影技术表明在小肠腺体表面滞留的增殖细胞较少,这样可以解释小肠肿瘤发病率低。

(二)各种小肠肿瘤

1. 原发性小肠肿瘤

(1)腺瘤和肠癌:小肠单管状腺瘤以十二指肠最多见并可能有低度恶性。绒毛状腺瘤也常发生在十二指肠,其中约 1/3 有腺癌病灶,所以腺瘤一般认为系癌前病变。绒毛状腺瘤较单管状腺瘤生长要大,腺瘤常为单发,组织柔软易变形,但因瘤体较大(最大腺瘤直径 > 5.0cm),可以引起肠梗阻,也可以引起肠出血。十二指肠绒毛状腺瘤引起梗阻性黄疸时表明有恶性浸润,上消化道造影检查,绒毛状腺瘤有典型的 X 线表现,所谓“冰淇淋”或“肥皂沫”样表现,这是由于肿瘤组织呈多瓣状菜花样,钡剂嵌入绒毛分叶间隙所致,内镜活检可以确诊。

小肠腺癌也好发于十二指肠,也可发生于空肠,回肠者较少见。肿瘤来源于小肠黏膜上皮细胞,一般呈息肉样突入肠腔或同时在襞内生长形成环状狭窄,局部淋巴结转移常见,晚期有广泛转移。临床上早期缺乏表现,继之可以有肠梗阻、肠出血等。小肠腺癌与多种疾病有关。

(2)平滑肌瘤与平滑肌肉瘤:起源于小肠肌层,可向腔内生长,也可向腔外生长,肿瘤界限清楚,在没有转移时组织学上难以判断是良性还是恶性。光学显微镜下有丝分裂活性可以估计其恶性程度。临床上最常见是消化道出血,肿瘤内肠腔内生长的可以引起肠套叠、肠梗阻,向肠腔外生长的可以触及包块。有 15% ~ 20% 平滑肌瘤可以发生恶变。

(3)脂肪瘤:多来自黏膜下层,以位于回肠末端居多,通常瘤体较小,多不超过4.0cm,可单发也可以多发。因肿瘤有纤维结缔组织包膜呈分叶状突入肠腔,易导致肠套叠,偶尔也可引起溃疡和出血。多为手术或尸检时发现,CT 对脂肪瘤分辨率高,对诊断有帮助。

(4)血管瘤:常为多发,可见于各段,直径可以从小如针尖至几厘米不等。常从表面黏膜呈球状或息肉状。临床上可以引起消化道出血,血管造影检查可做出术前诊断。胃肠道血管瘤分类如下:①多发性血管扩张认为与遗传有关,常发生在空肠;②多腔性血管瘤累及结肠较小肠要多;③单腔性血管瘤常形成息肉;④胃肠道多发性血管瘤综合征。

恶性血管瘤除了转移外无特殊表现，临床上应注意 Kaposi 肉瘤，其恶性度低，主要见于男性，病变亦可累及四肢和皮肤，表现为大的蕈状出血肿瘤。病理上肿瘤含很多血管裂隙，衬以棱状细胞。

2. 转移性小肠肿瘤

比较常见，可能由于小肠面积相对较大，比胃和结肠更易种植。

（1）黑色素瘤：是引起小肠癌的最常见肿瘤，约 1/3 患者找不到黑色素瘤的原发病灶，而皮肤或视网膜的黑色素瘤被切除多年后也可突然扩散至胃肠道、肝、肺等器官。胃肠道转移常为多发，可以引起肠套叠、肠梗阻或肠出血。X 线钡餐造影常显示息肉样肿块，有时中心形成溃疡表现为"牛眼"或"靶"样征。

（2）乳腺癌：是引起小肠转移癌的另一常见肿瘤，用皮质激素治疗的乳腺癌转移至胃肠的机会似乎大些。子宫颈癌、卵巢癌、结肠癌和肾癌可以直接浸及小肠，也可以通过腹膜后淋巴结直接浸及十二指肠。

（三）与腺癌有关的疾病

1.Crohn′s 病

并发腺癌多见于慢性 Crohn′s 病患者，主要临床表现是肠道梗阻症状。有人认为 Crohn′s 病并发小肠腺癌比无 Crohn′s 病的小肠腺癌的发生率要大 100 倍，前者比后者的诊断年龄要早 10 年，这可能与慢性感染有关。

2. 乳糜泻

在小肠最可能诱发淋巴瘤，但也可诱发腺癌，这可能与免疫抑制有关。临床上对乳糜泻患者进行严格无麸胶饮食，当出现下列症状，如全身不适、食欲下降、恶心和腹泻时提示小肠恶性肿瘤，当有贫血和隐性消化道出血者进一步提示腺癌。

3.Peutz-Jeghers 综合征

以大、小肠错构瘤样息肉，口腔黏膜、口唇和指（趾）色素斑为其特征。为常染色体显性遗传，其息肉为错构瘤而不是腺瘤，可单发或多发，以空回肠多见，肠套叠为常见并发症。

4. 家族性息肉病综合征

可以伴发小肠肿瘤但机会很少。Gardner′s 综合征可以伴发小肠腺瘤，多见于十二指肠，特别是在壶腹周围更易恶变。

（四）临床表现

一般取决于肿瘤的类型、大小，在小肠内的位置，血液供应情况以及可能出现的坏死和溃疡等，肿瘤累及的范围也影响症状。例如生长在小肠浅层黏膜如腺瘤呈息肉样突入肠腔，如果肿瘤很大，可阻塞肠腔引起肠梗阻或远端肠套叠后导致肠梗阻。腺瘤也可以形成溃疡引起消化道出血，出血可以很急，量可以很大，但多为隐性出血。

多数小肠腺癌呈环形生长，逐渐使肠腔狭窄，出现肠梗阻症状，表现为痉挛性腹痛、恶心、呕吐和腹胀，进食后症状加重，可伴有厌食、体重下降和消化道出血，肠穿孔少见。十二指肠腺癌因常浸及壶腹部，故可以引起梗阻性黄疸。平滑肌瘤可以生长很大，产生梗阻症状，平滑肌肉瘤可出现中心溃疡，因有丰富的血液供应，消化道大出血可为首发症状。

总之，小肠恶性肿瘤比良性肿瘤易出现症状，良性肿瘤多在手术或尸检时偶然发现，但良性肿瘤比恶性肿瘤易引起肠套叠。

（五）诊断与鉴别诊断

小肠各种肿瘤缺乏特异性表现。痉挛性腹痛、腹胀、恶心、呕吐和急慢性肠道出血为常见症状，但也见于其他梗阻性和溃疡性肠道疾病，如 Crohn's 病并发癌肿很难与 Crohn's 病引起的症状区别。伴肠道大出血常提示溃疡性平滑肌瘤或平滑肌肉瘤。查体对诊断有帮助，但多不能确诊。黏膜色素斑是典型的 Peutz-Jeghers 综合征的表现，腹部扪及包块提示肉瘤比腺癌可能性要大。还可以伴肝大等。

大多数腺癌在小肠钡餐造影中表现为典型的环状"苹果核"或"餐巾环"样畸变。平滑肌肉瘤可以形成巨大肿块，有时中央有溃疡，平滑肌瘤最常见于 Meckel 憩室，良性肿瘤如腺瘤易形成息肉样充盈缺损，比恶性肿瘤易致肠套叠。十二指肠腺癌与晚期胰腺癌难以区别。

管抽吸试验，棉线试验和选择性内脏动脉造影对肿瘤的定位诊断有帮助。采用标记的红细胞或锝放射性核扫描对小肠出血也可以定位诊断。利用上消化道内镜可以诊断十二指肠肿瘤并可以活检。小肠纤维镜对诊断更有帮助。回肠末端肿瘤可以借助纤维结肠镜进行诊断。

球后消化性溃疡比十二指肠溃疡更易引起梗阻症状，须与十二指肠肿瘤鉴别，十二指肠镜检，活组织和细胞学检查一般可以区分。十二指肠 Brunner's 腺可形成肿瘤并呈息肉样生长，因慢性高胃酸使十二指肠球部 Brunner's 腺增生，常为多发性息肉，内镜及其活检可以鉴别。Crohn's 病的慢性瘘道经久不愈或其分泌物发生变化时可能并发早期癌变。

（六）治疗和预后

有症状的良性肿瘤一般应手术切除，手术中应尽量保留小肠，预后好。十二指肠和回肠息肉特别是有蒂的息肉可经内镜行圈套烧灼术切除。

做其他手术时偶然发现的无症状性良性肿瘤一般也应切除，以便定性诊断和预防如肠套叠和肠出血等并发症。由于其他原因做钡餐检查而偶然发现的小肠良性肿瘤，一般的处理方法是：对小而光滑的息肉（＜2.0cm），或黏膜下肿瘤定期做钡餐造影以防恶变。如有可能经内镜烧灼切除，或定期复查内镜进行活检和细胞学检查。对无症状的良性肿瘤如采取手术治疗时要考虑患者的年龄和一般情况。对临床上无禁忌证而内镜又未确诊可行手术切除以便确定诊断和预防并发症。十二指肠绒毛状腺瘤基底较宽，多无蒂，一般不能经内镜切除，且因有恶变的危险应积极手术切除。

对于弥漫性多发性息肉综合征，如 Peutz-Jeghers 综合征可以经内镜切除十二指肠息肉，而行外科手术仅适用于治疗其并发症。对有症状的患者应尽可能将其息肉切除，但因可能需要反复外科手术有短肠综合征的危险，所以应尽量保留小肠。

外科手术是治疗小肠癌的根本方法，对于腺癌手术是治疗的唯一方法，因腺癌早期即有淋巴结转移，原则上应做广泛切除术，但淋巴结转移多位于肠系膜根部，很易累及肠系膜上动脉。十二指肠腺癌易于通过后腹膜直接扩散，需要做胰十二指肠切除术。对有原位癌的绒毛状腺瘤可做单纯大范围切除，而对有十二指肠浸润癌的应做 Whipple 式手术。远端回肠腺癌手术切除包括右半结肠切除是最理想的治疗方法。

小肠腺癌行根治术的可能性为 50%，不能行根治术者姑息切除原位癌也能缓解或预防并发症。放射治疗和化学治疗对小肠腺癌效果很差。约 15% 已有肿瘤转移的患者与 5-FU 有短暂性疗效。

平滑肌肉瘤也应采取广泛切除，与腺癌相比病程缓慢，淋巴结转移较少见，最常见的转移是腹腔直接播散或经血液转移至肺和肝脏。术后 5 年存活率约占 50%，对有转移者，放射治疗和化学治疗一般无效。

小肠良性肿瘤大多预后较好。而恶性肿瘤从症状出现到确诊需 6～8 个月，5 年存活率约占 20%，预后较差。

第七节 脾脏恶性肿瘤

一、脾脏原发性恶性肿瘤

脾脏原发性恶性肿瘤临床上很少见。Krumbhar 统计脾脏原发性恶性肿瘤仅占全部恶性肿瘤的 0.64%。脾脏原发性恶性肿瘤均为肉瘤，如淋巴瘤、血管肉瘤等。

（一）脾脏原发性恶性淋巴瘤

脾脏是人体最大的淋巴器官，原发于其他部位的恶性淋巴瘤约有半数以上累及脾脏，而真正原发于脾脏的恶性淋巴瘤却相对少见，其发病率不足恶性淋巴瘤总数的 1%。虽然如此，脾脏原发性恶性淋巴瘤仍然是脾脏原发性恶性肿瘤中最高者，约占脾脏恶性肿瘤的 2/3 以上。脾脏原发性恶性淋巴瘤系指原发于脾脏淋巴组织的恶性肿瘤，诊断时应排除淋巴结和其他器官的受累。来源于淋巴结和其他器官的恶性淋巴瘤累及脾脏则不属于此范畴。脾脏恶性淋巴瘤的分期一般采用 Abmann 法：Ⅰ期指肿瘤组织完全局限于脾脏内；Ⅱ期指已累及脾门淋巴结者；Ⅲ期指累及肝脏或远处淋巴结者。

1. 病理

脾脏恶性淋巴瘤时，脾脏常常增大，而且增大程度与病程有关。脾脏重 100～4 500g 不等，平均 160g。大体标本可分为三型：①弥漫增大型，脾脏均匀增大，无肉眼可见结节；②粟粒结节型，脾脏肿大，切面散布着 1～5mm 大小灰白色结节，状如脾脏粟粒性结核；③结节型，脾脏显著增大，切面见 2～10cm 大小结节，部分相邻结节可相互融合成巨大肿块。显微镜下观察，在低倍镜下往往容易忽略小细胞性淋巴瘤的早期病灶，但仔细观察后发现，几乎在每一个 Malpighi 小体的中央均由具有诊断意义的棱角状淋巴细胞所组成。

脾脏原发性淋巴瘤的病理类型与其他部位来源的淋巴瘤者基本相同。霍奇金淋巴瘤可在病变中找到特殊的大细胞及其变异型。因组织结构及细胞比例变化较大，难以确定，故一般不做亚型诊断。非霍奇金淋巴瘤有 B 细胞型和 T 细胞型之分。在病理组织形态学上二者并无明显差异，主要依靠免疫组化区别。非霍奇金淋巴瘤病理分型的临床意义在于选择合适的化疗方案。病检中要仔细而谨慎地鉴别脾组织反应性增生与恶性淋巴瘤之间的差异，因为前者常被误诊为恶性淋巴瘤。仔细研究脾脏中结节的细胞成分有助于明确诊断。

2. 临床表现

脾脏原发性恶性淋巴瘤可发生于各个年龄阶层，男女均可发病，男性略多于女性。早期常无明显症状，患者就诊时往往已呈现晚期肿瘤表现。主要临床表现有脾脏迅速增大，左侧肋缘下多能触及肿大的脾脏，甚者肿大的脾脏可进入盆腔。触之质地较硬，表面不光滑，部分有结节感，活动度差，轻压痛。如果压痛明显，尤其是伴局限性腹膜刺激征时，多提示合并脾梗死或继发感染。肿大的脾脏对周围脏器可产生压迫症状，如压迫胃可引起腹痛、恶心、呕吐、纳差等；压迫肠道可引起肠梗阻；向上压迫膈肌可引起呼吸困难、心悸、气促等；压迫左侧输尿管可以引起上尿路梗阻的症状。全身症状如低热、乏力、贫血、消瘦等较常见。患者常伴有程度不同的脾功能亢进，包括外周血白细胞和血小板减少以及溶血性贫血。晚期患者可出现恶病质。

3. 诊断

脾脏原发性恶性淋巴瘤由于早期临床表现轻微，故早期诊断较困难。对于临床上主诉有左上腹不适、左上腹肿物以及出现不明原因低热、消瘦等全身症状者，应进行必要的影像学检查。X 线检查可发现左侧膈肌抬高、活动受限，胃泡影向右移位。超声检查可显示脾大以及脾内肿块。超声有助于鉴别肿块系实质性抑或囊性，但对于单个肿块难以区别良恶性。CT 不仅可以显示脾脏本身的病变，也可显示肿块与附近脏器的关系，符合率可达 90%。磁共振与 CT 相比对于脾脏肿瘤的诊断并无优越性，且价格昂贵，故临床应用较少。选择性脾动脉造影可以显示脾实质缺损，边缘不清，脾动脉分支受压呈弧形，可出现病理性动脉分支。脾脏恶性淋巴瘤的最终确诊需要病理检查。经皮穿刺活检准确率较高，但有一定的危险，一般应慎用。病情允许者，应行剖腹切脾以获取病理诊断。

应强调说明的是，脾脏原发性恶性淋巴瘤的诊断应排除其他部位（如淋巴结、肝脏）来源的恶性淋巴瘤。但Ⅲ期脾脏原发性恶性淋巴瘤往往难以与其他部位淋巴瘤累及脾脏者相鉴别。

4. 治疗

目前多数学者主张对脾脏原发性恶性淋巴瘤行脾切除，并术后辅助化学治疗。手术的目的在于明确诊断以及分期，并且可以起到治疗作用。手术应切除病变的脾脏，并对脾脏周围区的淋巴结进行清除，同时楔形切除小块肝脏，进行准确的病理分期，以期指导术后的辅助化疗，确定合适的化疗方案。术中注意脾脏包膜完整，并对腹腔其他部位进行探查。若肿瘤已侵犯邻近脏器，但尚属可切除范围者，应争取行根治性联合脏器切除。

绝大多数患者手术后给予联合化学治疗，要争取首次治疗即获得完全缓解，为长期无病生存创造有利条件。

霍奇金淋巴瘤：MOPP 为首选方案，即氮芥（M）4mg/m^2 静脉注射第 1d 及第 8d，长春新碱（O）1～2mg 静脉注射第 1d 及第 8d，丙卡巴肼（P）70mg/（m^2•d）口服第 1～14d，泼尼松（P）40mg/d 口服第 1～14d（仅用于第 1 及第 4 疗程），休息 1 周开始第 2 个疗程，至少用 6 个疗程。对 MOPP 耐药者可采用 ABVD 方案，即阿霉素（A）25mg/m^2，博来霉素（B）10mg/m^2，长春碱（V）6mg/m^2，达卡巴嗪（D）375mg/m^2，均在第 1 及第 15d 静脉用药 1 次，每 4 周重复 1 次。用 MOPP 治疗复发的病例可再用 ABVD 方案，59% 的患者可获得第二次缓解。

非霍奇金淋巴瘤：化疗疗效决定于病理组织类型，按分类的恶性程度，分别选择联合化疗方案。对于低度恶性者切除脾脏后可不予化疗，定期密切观察。如病情有发展或发生并发症者可给 COP，即环磷酰胺（C）400mg/m^2，每日口服，第 1～5d；长春新碱（O）1.4mg/m^2，静脉注射，第 1d；泼尼松（P）100mg/m^2，每日口服，第 1～5d，每 3 周为一周期。对于中度恶性者术后应给予 COP，每月 1 疗程，计 6～9 个月。对于高度恶性者应给予强烈化疗，即 COP-BLAM Ⅲ方案，每 3 周为一周期。

有人认为脾恶性淋巴瘤行脾切除后，对脾床应进行放射治疗，可能治愈或缓解症状。此处应特别指出的是，以上所述为脾脏原发性恶性淋巴瘤的治疗原则。而对于淋巴瘤患者行脾切除术目前最常用于对霍奇金病进行分期，这一方面的研究国外报道较多。其意义在于可以提供有关疾病进展程度更为准确的信息，以便于血液学家和放疗学家选择更为合适的治疗方案。近年的研究显示，对淋巴瘤患者行脾切除术仅对部分患者有益，具体说包括Ⅰ和Ⅱ期没有广泛纵隔受累者。对于这部分患者可以先行放射治疗，若以后疾病复发，则可再行化学治疗，其效果较先行化学治疗者为佳。此外，对于晚期淋巴瘤伴明显脾功能亢进者，行脾切除有助于消除脾功能亢进，增加患者对化疗及放疗的耐受性。

5. 预后

脾脏恶性淋巴瘤相对来说较其他脾脏原发性恶性肿瘤综合治疗效果为好，Ⅰ、Ⅱ期三年生存率达 60%，五年生存率 45%。部分病例术后生存长达 27 年。值得注意的是，有文献报道脾切除 3 个月至 8 年后部分患者可能转为慢性白血病，大多为慢性淋巴细胞性白血病，极少数病例在发展过程中可出现高巨球蛋白症。

（二）脾血管肉瘤

脾血管肉瘤发病罕见，几乎不能术前明确诊断。临床上无特征性症状和体征，若病变位于脾脏上则更不易察觉与发现。同其他脾脏恶性肿瘤一样，其主要的临床表现是脾脏肿大，左上腹疼痛，有时可有发热、消瘦。

1. 病理

脾血管肉瘤是从脾窦内皮细胞发生的恶性肿瘤，也有学者将其称为脾血管内皮细胞瘤。但少数学者认为这两者系两种不同的肿瘤，即使如此，这些学者也同意脾血管肉瘤和脾血管内皮细胞瘤的组织特点以及生物学行为极其相似。瘤组织内出现髓外造血是脾血管肉瘤的特点。

脾血管肉瘤多表现为巨脾症，重 420～5 300g，平均 1 500g。脾脏组织大部分或部分被瘤组织破坏，出现多个大小不等的出血性肉瘤结节，瘤体呈灰白色，质细腻。镜下特点为高度异型性的恶性内皮细胞沿脾血窦增生扩展，瘤细胞分裂象众多，往往形成花蕾状。多核巨细胞突入囊性扩张的窦腔内，出现多个大小不等的出血性瘤结节。

2. 临床表现及诊断

脾血管肉瘤可发生于各个年龄段，多见于 50 岁以上的中老年人，儿童或青少年偶见。男女之比约为 1.4∶1。临床上脾血管肉瘤主要表现为脾肿大和左上腹疼痛，出现率为 80% 以上。部分患者可有发热、乏力和体重减轻。左上腹可扪及结节状脾肿大并伴有压痛。值得注意的是，本病有 1/3 可以发生肿瘤自发性破裂。贫血较常见，偶尔表现为微血管病性溶血性贫血。如伴有继发性感染时，可出现畏寒、发热等败血症症状。脾血管肉瘤转移以血行转移为主，常可发生肝脏、肺、骨和淋巴结转移。

临床一旦怀疑脾脏肿瘤，应进行影像学检查进一步确诊。B 超可作为首选的影像学诊断方法。其可以显示脾脏局限性增大，实质内见一个或多个不规则实质性非均质性低回声光团，边界欠清晰，边缘不光滑，要有小暗区或走行不规则的条状血管结构。CT 有助于进一步明确肿瘤的部位、大小、数目以及与周围脏器的关系。平扫多表现为低密度肿块，可以是实质性的，也可含有囊性坏死区。增强扫描实质区多有不同程度的增强。当此肿瘤发生在由二氧化钍诱发的患者则因沉积于脾内的钍呈高密度，故肿瘤的低密度病灶显示特别清晰。但最终确诊仍有赖于病理检查。

3. 治疗

手术切除脾脏是治疗脾血管肉瘤唯一有效的方法，而化疗、放疗均不敏感。术中须注意肿瘤有无脾脏外淋巴结转移，淋巴结转移常见于脾门、胰体尾上下缘。应强调术中施行规范的整块切除，注意勿使脾包膜或肿瘤破裂，以免种植转移，必要时连同胰体尾一并切除。

二、脾脏转移性肿瘤

脾脏转移性肿瘤是指起源于上皮系统的恶性肿瘤，不包括起源于造血系统的恶性肿瘤。脾脏转移性肿瘤大多数系癌转移，主要经血管转移，仅少数经淋巴途径。

转移性脾肿瘤的原发灶可以是全身各个器官，来自血行播散的以肺癌、乳腺癌、卵巢癌、前列腺癌、大肠癌、胃癌、肾癌、子宫颈癌、绒毛膜上皮癌及恶性黑色素瘤较为多见，淋巴途径的以腹腔脏器常见，常伴腹主动脉旁或脾周淋巴结肿大。通常，肿瘤脾转移可作为全身转移的一部分，少数情况下可作为乳腺癌、卵巢癌等原发病灶的唯一继发转移性器官。

（一）病理

转移癌在脾内沿淋巴管形成转移者较少见，癌细胞主要充盈于脾门动脉、小动脉、中央动脉等动脉外膜的扩张淋巴管；在静脉则充塞于内膜下的扩张淋巴管内，癌细胞突破内膜即可形成脾内血运转移；被膜下扩张的淋巴管内，也可见到转移癌细胞团块。转移癌在肉眼上表现为单个结节、多个结节、多个微小结节和弥漫性浸润。

（二）临床表现及诊断

通常当癌症患者出现脾脏转移时，多已有广泛的脏器转移。脾转移癌一般不会引起巨脾症，脾脏只稍有增大，甚至可完全正常。因此，临床上常无特殊症状。只有在脾脏明显增大时，可产生左上腹肿块、腹痛和周围脏器受压迫的症状。同样也可有发热、纳差、消瘦、贫血、腹水等征象。少数患者还可伴有脾功能亢进，也有因自发性脾破裂而导致出血性休克。

1.B 超检查

声像图表现呈多样性，常类似于恶性淋巴瘤图像。其特征为：①无回声病变，转移灶内部不出现回声，边界清晰，呈圆形、椭圆形或不规则形，远侧多无明显增强现象；②低回声病变，内部回声较低，分布一般较均匀；③高回声病变，形态多不规则，内部回声较高，强弱不一，分布亦多不均匀；④牛眼征，周围为环状无回声区，一般较肝癌的声晕为宽，中间则呈圆形较高回声区。

2.CT 检查

多表现为多个大小不等的圆形或不规则形低密度区，注射造影剂后均有不同程度的增强，若病变中央有低密度区，提示肿块有坏死。乳腺癌脾脏转移时可见到脾包膜增厚和脾梗死。

3.选择性脾动脉造影

可见脾血管强直，不规则狭窄，血管腔闭塞及肿瘤性不规则血管形成。

脾脏转移性肿瘤诊断困难，有时很难与原发性脾脏肿瘤、脾脓肿和脾梗死相鉴别，只有找到原发病灶或发现其他部位或脏器也有转移时，方可肯定诊断。

（三）治疗

若脾脏转移性肿瘤，局限于脾脏，而原发病灶已经根治性切除或手术探查发现原发癌能够根治性切除时，可行脾切除，术后给予综合治疗，效果尚可。而当原发灶已有全身广泛转移，或者已有腹内外多处转移时，尽管脾脏转移病灶可以切除，亦无须针对脾脏再进行手术。转移性脾脏肿瘤自发性破裂时，应予急症手术，施行脾切除，以期达到控制出血的目的。若肿瘤发生破裂，不管原发病灶是否根治，全身是否转移，手术都属姑息性治疗。

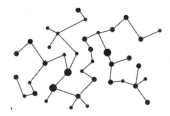

第四章　颅脑肿瘤

第一节　脑膜瘤

脑膜瘤主要发生在颅内有脑膜组织覆盖的区域，是由脑膜组织中的蛛网膜细胞形成的轴外病变。无脑膜组织覆盖的器官因胚胎时期残留蛛网膜细胞也可形成脑膜瘤，如头皮、眼眶、鼻窦等部位，在这里不做讨论。本节主要介绍脑膜瘤的一些临床常见特点及处置原则。

一、发病部位

脑膜瘤可发生于颅内任何部位，好发部位靠前的依次是：①矢状窦旁和大脑镰旁（两者起源和临床表现具有相似之处）；②大脑凸面；③蝶骨嵴；④嗅沟、鞍结节（两区相近）；⑤桥小脑角、小脑幕（两区相近）；⑥颅中窝、斜坡（两区相近）。

二、病理

脑膜瘤由脑膜组织发生。大脑表面有三层脑膜组织：硬脑膜、蛛网膜、软脑膜。目前认为脑膜瘤主要是由蛛网膜细胞发生，其理由是：①蛛网膜细胞具有修复和演变功能；②细胞演变后形态与脑膜瘤多种亚型细胞形态相似；③蛛网膜颗粒的分步与脑膜瘤的好发部位一致；④蛛网膜颗粒细胞巢结构与脑膜瘤病理相似。

脑膜瘤形态多呈球形或类圆形，在颅底存在骨嵴或硬脑膜游离缘的部位，因其阻隔作用而呈哑铃形，部分脑膜瘤呈扁平状；良性脑膜瘤多有一层包膜，肿瘤借此包膜与脑组织间形成明显界面，呈球形的脑膜瘤一般质地韧，包膜厚，而扁平状或不规则形态的脑膜瘤多质地软而包膜薄；恶性脑膜瘤常无包膜或包膜不完整，呈浸润性生长。肿瘤实质多为灰白色，剖面有旋纹，内部可有钙化、骨化或囊变。周围颅骨可因破坏或反应性骨增生而出现筛状小孔和骨疣。

三、临床表现

局灶性症状因脑膜瘤生长缓慢，增大的肿瘤体积因脑组织和脑脊液的代偿作用而不引起明显的颅内压增高。局灶症状常常是脑膜瘤的首发症状，最常见的是癫痫（额、颞叶多见），尤以老年人明显。根据肿瘤部位不同可出现不同的症状，如肢体运动或感觉障碍、精神症状、记忆力和计算力下降、失语、视野缺损、脑神经功能障碍、眩晕、眼震、共济障碍、尿崩、意识障碍等，将在各部位脑膜瘤分论中详细论述。

颅内压增高症状脑膜瘤引起颅内压增高症状常不明显，常有轻微头痛，视乳头水肿常见，有时可见视神经萎缩，当肿瘤增长到一定体积，颅内压失代偿时会出现剧烈头痛、恶心、呕吐症状。

四、辅助诊断

（一）头颅 CT

是筛查和体检中发现脑膜瘤的最常见手段，可显示肿瘤钙化情况、肿瘤邻近骨质变化情况。典型表现：

（1）边界清晰、密度均一的占位病变，多呈类圆形、半圆，也可有分叶状或不规则形改变。

（2）肿瘤多呈等密度或略高密度，少数可低密度，囊变者可密度不均，钙化者局部可伴点、块状高密度影。

（3）增强扫描均匀强化。

（4）部分肿瘤附近颅骨可见增厚、骨疣或缺失。

（5）有的伴有瘤周低密度水肿带。

（二）头部 MRI

可在轴位、冠状位、矢状位清晰显示肿瘤部位，肿瘤与周边邻近神经、血管、脑组织等的关系，特别是肿瘤与硬膜的关系，成为脑膜瘤的主要诊断方法，是手术前不可缺少的诊断资料。脑膜瘤具有诊断意义的 MRI 表现：

（1）边界清晰、密度均一的肿瘤影，T_1 加权像多呈等 T_1 或略长 T_1（低）信号，少数可呈略短 T_1 信号；T_2 加权像多呈等 T_2 信号或略长 T_2（高）信号，肿瘤可有囊变（长 T_1、长 T_2 信号）或钙化表现（长 T_1、短 T_2 信号）。

（2）多数呈广基底与硬脑膜接触，少数向脑内球状生长者亦可找到与脑膜相连接处，脑室内脑膜瘤与脉络丛相连；肿瘤基底硬脑膜附着处可见脑膜尾征，为其特征性表现。

（3）少数脑膜瘤在瘤周或瘤内形成囊变，囊变部分表现为长 T_1 和长 T_2 表现。

（4）有的脑膜瘤伴有明显的瘤周水肿。

（三）血管成像（DSA、MRA、CTA、MRV）

邻近鞍结节、蝶骨嵴或侧裂、静脉窦、斜坡、枕骨大孔等部位的脑膜瘤应行血管成像。血管成像目的：①观察肿瘤周边动静脉的出入情况，血管受侵袭情况，重要血管术中加以保护，如海绵窦内脑膜瘤观察颈内动脉位置及受累情况，斜坡脑膜瘤观察基底动脉是否被包裹；②观察肿瘤供血动脉，增粗、分支变多而无重要功能的动脉可术前栓塞或在适当时机结扎，如颈外动脉供血术前栓塞，脑膜中动脉供血在开骨窗时电闭；③观察静脉窦受侵袭情况及阻塞程度，静脉窦完全阻塞可术中切除，如矢状窦旁脑膜瘤矢状窦闭塞术中切除。众多方法中因 MRA、MRV 为无创检查应用逐渐增多。CTA 能够很好地显示颅底脑膜瘤与颅底骨质、血管的关系。DSA 有多个成像期，是观察肿瘤血管细微形态的有利手段。在毛细血管期可见肿瘤染色，静脉期仍可呈迟发染色；因其有创和价格昂贵在脑膜瘤的辅助诊断中应用较少，术前栓塞的病例更适合做 DSA。

（四）头部 X 线片

目前已基本不用于脑膜瘤的辅助诊断，可看到一些间接征象：肿瘤钙化可见高密度影、局部骨质破坏或增生改变、板障静脉增粗等。

五、治疗

脑膜瘤的有效治疗方法包括手术治疗和立体定向放射外科治疗，目前以手术治疗为主。

（一）手术治疗

大多数脑膜瘤属于良性肿瘤，通过手术切除可以达到治愈，肿瘤全切是防止术后复发的关键，因此任何部位的脑膜瘤在不引起不可逆性功能障碍和致命性损伤的前提下都应该力争全切肿瘤。下列情况出现其中一条应行手术治疗：①肿瘤有明显的占位效应，引起局灶性神经功能缺失、脑室受压移位、梗阻性脑积水；②肿瘤引起颅高压症状，刺激症状如癫痫，局部改变如瘤周水肿；③肿瘤直径大于 3cm，且两次检查对比肿瘤有增长趋势；④肿瘤邻近重要结构，肿瘤生长导致手术难度大大增加或不能行放射外科治疗的区域，如大脑凸面、矢旁、镰旁、海绵窦旁、鞍结节、嗅沟、桥小脑角、蝶骨嵴。脑膜瘤手术没有绝对的适应证和禁忌证，其他情况应根据患者年龄、患者全身状态、肿瘤大小、肿瘤部位综合考虑是否需要手术治疗。肿瘤较小而无症状者建议定期复查，长期随访。

在这里浅谈一些手术体会供参考：①在条件允许的情况下先处理瘤蒂或颈外系统供血动脉是减少术中出血的有效方法；②肿瘤包裹神经、有功能血管或操作空间较小时分块切除扩大空间是保护神经血管的有效途径；③保护肿瘤周边粘连而未进入肿瘤的动静脉，邻近动静脉可在设计手术切口和入路时避开；④术中不要刻意寻找在影像学上观察到的肿瘤周边的血管和神经，减少对脑组织的牵拉和损伤；⑤静脉窦旁的脑膜瘤先处理窦周肿瘤，再处理窦内肿瘤，切开静脉窦前要做好止血和静脉窦修补或重建的准备，完全闭塞的静脉窦可切除，但有时术前静脉成像显示无血流通过不代表完全闭塞，术中试行夹闭是有效观察手段，同时要防止气体栓塞；⑥前颅底和岩骨嵴附近的脑膜瘤，处理硬膜及颅骨后要防止脑脊液鼻漏和耳漏；⑦全切肿瘤、处理受侵硬膜和颅骨是防止复发的关键，但斜坡、蝶骨嵴内侧等深在复杂区域的脑膜瘤适当残留有助于提高患者术后生活质量。

（二）立体定向放射外科治疗

治疗方法包括 γ 刀、X 刀和粒子刀，其优点是无手术创伤、无感染、低并发症。X 刀照射准确性略差；粒子刀具有高度精准性且正常组织副损伤微小，治疗病灶体积可大于 3cm 等优点，但价格昂贵使其应用较少；一般 γ 刀因高度准确性（误差小于 0.2mm），操作简单而得到广泛应用。在此简单介绍 γ 刀对脑膜瘤的治疗。γ 刀一般治疗小于 3cm 的脑膜瘤，适用于位于颅底及重要结构附近的脑膜瘤、术后残存或早期复发者、年高体弱不适合手术者。γ 刀治疗肿瘤生长控制率（肿瘤停止生长或缩小）在 90% 左右，γ 刀治疗后脑水肿的发生率较高，尤其是大脑凸面脑膜瘤，所以大脑凸面脑膜瘤及已经有瘤周水肿的脑膜瘤建议手术治疗；有一定的副损伤距离，例如肿瘤上表面与视交叉的距离必须大于 3mm；治疗效果有潜伏期，需半年至数年后才能观察到肿瘤缩小。

（三）其他治疗

方法包括栓塞治疗、放射治疗和药物治疗，这些方法均为辅助治疗手段。术前应用栓塞治疗或放射治疗减少肿瘤血供，有利于术中操作增加手术安全性。栓塞常用物理性栓塞。放射治疗也用于偏恶性的脑膜瘤术后辅助治疗。药物治疗包括溴隐亭、枸橼酸他莫昔芬、米非司酮等，应用较少，在此不做介绍。

第二节　幕上肿瘤

一、大脑胶质瘤

（一）概述

神经胶质瘤简称胶质瘤，起源于神经间胶质、室管膜、脉络丛上皮、神经元等，是最常见的原发性颅内肿瘤，主要有4种病理类型：星形细胞瘤、少突胶质细胞瘤、室管膜瘤和混合性胶质瘤。WHO中枢神经系统肿瘤分类中将胶质瘤分为Ⅰ～Ⅳ级。低级别胶质瘤（LGG，WHO Ⅰ～Ⅱ级）常见的有毛细胞型星形细胞瘤、多形性黄色星形细胞瘤和室管膜巨细胞星形细胞瘤等。此外还包括混合型胶质神经元肿瘤，如节细胞胶质瘤、胚胎发育不良性神经上皮肿瘤等。近30年来，原发性恶性脑肿瘤发生率逐年递增，根据美国脑肿瘤注册中心统计，恶性胶质瘤约占原发性恶性脑肿瘤的70%。在恶性胶质瘤中，间变性星形细胞瘤（AA，WHO Ⅲ级）和多形性胶质母细胞瘤（GBM，WHO Ⅳ级）最常见，其中GBM约占所有胶质瘤的50%，二者统称高级别胶质瘤。近30年来，胶质瘤发生率逐年递增，年增长率约为1.2%，中老年人群尤为明显。胶质瘤主要特征是肿瘤细胞弥漫性浸润生长，无明确边界，无限增殖并具有高度侵袭性，容易复发。胶质瘤发生的病因尚未明确。诊断主要依靠CT及增强MRI等影像学检查。目前，脑胶质瘤的基本治疗手段为手术切除加放疗和化学治疗的综合治疗。然而，任何单一的手段都难以达到真正的治愈。

（二）病理

常见胶质瘤的病理特点：

（1）星形细胞瘤：①发生：由星形细胞起源，占胶质瘤中的半数以上，成年人多发生在大脑半球，小儿多发生在小脑。其他如丘脑、脑干和脊髓均可发生。星形细胞瘤可分为纤维型和原浆型2类。肿瘤在脑内呈浸润性生长，大小不可以侵犯1个或2个以上的脑叶，甚至可以经胼胝体侵入对侧大脑半球。②大体形态：纤维型星形细胞瘤比较硬韧，原浆型星形细胞瘤质软，常可见有囊性变，瘤内出血和坏死比较少见。③显微镜下形态：瘤组织由分化比较成熟的星形细胞组成，纤维型星形细胞瘤富于胶质纤维，原浆型星形细胞瘤富于细胞质，若是星形细胞比较密集，细胞有异型性，且见丝状核分裂象，血管内皮细胞和外膜细胞增生，小灶状出血和坏死，则称星形母细胞瘤，或称分化不良星形细胞瘤。

（2）多形性胶质母细胞瘤：①发生：是成年人比较多见的恶性胶质瘤，发生率仅次于星形细胞瘤，多发生在大脑半球，很少发生在小脑。②大体形态：肿瘤浸润范围比较大，可以侵犯几个脑叶，或经胼胝体侵犯对侧大脑半球。肿瘤质软，灰红色，常出现大片出血和坏死区，瘤周围组织显著水肿，甚至液化，出现假性分界，其实瘤细胞浸润范围远较肉眼所见广泛得多。③显微镜下形态：瘤细胞分化不成熟，多形性、异型性，有较多核分裂象，常出现单核和多核瘤巨细胞，血管内皮细胞和外膜细胞显著增生，血管腔内有血栓形成，散在大片出血和坏死，和分化不良星形母细胞瘤没有明确的区别。

（3）少突胶质细胞瘤和少突胶质母细胞瘤：

①发生：由少突胶质细胞发生，患者多是中年人，也可见于儿童，主要发生在大脑

半球白质内。②大体形态：肿瘤质软，灰红色，界限不清，常有钙化和囊性变。③显微镜下形态：瘤细胞形态比较一致，胞核圆形，深染，核周细胞质因水肿而显空白，间质少，常见钙化灶和囊肿形成。若是瘤细胞大小、形态、核染色性不一致，并出现巨瘤细胞，具有核分裂象，血管内皮细胞增生，有出血和坏死，则称少突胶质母细胞瘤。

（4）室管膜瘤和室管膜母细胞瘤：①发生：常和脑室壁和中央管有联系，多见于第四脑室、侧脑室和脊髓内，患者多为幼儿和青年人。②大体形态：肿瘤灰红色，质软，多呈结节状突于脑室腔内或位于脑或脊髓实质内。③显微镜下形态：室管膜瘤分为上皮型、乳头型、乳头黏液型和细胞型四种。

（5）混合性胶质瘤：肿瘤是由两种或者两种以上的胶质瘤类型所组成，各占相当的比例，这种胶质瘤多见于小儿，可见于小脑及大脑内，肉眼观察与一般胶质瘤形态无异，须依靠组织学检查来诊断。

（6）髓母细胞瘤：①发生：是小儿颅内较常见的恶性肿瘤，主要发生在小脑蚓部，可突入第四脑室内，亦可侵入周围组织，常沿脑脊液呈种植性播散。②大体形态：肿瘤紫红色，黏冻状，与脑实质之间界限不清，出血坏死少见。③显微镜下形态：瘤细胞密集，间质少，瘤细胞小，胞核圆形或椭圆形，深染，细胞质少，核分裂象多见，细胞常呈假菊花形排列，如肿瘤侵及软膜，常伴有纤维结缔组织的明显增生。

（7）脉络丛乳头状瘤：①发生：由脑室内脉络丛发生，好发于第四脑室和侧脑室，可经第四脑室侧孔突入小脑脑桥角内生长。②大体形态：肿瘤呈粉红色，质软，表面呈绒毛状，常见有钙化。③显微镜下形态：瘤组织呈乳头样结构，外覆盖着分化良好的上皮细胞，可有钙化或砂粒小体形成，其恶性类型称脉络丛乳头状癌。

（三）临床表现

（1）颅内压增高症状：常见有头痛、呕吐、视力急剧下降、大脑功能障碍，没有临床局部发作迹象的抽搐。

①头痛、恶心、呕吐：虽然头痛的患者中有脑瘤者不到1%，但大多数脑瘤的患者有头痛。1/3颅内胶质瘤的患者首发症状为头痛，常是间断的、中等程度的头痛，偶见有偏头痛。分布在脑膜血管的痛觉敏感神经末梢受刺激可引起头痛。双侧弥漫性的非定位性头痛常是颅内压增高所致。头痛而无颅内压增高表现，单侧头痛大多是肿瘤引发的。眶上头痛多是由于三叉神经第一支和滑车神经引起，这种迹象代表肿瘤位于颅前窝或颅中窝。颅后窝肿瘤常引起下枕部痛，是上部颈神经分布区，而幕上肿瘤引起"中心"脑疝时也可出现下枕部痛，是颅后窝肿瘤的假象。颅内压增高常常引起呕吐，伴或不伴恶心，常常表现为进食无关的喷射性呕吐。

②视乳头水肿与视力减退：脑肿瘤引起颅内压增高最常见的体征是视乳头水肿。大约50%的脑肿瘤患者有视乳头水肿，并且多数是双侧视乳头水肿。可缓慢发生视力下降

甚至失明和视神经萎缩。

③精神与意识障碍：精神意识的改变可从微小的损伤到高水平的认知功能障碍，从微妙的人格改变到精神运动和意识破坏。大约 2/3 病例发生智力改变，包括记忆、判断、理解、计算能力的丢失和语言流利性改变；注意力、洞察力的损坏可产生人格无感情、迟钝、嗜睡、情绪不稳定、易怒、坐立不安等。2/5 的患者有意识水平的抑制。精神状态改变除了因颅内压增高外，放射治疗、化学治疗、低钠血症及其他代谢紊乱均可影响精神运动功能。颅内肿瘤可引起平衡觉障碍，颅内压增高产生头晕、不稳定感，可能是肿瘤压迫延髓核第Ⅷ脑神经的前庭成分或干扰了前庭迷路而引起的。颅内压增高常产生外展神经麻痹和复视。脑干的移位能牵拉第Ⅵ脑神经使其进入 Dorello's 管，使神经受压。对侧第Ⅲ脑神经功能也可受到影响，这是由于中脑压迫对侧小脑幕缘引起，且发生在小脑幕切迹疝前。在沟回疝发生后，同侧Ⅲ脑神经可直接被颞叶压迫。脑疝综合征很少累及滑车神经。

④脑疝及生命体征变化：局部颅内压增高引起颅内压力差而导致脑组织移位，产生各种脑疝综合征。一侧大脑半球肿瘤引起扣带回大脑镰下疝，临床上出现因大脑前动脉受压引起的梗死，但发生率很低。小脑幕切迹疝或中脑受压到对侧幕缘，也继发于单侧半球的肿瘤，引起动眼神经瘫、偏瘫、意识障碍、去皮层强直、体温调节失调、脑干反射消失、呼吸循环衰竭。枕部的栓塞继发于大脑后动脉受压，可引起偏盲。扁桃体枕大孔疝，可因中心型大脑半球病变或颅后窝病变引起，造成头部倾斜、弓形颈和痛性强直、肩部感觉异常、延髓脑神经功能障碍、长传导束征、角弓反张的伸肌痉挛、意识障碍、呼吸循环失调（不规律）等。在急性神经系统破坏的脑疝患者，可迅速引起颅内压增高，其因素有：a. 急性肿瘤水肿（由于瘤内栓塞或出血）；b. 来源于肿瘤或其周围的血管的脑实质、脑室或蛛网膜下腔出血；c. 肿瘤损害了血液供应或排出，使邻近或远隔脑组织梗死；d. 部分脑室引流的急性阻塞。

脑肿瘤的全身症状包括发热和假性脑膜炎，主要是由于肿瘤出血、坏死或沉积的血性坏死碎片组织进入脑脊液而引起。

（2）局部症状和体征：了解肿瘤引起的局灶性神经功能障碍与解剖的关系，有助于精确的肿瘤定位。脑肿瘤尤其是缓慢生长的脑肿瘤，不常出现局灶性神经功能障碍。然而在诊断时，大多数患者有 1 个或更多的局灶性症状，症状的产生多与解剖部位的功能有关。

①额叶症状：额叶的肿瘤能产生广泛而不同的症状，包括认识、行为、运动障碍等。额叶前部内侧面肿瘤损伤智力、注意力、解决问题的能力和判断力，引起思维迟钝、抽象逻辑思维能力减弱，患者不能吸收新的知识，不能有计划和持久地进行有目的的行为活动，尤其不能完成复杂的系统性工作。由于额叶前部损伤引起的行为变化表现为缺乏

主动性的受抑制状态，患者的兴趣范围变得狭窄，对事物不感兴趣，丧失了智力、精神和社会活动能力，对周围事物以及对自己的表现漠不关心、不活跃，感情和意志缺乏。

位于额中回并毗邻额下回运动前区嘴部的肿瘤破坏了额叶的眼区（Brodmann 8 区），使向对侧凝视功能短暂丧失，共轭眼斜向病损侧。运动性失语是由于肿瘤损伤了位于优势半球额下回的岛盖和三角区（Brodmann44、45 区），甚至像缺血病变那样，引起短暂的语言表达障碍（也可由该部位肿瘤引起）。书写障碍也常见。在非优势半球额中、下回的损伤可使语调、手势语言受到影响。

单侧损伤中央前回导致对侧偏瘫，限于 Brodmann 4 区的损伤产生弛缓性瘫痪。如果运动旁区也损伤，则为痉挛性瘫痪。根据腿、臂、面运动丧失的程度可以按上、下运动区皮质轴定位肿瘤。运动功能不对称的皮质代表区损伤常引起肢体远端较近端力弱，臂力比脚力弱，上腹部对称部位反射减弱可能是一个早期信号。除了对侧神经支配规律外，胸锁乳突肌受同侧神经支配，上面部表情肌、咬肌及发声、呼吸、排泄肌群受双侧神经支配。单侧或双侧旁中央小叶损伤产生括约肌失禁，侵犯深部扣带回，不仅产生失禁，而且出现无感情、淡漠平静，对疼痛无反应，严重时造成运动不能性缄默症。额顶区胼胝体损伤引起前分离综合征，形成非优势手的交叉感受性失用和感觉性命名不能。

②颞叶症状：颞叶脑瘤可引起听觉、语言、平衡、视觉、行为和运动的改变。颞横回（Brodmann 41 区）是初级听觉区，它的损伤可使听觉阈值轻度提高，敏感性下降，患者可能出现听源定位困难。听觉连合区损伤（Brodmann 42 区和毗邻的 Brodmann 21 区）——颞上回中部，产生听觉性认知不能，患者能听到声音但不能适当地理解它，切除非优势颞叶（包括此区域）将妨碍对音乐的感知；而切除优势颞叶，则将失去读、写乐曲及对熟悉曲律的命名能力。

对语言的听觉失认构成 Wernicke 感觉性失语。Wernicke 区包括颞上回后部，正好位于颞横回侧面。这个区域的肿瘤引起失去理解讲话的能力。患者能够读语言，甚至能够重复语言，但他们不能明白（理解）他们正在说的话。他们说话是流利的，但语言错乱和语词创新使人不能理解。命名不能有时同运动性失语不易区别。位于颞横回和角回之间的颞上回后部肿瘤也引起命名不能，肿瘤发生于颞叶中下，在海马和颞横回之间，弥漫浸润侧裂区后部。优势颞叶部位肿瘤患者有 50% ～ 70% 发生某种类型失语。

行为的变化可发生在颞叶内侧肿瘤。一侧颞叶损伤或颞叶切除很少产生情绪改变；而非优势颞叶，尤其是颞叶内侧，参与识别面部表情和语言情绪的内容。双侧损伤将导致对该情绪识别的提高或压抑。然而，双侧颞叶损伤最严重的是记忆损伤。海马破坏将导致新的记忆不能形成，在某种程度上影响到对过去的记忆。非优势半球肿瘤或颞叶切除影响对知识信息的获取，主要表现在口头知识的获得；而优势半球肿瘤则影响对可视信息、知识的获取。

③顶叶症状：顶叶实质内肿瘤影响感觉辨别能力。顶叶肿瘤患者临床感觉层次对应于初级感觉小体层次的信息加工。中央后回或其皮质下广泛损伤（Brodmann 13 区）很少引起初级感觉小体感知的丧失，通常仅仅是增加了感觉的阈值。感觉连合区的破坏（顶叶上部 Brodmann 5、7 区）将使整合感觉信息的能力丧失，主要是影响躯体立体关系感觉信息整合，并对基本刺激的感知发生错误，如单一皮肤刺激的定位、两点皮肤刺激的辨别、识别在皮肤上移动的刺激、感知被动运动的方向全部减弱。顶叶肿瘤对侧躯体一些更复杂的功能，如鉴别在皮肤上画写的字母或数字、识别所触及的物体的能力下降。顶叶上部肿瘤可致在刺激双侧皮肤时病变对侧的感觉缺失。对肢体的运动、位置、立体关系的感觉障碍在非优势半球比优势半球更加显著。穿衣失用、否认肢体力弱、缺乏对侧视野物体的感知和建造失用构成了失用性失认综合征，提示患者有非优势顶叶后部的损伤。对局部解剖概念和地理记忆的困难，表现为决定地图路线或在熟悉的地域内寻找路线困难。不能识别熟悉的面孔提示骑跨于顶枕叶内下方肿瘤的存在。

④枕叶症状：枕叶肿瘤可引起视觉变化或视幻觉，如无定形的闪烁或彩色光斑，常提示此区病变。肿瘤生长破坏枕叶时，可造成同向偏盲，常伴有"黄斑回避"，即两侧黄斑的中心视野保留。双侧枕叶视皮质损伤可产生皮质盲，患者失明，但瞳孔对光反射存在。梭后回部病变造成精神性视觉障碍，表现为视物变形或失认，患者失明但自己否认（Anton 征）。

（3）癫痫：癫痫发作是仅次于头痛症状出现在脑肿瘤患者中的第二大病症。大约 1/4 的患者以癫痫为首发症状，而且 1/3 的患者最终都会有癫痫。肿瘤引起癫痫依赖于它的组织学、生长速度、位置。最可能引起癫痫的是缓慢生长的胶质瘤，其位于感觉运动皮质的表面。在缓慢性生长的星形、少突胶质细胞瘤中，40% ~ 50% 患者的首发症状为癫痫。但在生长迅速的胶质母细胞瘤中仅为 20%。额颞叶的肿瘤比枕叶、底节区、丘脑肿瘤更易发生癫痫，这可能是由于皮质兴奋刺激引发了癫痫。颅后窝肿瘤很少引起癫痫。另一种情况是幕上转移瘤，引起弥漫性颅内压增高，新陈代谢异常而引起癫痫。

局灶性癫痫：真正的局灶症状产生于肿瘤邻近的脑功能障碍。肿瘤引起的失神发作、精神运动性癫痫、感觉性癫痫、局灶运动性癫痫可提示一些肿瘤位置的特征。失神发作可以发生在儿童，肿瘤影响到了额叶和颞叶的边缘系统。任何年龄组的患者，肿瘤所引起的精神运动性癫痫包括意识紊乱（意识模糊、混乱，反应能力下降，遗忘，人格解体）、知觉紊乱（错觉和幻觉，如幻嗅、幻味、幻听、幻视）、情绪紊乱（焦虑、惊恐、激怒）、运动紊乱（反复刻板的口颊面自动症或紧张性痉挛、抽搐）。这些紊乱可相互组合构成临床表现。虽然额叶肿瘤有时产生精神运动性发作，但该类型癫痫常见于颞叶内侧肿瘤。幻味、幻嗅、幻听、内脏功能紊乱幻觉及平衡幻觉被认为是由颞叶或岛叶肿瘤病变引起，颞叶后部肿瘤可以引起有形的幻觉。几乎有一半的颞叶肿瘤患者有癫痫，而有一半的癫痫患者为精神运动性，许多可发展成癫痫大发作。

由于大脑的初级感觉区域广泛分布，局灶性感觉癫痫有助于肿瘤定位。躯体感觉癫痫由感觉异常、感觉缺失、肢体沉重或运动错觉组成，癫痫的发作表明病变在对侧中央后回。躯体特定区域可以沿脑回上下轴定位，肿瘤在距状皮质引起的癫痫可以表现为患者在视野中出现暗觉或亮点，而距状回皮质大多表现为光和彩色斑点波动性运动。

局灶运动性癫痫可定位肿瘤在对侧额叶的不同部位；紧张性、阵挛性面部及眼的运动损伤位于中央前回的对应部位。运动前区肿瘤引起的癫痫通常有强直性姿势，特征性表现为眼、头向对侧歪斜。这常是额叶癫痫的发作形式，也是全身运动性癫痫大发作的主要形式。局灶或癫痫大发作后患者全身虚弱、运动失调。Todd 瘫痪也有助于肿瘤定位。

（四）治疗

恶性脑肿瘤，特别是胶质瘤，常常发展很快，患者生存期较短，生存质量也不容乐观。胶质瘤的治疗目前国际公认采用以手术切除为主，结合放疗、化疗等疗法的综合治疗。

1. 手术治疗

对成年人幕上大脑半球胶质瘤施行手术是治疗肿瘤最基本的方法，也是最有效的方法之一。手术目的包括明确病理组织诊断，减少肿瘤细胞数量，引起占位效应肿瘤组织的切除利于患者术后放射治疗及化学药物治疗。手术的核心宗旨是为了改善患者的生活质量及延长生存期。

手术应尽可能达到肿瘤全切除。通过研究手术与生存期延长的关系，认为全切除与部分切除之间存在显著差异，低度恶性胶质瘤患者术后放射治疗前肿瘤残存体积的大小明显影响患者生存期，而同术前肿瘤体积无关。有研究表明，成人低度恶性胶质瘤 5 年生存率在肿瘤全切除后达 80%，而在部分切除后为 50%。对于高度恶性胶质瘤手术的研究结果认为，肿瘤全切后生存期明显长于近全切除和部分切除的患者，并且肿瘤切除的程度影响患者术前已存在的神经功能障碍的恢复。当肿瘤全切后，术前已遭受破坏的神经功能障碍恢复程度明显好于肿瘤非全切除的患者。

目前，对胶质瘤全切除的概念应该达到手术显微镜下肿瘤全切除，术后影像检查无肿瘤残余病灶，在有可能的条件下做到肿瘤切除后瘤周脑组织检查无瘤细胞残余。但由于胶质瘤浸润生长的特性，临床很难做到真正病理意义上的肿瘤全切除。

手术要求对肿瘤做到全切除，为了达到这一目的，对胶质瘤术前应行常规的颅 MRI 增强检查，明确肿瘤的病理解剖位置。要求应用显微手术技术、对重要功能区的肿瘤手术，可以应用术中功能 MRI，在显微镜调于高倍放大视野下，以利于对肿瘤的分辨，保护正常脑组织。对手术要做到微创，不破坏有重要功能的脑组织，术后不引起长久的神经功能损毁，以减少患者的功能障碍，提高生存质量。

（1）术前药物治疗：①减轻脑水肿治疗：对于有明显占位效应及水肿的幕上胶质瘤，成年患者使用脱水药物甘露醇和皮质激素地塞米松，可减轻脑水肿，降低颅内压，为手术创造有利条件。用法为甘露醇每次为 125～250mL，每日 2～3 次；地塞米松每次为 5～10mg，每日 2～3 次。地塞米松有不滞纳的优点，且生物半衰期仅 2～4d。激素治疗最迅速的效应是减轻脑水肿，给药后 4h 内可见神经症状的改善。短期应用激素的不良反应不明显，并且有证据显示，激素可抑制肿瘤细胞的生长。②抗癫痫治疗：幕上胶质瘤患者常有癫痫发作，或在患病的某个时期有过癫痫发作。对新诊断的无神经症状的患者可给予负荷量的苯妥英钠，总量为 300～600mg，于 8～12h 内分数次给药。此剂量可为大多数患者提供 24h 内有效的血药浓度（大多数成人用量为每天 300～400mg）。血药浓度应定期检测，调整血药水平在 10～20g/L 之间。

（2）术中治疗：颅内胶质瘤的开颅手术常在气管内插管、全身麻醉状态下进行。所有患者均用动脉通道、EKG、中央静脉通道及中心静脉导管监测。手术开始时应给予患者额外的类固醇、预防性抗生素、渗透性利尿剂。若暴露硬脑膜后张力较高，可加用甘露醇及呋塞米（速尿）并给高通气，待硬膜有搏动时再切开，这表明此时颅内压已降低，可正常手术，以防止切开硬膜后脑组织迅速膨出导致嵌顿。

（3）手术方法

①开颅术：神经影像学，特别是 MRI 在显示肿瘤的同时也描绘了相应大脑半球上的重要沟回，并可进一步在计算机中根据不同的切面显示肿瘤和深部结构的关系。在清楚地了解肿瘤的体积、空间分布、与周围结构的关系后，根据患者头部的外在特征，如眼、耳等标志，可将肿瘤立体地投影到患者头颅表面，从而设计头皮开颅的切口。通过神经导航系统可完成无框架立体定向手术。定位探针在头颅表面活动即可在影像上显示出其与肿瘤的关系，就算是细小的深部肿瘤亦可很容易地精确定位，从而实现了开颅术的目标性和个体化。

②皮质入路：对于未侵犯表面的皮质下病变，手术时一般采取以下步骤：打开硬膜后，术者须确认肿瘤，评估大小和与周围组织的空间关系，然后决定从哪里切开皮质。B型超声波探测、躯体感觉诱发电位测定、神经导航系统影像定位均可帮助手术者确定皮质切口。但目前，在工作中更多的是注重肿瘤在头颅体表的投影位置与手术入路的角度，选择皮质切口与肿瘤的解剖关系，借助手术显微镜进行手术。术中 MRI 可以更加精确地确定切除范围。

为了尽可能保护脑叶皮质和其下面的纤维，可经脑沟手术入路。利用自然生理间隙，术者可不切开脑组织，深入 2～3cm 深度而仍在脑外。一般的脑组织脑沟是垂直于脑表面的，但皮质下肿瘤可打破这一规律。因此，必须通过这些受压和倾斜的脑沟找到肿瘤，可以从脑沟的底部或最接近肿瘤的侧壁切开脑皮质。

注意：保护重要功能区脑皮质，利用手术显微镜对光的扩散作用，术者可通过长10cm、宽5cm大小的开口，在10～12cm深的地方操作，可有效地减少手术对皮质的损伤。

③肿瘤切除

对手术方法切除肿瘤的建议：显微外科切除肿瘤常有两种手术方法。当肿瘤侵犯皮质位置浅表或位于功能相对不重要的皮质下时，从肿瘤四周分离肿瘤与正常脑组织，将肿瘤整体切除。当肿瘤位于皮质下重要功能区或深部脑组织，尤其位于神经核团区，如底节区域、丘脑等部位时，应该从肿瘤中心向外周切除肿瘤，术留的空腔用脑压板轻柔地、无创伤性地隔开周围组织进行清理，最后切除肿瘤浸润的周边区域。这时更要注意保护瘤周正常脑组织不被切除，以保护神经功能不被严重破坏。

当肿瘤只侵犯一个脑回的表面时，手术切除必须保留邻近脑回的长投射纤维并切至肿瘤深部边缘，保存瘤周血管组织。肿瘤侵犯多于一个脑回的表面时，一大部分的长投射纤维会受到破坏，但其他来自健康皮质的深部长纤维必须保留。对于广泛的皮质下肿瘤，可切除肿瘤下方完整皮质和一定数目的完整纤维。如实性胶质瘤侵犯到中枢核团，不必进行脑叶切除，可对基底核和内囊进行选择性的肿瘤切除，无论以肿瘤为中心还是尽量包括边界的切除均显示有同样的生存期和较好的生活质量。对大脑半球的囊性星形细胞瘤很少有手术难题，多囊性肿瘤切除效果也较满意，因为简单的囊性结节切除可获得良好的短、长期结果。但建议必须把 CT 或 MRI 上增强的部分全切除，以达到根治的目的。

2. 放射治疗

大脑半球胶质瘤为恶性生长方式，具有浸润性，并具有从低度恶性向高度恶性进展的转化性，单纯肿瘤病灶切除疗效不佳。有报道显示，星形细胞瘤单纯手术 5 年生存率为 20%，术后放射治疗后可提高到 31.9%。对于高度恶性胶质瘤，有研究认为术后放射治疗患者比单纯手术患者中位生存期可延长 20 周（14 周：35 周）。

对恶性肿瘤进行放射治疗，是由于射线可电离破坏细胞的酶、遗传物质，从而产生细胞毒性，杀死肿瘤细胞。细胞群在敏感期的同步化可增大电离损伤的作用，依赖氧增加自由基是放射治疗中的一个重要部分，氧也抑制辐射引起细胞损伤的修复。通过外科切除肿瘤，减少了非分裂细胞的数量，使细胞群进入相同的分裂周期，并可增进对残余肿瘤氧的供应，可增强放射治疗的作用。

3. 化学药物治疗

近年来国际上的大组随机对照研究（RCT）提示：辅助的化疗能增加患者的生存时间。国内学者也报道成人恶性胶质瘤患者在手术后同步放化疗组生存率明显优于单纯放疗组。利用化疗可以进一步杀灭实体肿瘤的残留细胞，有助于提高患者的无进展生存时间及平均生存时间已得到共识。化疗在恶性胶质瘤治疗中的作用目前越来越被重视。

4. 生物学治疗

对颅内恶性胶质瘤进行常规综合治疗（手术治疗、放射治疗、化学治疗），并逐步改进治疗方法，借助先进的医疗设备提高手术质量，采用多种形式的放射、化学治疗手段，虽然在一定程度上提高了治疗效果，但仍不能令人满意。近年来，研究者试图通过生物学治疗方法改善对恶性胶质瘤的治疗效果。目前，这一治疗领域的研究多集中在动物实验，临床仅在一些治疗中心开展。治疗方法涉及基因治疗、免疫治疗等。

二、眶内肿瘤

眼眶内肿瘤包括肿瘤和假性肿瘤，因为解剖位置的特点，在临床诊断治疗过程中，需要神经外科医生、眼科医生和放射线科医生协同参与，充分了解颅、眶部尤其是眶尖部手术入路的解剖尤为必要。眶尖区病变部位深在、隐蔽，周围毗邻重要的血管和神经，一直是神经解剖学、眼科学、颅底外科学及影像医学研究中颇受重视的区域，在临床治疗中，手术入路的多样性是最大限度保护神经，切除肿瘤时治愈眶内肿瘤的关键。

（一）概述

眼眶是一个狭小的解剖空间，由额骨、蝶骨、上颌骨、颧骨、泪骨和筛骨6块骨构成。眶内容物包括眼球、眼外肌、血管、神经、筋膜和眶脂体等。眶上裂有诸多血管和神经通过，眶下裂构成眼眶和颞下窝与翼腭窝的通道，内有神经和血管走行。视神经管是眶颅间的骨性通道，有视神经和眼动脉穿行。此区病变分为肿瘤和假性肿瘤两部分。常见肿瘤有脑膜瘤、神经鞘瘤、视神经胶质瘤和海绵状血管瘤等；假性肿瘤为非特异性眼眶炎症，又称眼眶假瘤，是一种非外科治疗疾病。眶内肿瘤在临床表现为：突眼、视力丧失、复视和少见眼眶疼痛。

鉴于解剖的复杂性，在选择治疗方案尤其是外科手术入路方面，应严密计划，谨慎进行。本区域常见的手术入路有经眶上壁入路（经颅硬脑膜外入路）和经眶外侧壁入路两种。

（二）临床表现

无痛性或痛性突眼，进行性的视力下降，眼肌麻痹及眼球运动障碍，头痛等症状。病情因病变的性质不同，进展的速度也不同。

（三）临床诊断和鉴别诊断

（1）在影像学上明确眶内占位病变的情况下，可确立临床诊断。

（2）根据病程进展速度，可以提供对于肿瘤的性质的判断。

（3）如下情况，应高度怀疑眶内肿瘤发生：

①糖皮质激素治疗无效或治疗效果不稳定的视神经炎。

②原因不明的视神经萎缩。

③视神经炎伴有头痛、眼外肌麻痹或复视症状。

④B超显示眼外肌肿大，眶脂体增大的视力下降。

⑤疑诊为视神经炎，但视野表现不典型者。

（四）治疗策略与选择

主要根据如下层面进行判断和选择：

（1）病变性质的诊断。

（2）临床症状进展情况的观察和评估。

（3）创伤性治疗的收益和代价。

（五）显微外科手术适应证

具体分析如下：

（1）海绵状血管瘤：手术切除。

（2）脑膜瘤：蝶骨嵴脑膜瘤首选手术切除，未能根治的患者术后进行放射治疗。视神经鞘脑膜瘤，肿瘤偏前，视力无明显变化，进行严密的影像学和视力检查密切随访。肿瘤位于眶尖。视力稳定，进行随访；视力下降，进行外放射（50Gy）；视力丧失或肿瘤持续生长，进行手术治疗。

（3）视神经胶质瘤：影像学无法确定诊断，无生长趋势，临床症状无视力下降者进行严密的临床观察。影像学有明确的肿瘤进展或有明显的视力下降进行手术治疗；如果肿瘤累及视交叉，临床有进展，可进行穿刺明确病理诊断，进行外照射放疗（50Gy）。目前外科手术切除和化疗效果没有得到证实。

（4）神经鞘瘤进行手术切除。

（5）横纹肌肉瘤尽早手术切除。术后进行放疗化疗。

（6）骨瘤进行手术治疗。

（7）皮样囊肿和表皮样囊肿有症状患者建议进行手术治疗。

（8）转移瘤进行手术治疗可以改善生活质量，无法手术切除可进行放射治疗。

（9）炎性假瘤进行激素治疗，当出现激素抵抗的情况可进行诊断性活检，外放射治疗。

（六）放射治疗

放射治疗是利用放射线在人体所产生的电离辐射作用而达到治疗目的。由于放射治疗相关技术的提高，极大地降低了放射治疗并发症的发生率，提高肿瘤的治愈率。放射治疗适应证：

（1）眼眶内复杂的静脉性血管瘤。

（2）视神经鞘脑膜瘤向视神经管内蔓延，眶内异位脑膜瘤及蝶骨嵴脑膜瘤，手术残留或患者视功能好，或者向颅内蔓延手术危险性大者。

（3）眶后部肿瘤，特别是侵及眶尖者，患者对手术有顾虑，或术后病变残留者。

（4）恶性肿瘤的综合治疗。

（七）外科手术原则

（1）尽量保持术野在无血或少血状态下进行手术操作。

（2）采取适当的暴露和直视下操作。

（3）安全减少损伤性的组织操作。

（4）经非病理性组织平面进入。

（5）对于恶性肿瘤，术前仔细分析病情极为重要。眶内的局灶恶性病变需要将病变边缘的正常组织和肿瘤完全切除；如果肿瘤位置较深、质地脆又无完整包膜或边界不清而难以完全切除时，术后应当辅助放射治疗和化学治疗，以预防肿瘤复发。

（6）适当的术后引流。对于眼眶内肿瘤的手术入路，由术前 CT、MRI 中病变的所在部位来决定。如果肿瘤位于眼眶内的上方、外侧方则可以根据患者情况及手术医师的熟悉入路，选择经眶入路或经外侧方入路。但肿瘤位于视神经的内侧，特别是通过眶上裂向海绵窦伸展的眼眶内肿瘤或肿瘤向视神经管伸展的肿瘤，应选择经颅入眶法。而侧方入路最好的适应证是视神经下方肿瘤。如果肿瘤巨大向多方向蔓延必要时则可以采用联合入路切除。眼眶内肿瘤根据其发生部位，分为肌圆锥内肿瘤与肌圆锥外肿瘤。肌圆锥内肿瘤中以视神经胶质瘤、神经鞘瘤、海绵状血管瘤等多见，肌圆锥外肿瘤中以泪腺肿瘤、由眼眶壁发生的脑膜瘤等多见。另外淋巴瘤、横纹肌肉瘤等侵袭性肿瘤常常伸展至肌圆锥内与肌圆锥外。眶内肿瘤手术中暴露眼眶的入路主要有经眶上壁入路（经颅硬脑膜外入路）和经眶外侧壁入路两种。

（八）手术入路

1. 经眶上壁入路（经颅硬脑膜外入路）

（1）皮肤切口：为充分暴露眼眶上缘，设计两侧冠状皮瓣切口。眶上缘剥离骨膜，将眶上神经自眶上切迹剥出，从眶上壁内侧面剥离眶骨膜。

（2）开颅：进行一侧额部开颅，为了使脑的牵引保持最小限度，骨瓣开至眶上缘。骨瓣的外侧为颞窝，内侧达到鼻根部直上正中，要开放额窦。由预先留置于腰部脊髓蛛网膜下腔的导管释放脑脊液，使脑压下降，自硬膜外牵引额叶，露出眶上壁。此时根据病例也有可能需要打开筛窦，但是关颅时要用骨膜瓣封闭。视神经胶质瘤、视神经鞘瘤患者需要打开视神经管。另外脑膜瘤浸润眶上裂、眼眶侧壁，并且向颅内伸展者，扩大颞窝开颅包括眼眶侧壁及前床突。

（3）眼眶内操作：打开眶上壁的骨质，透过眶骨膜可见在眼眶上面正中走行的额神经和其分支，切开眶骨膜时要避免损伤这些神经。额神经之下有提上睑肌和上直肌走行，从其外侧进入肌圆锥。病变位于神经内侧或视神经胶质瘤等有必要在直视下观察视神经，从提上睑肌和上直肌的内侧进入肌圆锥。钝性剥离提上睑肌和上斜肌之间的脂肪组织，用棉片推移脂肪组织，原则上不能去除眼眶内脂肪组织。

①上内侧入路：该入路是从上斜肌、内直肌与上直肌、上睑提肌间进入。在该间隙中视神经内侧前方有近球处的眼动脉、鼻睫神经、眼上静脉；后方眶尖部有滑车神经和筛后动脉；而中间部则少有重要的血管与神经，正好提供了一个到达视神经上内侧区的通路。如果同时去除视神经管的上壁，打开上内直肌间的腱环就可暴露由球后到视神经管的整段视神经。

②上中央入路：该入路是从上睑提肌和上直肌间进入。依额神经牵拉方向不同又分为两种亚型：一种亚型是将额神经随上睑提肌内牵，无须把额神经从上睑提肌表面游离，可减少对额神经的损伤，但额神经影响了对眶尖深部的暴露；另一种亚型是将额神经游离外牵，便不再影响对眶尖深部的暴露，眼动脉后部的视神经也得以显露。在牵开的上睑提肌和上直肌之间，分布着眼上静脉、睫状动脉、睫状神经、鼻睫神经、动眼神经到上睑提肌的分支、眼动脉及其到上睑提肌和上直肌的分支，众多的结构使术野十分复杂。在上中央入路的 2 种亚型中要想显露视神经均须打开由上直肌下表面发出的纤维隔（即眶隔），易损伤恰在此隔下跨过视神经的眼动脉和鼻睫神经。该入路到达眶内视神经中2/3 段的距离最短。

③上外侧入路：该入路是从外直肌和上直肌、上睑提肌间进入。外侧入路也有两种亚型，第一种亚型是将眼上静脉与上直肌、上睑提肌一起牵向内，不分离眼上静脉，可减少对眶内结缔组织中睫状神经损伤的可能，但由于眼上静脉的阻挡，显露眶尖深部变得十分困难；第二种亚型是将游离出来的眼上静脉牵向外，这样便可对眶尖深部提供良好的暴露。在上、外直肌起点间打开 Zinn 氏环可暴露与眶上裂相接的眶尖深部区。

2. 经眶外侧壁入路

（1）皮肤切口：眼眶侧方行 S 形皮肤切开，于眼眶外侧缘切开颞筋膜露出眼眶外侧的骨缘。为避免面神经前额支的损伤，切口端达外眼角后方 3～4cm，将颞肌剥离至骨膜下。向后牵引，显露眼眶外侧壁。

（2）眼眶外侧缘的骨切除：额骨与颧骨骨缝上方 5cm 和沿颧弓上缘线加眼眶外侧壁的一部分的切除后，断开眼眶外侧缘与蝶骨大翼的移行部。泪腺肿瘤等仅去除眼眶外侧缘就可达到肿瘤，但是肿瘤存在于眼眶后半部的情况下，为得到充分的视野，有必要削除蝶骨大翼露出额叶硬膜，进一步开放眶上裂的外侧。

（3）眼眶内的操作：眼眶外侧的骨去除后，切开眶骨膜进入眼眶内，但是在泪腺肿瘤中眶骨膜菲薄化，去除眼眶外侧壁后直接下方就露出肿瘤。肌圆锥内肿瘤设计入路时，首先要与外直肌平行切开眶骨膜，但这时预先牵引外直肌处的肌腱，确认外直肌的位置，进入肌圆锥内是从外直肌上下两方均可，但是要根据肿瘤的局灶而选择。

①外上方入路：在上、外直肌间进行。但上、外直肌是分别牵向上、下而不是内、外，手术路径也更为水平。只要将外直肌向下牵，肌锥的外部便得以显露。该间隙中碰到的结构与经眶上壁入路中的上外侧入路基本相同，只是视角有所变化。眼上静脉在腱环的上外方汇入海绵窦，此入路中它同样阻挡对眶尖的显露。

②外下方入路：从外、下直肌间进入，术野的暴露主要依靠牵拉外直肌。本入路所遇到的结构主要有动眼神经下支的分支、睫状短神经、睫状神经节和眼下静脉。由于动眼神经的下斜肌支行程长，所以术中损伤的机会多。睫状神经节位于视神经外侧，它发出睫状短神经，在视神经的上、下走行抵达眼球的后表面。眼下静脉起自前部眼眶底的静脉丛，在下直肌上走行，从下、外直肌间穿出肌锥汇入眼上静脉或直接至海绵窦。眼下静脉较小，同眼上静脉相比很少阻挡手术显露。

（九）术前计划和准备

（1）首先影像学明确诊断，确定手术适应证。

（2）手术病例，根据影像学检查结果，确定肿瘤生长部位，确定手术入路方式，制订手术计划。判断能否手术根治，权衡外科干预的代价和收益。

（3）一般准备。

（4）经颅硬脑膜外入路进行腰大池置管引流，以便术中放脑脊液，降低颅内压。

（十）手术注意事项

1. 经眶上壁入路（经颅硬脑膜外入路）要点

（1）开颅骨瓣要尽量低，额窦开放进行消毒封闭处理，骨瓣尽可能低至眶上缘，便于手术操作。

（2）保留硬膜的完整性，避免脑组织的损伤和血液进入颅内。

（3）眶尖神经解剖复杂，操作过程容易损伤神经，该区手术副损伤较多，应高度重视。文献报道，视神经鞘脑膜瘤手术神经、血管损伤率最高。

（4）眼上静脉是在肌圆锥内从前内侧向后外侧走行，所以在肌圆锥前半部提上睑肌与上直肌内侧，或肌圆锥后半部提上睑肌与上直肌外侧容易出现遭遇。暴露视神经全长时，有必要在提上睑肌与上直肌附着部的内侧切开 Zinn 氏环。肌圆锥头端视神经的外侧有动眼神经的上支与下支走行。因为有可能损伤这些分支，所以在提上睑肌与上直肌附着部的外侧切开 Zinn 氏环避免损伤。

（5）滑车神经位于腱环的上方，在打开腱环前，要先将滑车神经自周围结构中游离出来，以免损伤。

（6）关于视神经外侧的病变，采取提上睑肌与上直肌的外侧入路，但是因为也能选择侧方入路法，所以未必采用经颅入眶法。特别是病变位于视神经的外下方时，可选择侧方入眶法。

（7）在使用显微磨钻磨开视神经管过程中，操作要认真，注意热传导造成的副损伤，同时注意骨屑的清洗。

（8）术后的硬脑膜缺损必须进行严密的修复，必要进行颅底重建。关于颅底骨质的缺损是否必须重建目前尚有争议，部分学者认为只要硬膜修复完整，可不进行颅底骨性缺伤的修复。

2. 经眶外侧壁入路要点

（1）外直肌的下方，即从外直肌和下直肌之间进入肌圆锥内时有动眼神经的分支——毛样体神经节与短毛样体神经节，有必要十分注意保护这些神经。

（2）动眼神经从海绵窦进入眼眶之前分为上支和下支，但是下支通过眶上裂进入眼眶内后分为三支，分别支配内直肌下直肌和下斜肌。支配内直肌和下直肌的分支附着于各肌肉的近端，但是支配下斜肌的分支进入眼眶后毛样体神经节发出运动根，然后沿下直肌的外侧缘走行，在眼球下方附着于下斜肌。因支配下斜肌的下支基本并行于下直肌的全长，所以手术中常常遇见此支。

（3）最易受损伤的是泪腺动脉和泪腺神经。

第三节 幕下肿瘤

幕下是指小脑幕以下的空间和结构，亦称为颅后窝，其主要结构包括小脑、小脑脚、脑干以及小脑和脑干之间的裂隙——第四脑室。颅后窝包含有调节意识、重要自主神经功能以及头部、躯干、四肢运动和感觉的神经通路，而且还是控制步态和平衡的中枢所在。由于第四脑室和脑干的解剖结构和功能较特殊，其肿瘤的病理与小脑实质肿瘤也有所差别，本节仅对小脑实质的肿瘤进行叙述。

一、临床表现

小脑肿瘤的临床表现为三方面：一是因颅内压增高导致的症状，包括头痛、恶心、呕吐、视乳头水肿及强迫头位等；二是小脑损害症状或体征，包括表现为肌张力下降或无张力、躯体平衡障碍及运动性共济失调等，眼球震颤及眩晕亦较常见；三是其他症状，包括精神障碍和脑神经损害症状等。

（一）小脑星形细胞瘤

小脑星形细胞瘤生长缓慢，病程较长，数周至数年不等，平均病程 10 个月。通常早期出现颅内压增高症状，小脑损害症状出现较晚。肿瘤生长时间长，但有些病程不长的原因为病变在没有造成颅压增高或未侵及小脑齿状核时患儿可没有明显症状，一旦有症状说明肿瘤体积已经较大。

1. 颅内压增高

小脑星形细胞瘤很容易压迫第四脑室或导水管引起梗阻性脑积水。头痛及呕吐常为首发症状，约占 58.6%。初期头痛常为间歇性，随着病情的发展，头痛呈持续性剧烈性痛，以枕部为重，有时伴颈项部疼痛，且常因头颈部活动或体位改变而加重。头痛常发生在清晨或夜间，并可伴有恶心或喷射性呕吐，小儿语言不清时常烦躁不安，表现为阵发性哭闹或用手击打头。儿童常以呕吐为首发症状，易误诊为胃肠炎。其原因可能是肿瘤压迫或刺激第四脑室底延髓呕吐中枢所致，或可能与颅内压增高有关。除头痛、呕吐外，小脑星形细胞瘤还经常伴有强迫头位和视乳头水肿、继发性视神经萎缩等体征。因患者出现保护性反射而出现强迫头位可能，这是肿瘤压迫形成慢性小脑扁桃体疝，压迫和刺激上颈段神经根所致。若为一侧小脑扁桃体下疝到寰椎以下平面，可引起患儿头部固定向患侧倾斜。普遍存在视乳头水肿，有半数患者在病程早期即有此改变，晚期则几乎所有患者都可出现，青少年和成年患者还有可能因严重继发性视神经萎缩而导致双眼视力下降或完全失明。但幼儿因颅缝未完全闭合，故视乳头水肿多不明显。

2. 小脑危象（脑干性强直发作）

多为肿瘤直接或间接压迫脑干所致。常因急性严重颅内压增高引起，可见于晚期小脑星形细胞瘤患者。表现为阵发性去大脑强直、昏迷、角弓反张以及呼吸缓慢等，对这种危象必须立即采取有效的抢救措施予以纠正。

3. 小脑损害症状和体征

依肿瘤所在位置不同其临床表现也有所不同。

（1）小脑半球星形细胞瘤：由于小脑半球功能可被锥体系统部分代偿，故出现病灶损害症状较晚。小脑损害突出表现为肌张力下降、躯体平衡障碍及运动性共济失调等，表现为患侧肢体的共济运动障碍，上肢重于下肢，表现为上肢动作笨拙，持物不稳。因随意运动的幅度、力量、方向及速度失调，故临床表现为精细动作（如写字、扣纽扣和穿针线）不能，右利者用勺进食困难（食物送不到口内）。指鼻试验、对指及轮替试验阳性，还可有患侧的肌张力及腱反射下降。小脑受损严重时可影响咽喉肌的协调运动，出现构音障碍或爆发式语言（小脑性语言）。多数患者还出现小脑性眼球震颤，即粗大的水平型眼震，眼震表现为振幅大、速度慢、不规律。向患侧注视时，眼震更缓慢且粗大；当注视前方时也可见水平型眼球震颤；在静止时双侧眼球亦不在中线位置而略向健侧偏斜 $10°\sim 30°$；眼外肌发生共济失调时，偶可呈跳跃式眼球震颤，如出现旋转或垂直眼震，预示肿物可能已侵入脑干内。

（2）小脑蚓部星形细胞瘤：肿瘤局限于小脑蚓部者并不多见，但极易引起脑脊液循环。早期出现颅高压表现，并伴有平衡障碍和静止性共济失调，表现为站立不稳，多向后倾倒，并可有小脑受损步态。随着病情的发展，逐渐不能独立行走与站立，Romberg 征阳性。患者身体倾斜则也与肿瘤的位置有关，位于上蚓部时则多向前倾斜，位于下蚓部者则向后倾倒。同样，位于小脑蚓部星形细胞瘤的患者可伴有肌张力及腱反射下降。但是，通常不伴眼球震颤，如果肿物已侵入脑干内，也可出现旋转或垂直眼震。上肢共济运动失调亦较轻。肿瘤晚期累及一侧小脑半球时，则出现小脑半球受损症状。

（3）其他症状：正如其他小脑肿瘤一样，少数小脑星形细胞患者可发生精神障碍，表现为反应迟钝、表情淡漠，并可出现幻视、幻想等。这些症状发生的确切机制尚难确定，推测发生原因可能与慢性颅内压增高所致有关，或由于肿瘤局部压迫引起与脑干网状结构受损有关。此外，可见脑神经损害的表现，如慢性颅内压增高所致双侧展神经麻痹，偶还可见有患侧面神经、听神经、舌咽神经及迷走神经受累，一般较少发生。锥体束征及肢体感觉障碍。

（二）血管网织细胞瘤

肿瘤部位不同临床表现也不同。血管网织细胞瘤实质性者生长缓慢，病程可长达数年；囊性者发展较快，病程多为数周或数十周，也有少数可因瘤内出血或蛛网膜下腔出血呈急性发病者。位于小脑血管网织细胞瘤约 80% 为囊性肿瘤，病程多在 $3\sim 6$ 个月之间。常出现颅内压升高和小脑症状。一般多以慢性颅内压增高表现开始，如头痛、头晕、恶心、呕吐，以后逐渐出现视力下降等症状。在整个病程中，约 80% 的病例出现头痛、呕吐，继之伴有小脑症状，如行走不稳、强迫性卧位、眼震、共济失调等。如果为多发性，那么症状要复杂，位于 CPA 可出现脑神经受损症状，如耳鸣、听力下降或丧失；位于脑干可出现脑干受损症状，如强迫头位、肢体运动障碍、复视及眼球运动麻痹、颈项强直、吞咽困难、声音嘶哑、咽喉反射消失、饮水呛咳等；有时可引起顽固性呃逆；合并视网膜血管瘤时，可影响视力，严重者可致失明。伴有红细胞增多症者，除上述症状外，可有面颈部皮肤潮红、血压增高、四肢疼痛、脾脏肿大，或伴有胃、十二指肠溃疡等症状。

眼底检查绝大多数可见有视乳头水肿，合并视网膜血管瘤的可见该瘤出血所引起的一些痕迹（约占10%）。此外，此症患者还可能伴有其他内脏的先天性疾病，如多囊肾、胰腺囊肿、肝囊肿、肾癌、肾上腺嗜铬细胞瘤、附睾炎、附睾管状腺瘤、红细胞增多症等，均须注意详细检查。

（三）髓母细胞瘤

髓母细胞瘤病程较短，从数天至1年不等，病程为4～6个月，年龄越小病程越短。其主要临床表现如下：

1. 颅内压增高症状

早期即可出现颅内压增高症状，并呈进行性发展，很少能自行缓解，是该幕下实质髓母细胞瘤临床表现的主要特征。由于肿瘤多生长于小脑蚓部，且常阻塞第四脑室，个别甚至压迫大脑导水管，故梗阻性脑积水进展甚为迅速。最常见的症状有头晕、头痛、恶心、呕吐、视力减退及视乳头水肿等。年龄较大的儿童，其头痛症状往往较严重，多位于枕下部或前额部；年龄较小的儿童，由于颅缝未闭合及颅缝易分离，颅腔代偿空间较大，较大地缓冲颅内压症状，头痛多不严重，且视乳头水肿亦不明显。但是，呕吐与颅高压却无必然的关系，常常多由于第四脑室底部的迷走神经核受刺激，和（或）颅内压增高引起。有些儿童，尤其是幼儿，可能仅早期有呕吐症状。病程后期除有视力减退及视乳头水肿外，还可因颅内压增高而出现发作性小脑危象，如强直性痉挛。此外，由于颅高压导致小脑扁桃体下疝，压迫和刺激上颈段神经根或出现保护性反射，而表现颈强直及强迫头位。部分幼儿头颅增大，叩诊时出现"破壶音"。

2. 小脑损伤症状

肿瘤主要位于小脑，常常使小脑蚓部与脊髓和前庭之间的联系受到不同程度的损害，导致身体平衡功能障碍，主要表现在躯干及双侧下肢。病儿步行时足间距离加大，步态蹒跚。闭目站立时表现为身体前后摇摆不定，肿瘤侵犯上蚓部时，多向前倾倒；肿瘤位于下蚓部时，则多向后倾倒。病情严重时，不仅不能步行及站立，即使坐也感困难，因惧怕跌倒而常常表现卧床不起。有时出现小脑性语言，表现为构音障碍。当肿瘤侵犯小脑半球时出现肢体运动性共济失调、指鼻、对指、跟—膝—胫试验阳性、肌张力低，腱反射减弱或消失。此外，2/3的患儿出现水平型眼球震颤。

3. 其他症状

主要与慢性进行性颅内压增高有关，由于慢性进行性颅内压增高致双侧展神经不全麻痹而出现复视，从而出现双眼球向内斜视，眼球向外侧注视时运动不到位。部分患儿由于肿瘤体积增大向前压迫脑桥致双侧锥体束征。晚期患儿可出现小脑危象，表现为呼吸变慢，突然丧失意识，伴双侧病理征阳性，或呈去大脑强直表现，其原因为颅内压急剧升高，发生小脑扁桃体下疝或肿瘤对脑干的直接压迫加重等，必须立即采取有效的办法，如行侧脑室穿刺引流，以解决颅内压。

二、临床诊断和鉴别诊断

（一）小脑星形细胞瘤的临床诊断和鉴别诊断

小脑星形细胞瘤主要发生在儿童，但多位于小脑半球，主要临床特点为慢性进行性颅内压增高，病程较长。当出现头痛、呕吐、走路不稳及颈项部疼痛，特别是这些症状发生在青少年及幼儿时，应考虑本病的可能性。多数患者先表现为颅内压增高，数月后才会出现小脑受损症状。根据这些临床表现，结合脑 CT 或 MRI 检查即可获得诊断，但应与下列疾病相鉴别。

1. 髓母细胞瘤

主要见于少儿，其次是青年人。主要位于小脑蚓部和（或）突入第四脑室内，多伴有明显的颅内压增高及躯干、双下肢共济失调的症状。发病年龄较小，以 3 ～ 10 岁最为多见，病程进展迅速。实质性肿瘤可合并大片液化、坏死，周围水肿明显，增强后实质部分明显均一强化，坏死、液化部分无强化，且沿蛛网膜下腔种植转移是其特征之一。肿瘤很少形成囊肿及钙化，颅后窝骨质亦较少破坏。脑脊液细胞学检查如能发现脱落的瘤细胞更有助于诊断。小脑星形细胞瘤主要表现为小脑运动性共济失调，而髓母细胞瘤则以平衡障碍为主。此外，颅骨 X 线片小脑星形细胞瘤的钙化率较高，常可见肿瘤侧枕骨鳞部骨质吸收变薄等征象。

2. 室管膜瘤

主要发生在儿童及青年，主要位于第四脑室出口处或第四脑室内，颅内压增高症状出现较早，肿瘤较大可累及小脑蚓部或小脑半球而出现小脑损害症状，但多较轻且出现较晚。累及小脑蚓部者，有时与小脑髓母细胞瘤相似。但室管膜瘤发病年龄一般较髓母细胞瘤晚，病程较长。由于室管膜瘤常常累及第四脑室底部脑干诸脑神经核，其受累症状如复视、呕吐、耳鸣、眩晕、眼球震颤等则较为常见，多有强迫性头位。脑室造影第四脑室可呈现圆形充盈缺损，但较少发生移位。CT、MRI 平扫示肿瘤等、低密度影或信号常呈等信号，多不均匀，常无血管流空影，可有钙化。增强扫描示肿瘤常不规则增强。

3. 小脑血管网织细胞瘤

主要位于小脑半球，也常有囊性变，临床表现与小脑半球星形细胞瘤相似，但是囊性小脑星形细胞瘤多见于儿童及青少年，而小脑血管网织细胞瘤在儿童极为罕见。囊性小脑星形细胞瘤常较大，囊壁不规则，结节较大，信号不均匀，不规则强化，常无流空血管影，可有钙化、出血。小脑血管网织细胞瘤结节均匀强化，常见流空血管影，可合并红细胞增多症，常常有家族病史。椎动脉造影常可见肿瘤病理血管团影。实质性星形细胞瘤与实质性血管网织细胞瘤一样亦好发于小脑半球，但是以青少年多见，30 岁以上发病者少见。肿瘤体积大，形态欠规整，边界不甚清。CT、MRI 平扫可显示肿瘤较大，呈低密度或低、等密度混杂影，CT 值较实质性血管网织细胞瘤低，占位效应明显，瘤周有水肿，25% 可见钙化。增强后多呈不均匀强化，坏死、囊变区无增强。实质性血网主要表现为边界不规则占位团块影，增强扫描时可见肿瘤实质部分均匀增强，囊腔及囊壁部分不增强。实质性可见瘤内蛇形、迂曲的条状血管流空现象，强化明显。还可在 T_2 像上见到肿瘤周围的长 T_2 水肿带，边缘可见血管流空影。肿瘤周边因有含铁血黄素沉着，和 T_2 加权可呈低信号带。

4. 小脑结核瘤

亦可发生在儿童，但多位于小脑半球，常有结核病史或结核病接触史。颅外，如肺部可能有结核病灶，活动期常常表现为低热、消瘦及血沉增快等结核病的一般表现。脑脊液检查可有白细胞增高，糖及氯化物下降等。

5. 梗阻性脑积水

由于各种原因造成大脑导水管阻塞时，也可出现颅内压增高症状，但缺乏明显的小脑损害体征。CT 或 MRI 扫描幕下无占位病灶。脑室造影仅有第四脑室以上部位的普遍性扩大，无第四脑室充盈缺损或移位表现。

（二）髓母细胞瘤临床诊断和鉴别诊断

凡儿童，特别是 3 ~ 10 岁者，若出现无明显诱因的持续性头痛，反复发作的呕吐或伴有走路不稳等症状，都应进一步检查。如发现眼球震颤、平衡障碍、走路不稳、强迫头位以及 X 线片有颅内压增高征象时，即应高度怀疑髓母细胞瘤的存在，可进一步采用脑 CT 或 MRI 检查，如表现为颅后窝中线部病变，更有助于诊断。髓母细胞瘤应与第四脑室室管膜瘤、小脑星形细胞瘤、小脑结核瘤及脑膜炎等鉴别。由于髓母细胞瘤的瘤细胞易脱落播散，可广泛种植于大脑和脊髓表面，出现脑膜刺激症状及脑脊液细胞数增多，类似于脑膜炎的表现。但脑膜炎患者有周身感染症状，脑膜刺激征更为明显，脑脊液混浊，白细胞数每立方毫米可达数百至数千个，糖和氯化物含量减低以及细菌培养阳性等，可借此进行鉴别。与第四脑室室管膜瘤、小脑星形细胞瘤、小脑结核瘤相鉴别见小脑星形细胞瘤临床诊断和鉴别诊断所述。

（三）小脑血管网织细胞瘤临床诊断和鉴别诊断

男性成年人有明显的小脑症状及颅内压增高症状者，均应考虑到本病的可能。根据临床表现，结合血 RBc 和 Hb、CT、MRI、DSA 等辅助检查，若伴有 vHLD 或有家族史者，基本可以确立诊断。囊性血管网织细胞瘤应与囊性小脑星形细胞瘤、小脑囊肿、小脑脓肿等相鉴别，实质性血管网织细胞瘤须与实质性星形细胞瘤、髓母细胞瘤、室管膜细胞瘤、脉络丛乳头状瘤等相鉴别。脉络丛乳头状瘤常发生于年龄较小儿童，可位于侧脑室、第三脑室及第四脑室内。肿瘤平扫 CT 或 MRI 显示等密度影或等信号影，边缘毛糙呈砂粒状，肿瘤均匀增强。部分患者伴有脑脊液增多，脑室增大，颅压增高症状。囊性变少见。小脑囊肿和小脑脓肿也各有不同的临床和影像特点。与星形细胞瘤、髓母细胞瘤、室管膜细胞瘤的鉴别见上述所述。

三、治疗策略与选择

（一）小脑星形细胞瘤的治疗

本病对放疗及化疗不太敏感，故手术切除肿瘤为首选，以手术为主。由于颅后窝容腔较小，代偿空间有限，且容易影响脑脊液循环通路，故常伴有严重颅内压增高和慢性枕骨大孔疝的表现，甚至威胁患者生命。特别是小儿，多有呕吐频繁、不能进食、周身情况衰竭等表现。因此，对于有脑积水的患儿，一般不主张做术前脑室—腹腔分流术。在开颅手术前，可先行侧脑室穿刺持续引流或安置储液囊再经储液囊持续外引流，以缓解颅内压力，改善周身情况，并挽救视力。侧脑室引流还有助于肿瘤切除时的显露，减轻手术后反应。对已有剧烈头痛、呕吐、小脑危象或已出现急性枕骨大孔疝者，应紧急行额角穿刺、侧脑室持续外引流。我们主张安置储液囊再经储液囊持续外引流，同时注意保持引流管高度，通常宜在相当于脑室平面上 20cm 左右，略高于正常颅内压水平。手术目的是要求肿瘤的全切除或近全切除。肿瘤的全切除或近全切除患者的 5 年生存率可在 95% 以上，毛细胞型星形细胞瘤影像学全切除后的复发率极低。实性肿瘤应尽量将瘤体切除；如果瘤在囊内，且瘤壁无强化者，只需要将瘤结节切除即可，不需要切除囊壁；如果囊壁强化，囊在瘤内，应将肿瘤结节和囊壁一并切除。对于复发的小脑星形细胞瘤，主张应积极进行第二次手术，再结合放疗、化疗，这是治愈肿瘤或延长患儿生命最有效的方法。许多学者发现没有完全切除肿瘤的患儿，在相当长的时间内残存的肿瘤在影像学上没有太明显的进展。因此，对于侵犯重要神经或血管的小脑星形细胞瘤，在手术时要充分权衡手术的安全性和全切除肿瘤可能引起的危险性。

（二）髓母细胞瘤的治疗

应尽可能地切除肿瘤并行枕下减压术，术后辅以放射治疗，亦可在术后应用化疗及免疫治疗。对于有脑积水患者的肿瘤切除前的处理同小脑星形细胞瘤。一般不主张做术前脑室－腹腔分流术，可先行侧脑室穿刺持续引流或安置储液囊再经储液囊持续外引流。肿瘤的手术能否全切除将影响患者预后。一般来讲，几乎所有髓母细胞瘤都能做到影像学上的全切除或近全切除。但是髓母细胞瘤的恶性程度高，生长迅速，肿瘤浸润范围较广泛，很难达到完全根治，术后易复发，且手术尚可促使肿瘤细胞脱落，沿脑脊液循环通路播散种植。手术的目的在于尽量切除肿瘤，建立脑脊液循环通路，降低颅内压，为术后放射治疗及其他治疗创造条件。

对于脑室－腹腔分流术是否造成肿瘤的腹腔转移，目前仍有争论。对于肿瘤有广泛的蛛网膜下腔转移或种植，不能首先进行手术治疗，应先做分流术，为化疗、放疗创造条件。

（三）小脑血管网织细胞瘤

小脑血管网织细胞瘤作为血管源性良性肿瘤，如能手术完全切除则预后良好，故无论是囊性还是实质性的血管网织细胞瘤，手术切除是治疗该病的首选方法。囊性肿瘤只需切除瘤结节即可治愈。对于多发的或隐藏在囊壁内的瘤结节应仔细寻找，不能遗漏。手术前的血管检查有利于发现瘤结节。实质性肿瘤若能全切预后也较好，但由于实质性肿瘤供血丰富且常位于重要功能区，位置较深，常不能完全切除。若肿瘤不能全切，术后可辅以放射治疗。血管网织细胞瘤若能全切，术后复发率较低，为3%～10%；肿瘤若不能全切术后复发率可超过50%。复发原因多为肿瘤未全切除、遗漏多发肿瘤、多中心生长的肿瘤再发。复发肿瘤仍可以手术，并可收到良好效果。肿瘤不能全切导致恶性播散转移的血管网织细胞瘤非常少见。

（四）显微外科手术适应证

幕下脑实质肿瘤的外科切除，均应该应用显微外科手术。

（五）放疗

小脑星形细胞瘤全切除者术后无须放疗，这一点已无争议，但有残余肿瘤者是否放疗尚有不同的看法：有人认为小脑星形细胞瘤有残留肿瘤即使不做放疗也可长期存活，放疗对儿童有长远的副作用，因此不主张放疗；有人认为未能完全切除的小脑星形细胞瘤术后放疗5年和10年生存率明显高于无放疗者。我们认为对于未能全切除者局部接受放疗，对防止或延缓肿瘤的复发有肯定的作用。

髓母细胞瘤对放射线高度敏感，因此无论肿瘤是否完全切除或有残留，都应在术后尽早进行全头颅及椎管的放射治疗。一般主张在术后 1～2 周伤口愈合良好、全身情况允许时，即应开始放疗。术后放疗包括：局部＋全脑＋全脊髓轴，全脑放疗的范围应包括筛板，后达颈髓，脊髓放疗下界达骶 2 水平。放疗剂量的选择：全脑 40Gy（4 000rad），颅后窝局部加 15Gy（1 500rad），脊髓 35Gy（3 500rad），每次不超过 2Gy（260rad），最好在 1.5～1.8Gy（150～180rad）。对于 3 岁以下幼儿该不该放疗目前有争议，但是鉴于髓母细胞瘤对放射线高度敏感和高度恶性，我们主张在充分告知的情况下，进行放疗。脊髓 24Gy（2 400rad），全脑 35.2Gy（3 520rad），颅后窝局部累及总量为 48Gy（4 800rad）。笔者遇到 1 例 1 岁多的患儿仅进行放疗处理，尽管身体矮小，存有癫痫，但是目前已生存 27 年，且生活能自理。

小脑血管网织细胞瘤若不能全切，术后可辅以放射治疗。但肿瘤对传统放疗特别是低剂量放疗不敏感，有报道称增加放疗剂量 45～50Gy 并照射 4～5 周，可降低复发率，提高患者的 5 年和 20 年生存率。γ 刀对中小型（直径＜3cm）实质性血管网状细胞瘤有良好的中短期控制作用，其长期疗效有待研究。

四、外科治疗

（一）手术入路和选择

幕下实质肿瘤，根据病灶的原发部位和扩展范围，常用手术有两种，枕下正中入路和枕下旁正中入路，可根据病灶部位、大小、性质和范围进行适当扩展。患者的体位根据术者的习惯可选择俯卧位或侧卧位。

（二）术前计划及准备

（1）影像学检查。

（2）肿瘤标记物检查。

（3）一般准备：纠正营养不良、脱水等内环境紊乱。

（4）侧脑室外引流或侧脑室安置储液囊（伴有明显梗阻性脑积水患者）。

（5）小脑实性血管网织细胞瘤术前应充分备血，特别对于血供丰富的巨大实质性肿瘤。

（三）手术步骤、要点和风险

1. 小脑星形细胞瘤

（1）手术入路：多选择枕下正中入路，采用颅后窝正中直切口，皮肤切口上端达枕外粗隆上 1～3cm，下至第 3 颈椎棘突水平。

（2）手术步骤：按颅后窝正中直切口常规行皮肤、软组织切开，显露枕骨，根据存在小脑扁桃体下疝与否，确定暴露第一、二颈椎棘突与否。钻孔后行游离骨瓣开颅，若肿瘤偏于一侧，则骨窗应于肿瘤侧尽量扩大，骨窗上方可显露横窦下缘，下方可咬开枕骨大孔，存在小脑扁桃体下疝者可咬开部分寰椎后弓，后者宽度在 1.5cm 左右。如硬脑膜张力高，可请助手在台下暂时打开已夹闭的脑室外引流装置，缓慢释放数 10mL 脑脊液，待硬脑膜张力下降后重新夹闭引流管。硬脑膜可根据肿瘤的部位，行 Y 形或放射切开。须注意的是在处理枕骨大孔水平的硬脑膜时常伴有枕窦或环窦出血，如果肿瘤位置没有在这一水平，可以避免切开，如果要切开可用双极电凝处理。有时枕窦过于宽大电凝困难时，须用结扎。通常肿瘤侧较为小脑饱满，小脑脑回变宽，同时伴有小脑扁桃体下疝至枕骨大孔平面以下。如果肿瘤呈囊性变，先选择在小脑半球肿瘤的局部膨隆处试行穿刺，电凝穿刺点脑表面血管，以脑针徐徐向深部进针，达到肿瘤时，可有阻力增加的感觉，穿入囊内即有落空感，并可见淡黄色透明或微混浊囊液流出。在小脑膨隆处电凝表面小血管，横行切开小脑皮质。根据肿瘤大小决定切开长度，一般长 3～4cm，用脑压板牵开切口显露肿瘤。星形细胞瘤多呈灰褐色鱼肉状，质地软，血供不丰富。根据肿瘤组织外观及术中冰冻活检结果，可初步确定肿瘤性质。肿瘤位置确定后，可在手术显微镜下切除肿瘤。实性肿瘤应尽量将瘤体切除；如果瘤在囊内，且瘤壁无强化者，只需将瘤结节切除即可，不需要切除囊壁；如果囊壁强化，囊在瘤内，应将肿瘤结节和囊壁一并切除。当肿瘤侵及脑干时不可强求全切除，否则会造成脑干损伤。如肿瘤质地较硬和体积较大，可用超声吸引器（CUSA）辅助切除肿瘤。肿瘤切除后应彻底止血，颅后窝硬脑膜在切开后往往难以原位严密缝合，可选择枕颈部肌肉筋膜或人工脑膜行扩大修补，仍应强调硬脑膜的低张严密缝合，可减少术后皮下积液或脑脊液漏的发生率。游离骨瓣复位，并以钛链或钛夹等人工材料固定，对于骨质已咬除的缺损处可选择钛网等人工材料进行修补。手术残腔放置引流管与否根据手术中情况而定，如果止血彻底，脑脊液循环未受到干扰，不需要放置引流管；对于肿瘤切除范围较大者或术后局部可能肿胀，导致脑脊液循环受到干扰者可以放置引流管。对于开颅时肌肉渗血较严重者，可于硬膜外或骨瓣外处置引流管，术后短期内拔除。分层严密缝合肌肉、皮肤。小脑半球或小脑蚓部肿瘤手术，务求解除肿瘤对四脑室导水管的压迫，打通脑脊液循环通道。如肿瘤切除不完全，不能完全解除脑脊液循环梗阻时，可同时进行侧脑室－脑池分流术，或术后行侧脑室－腹腔分流术，以缓解梗阻性脑积水的症状。

（3）术中注意事项：手术切除肿瘤时必须清楚解剖关系，操作要细致、精准。不可损伤第四脑室底部、脑干和小脑后下动脉。肿瘤累及脑干时，可在显微镜下细心地剥离与切除瘤组织，注意保护脑干、周围神经与血管。

2. 髓母细胞瘤

（1）手术入路：取颅后窝枕下正中入路，颅后窝正中直切口，操作方法同小脑星形细胞瘤。

（2）手术步骤：侧脑室外引流：髓母细胞瘤患者多伴有梗阻性脑积水和颅内压增高，于手术前常规行额部前角穿刺，置管做侧脑室持续外引流或安置储液囊，再经储液囊持续外引流。目的是减低颅内压力，便于手术操作，同时可作为手术后外引流通道，便于术后处置，根据情况可于术后 3～5d 拔除，拔除前应该常规夹闭引流管观察 24h，如果无颅高压表现，甚至应该复查颅脑 CT，如果脑室无扩大，即可拔除。

肿瘤切除：髓母细胞瘤浸润范围广泛，向上可突入大脑导水管，向前可突入第四脑室并侵犯第四脑室底部及脑干。常规颅后窝枕下正中入路开颅，显露骨窗后，咬开枕骨大孔后缘，存在小脑扁桃体下疝者，或肿瘤疝入椎管者，可咬开寰椎后弓，Y 或 H 形切开硬脑膜。可见小脑蚓部明显增宽、增大。如肿瘤未侵犯脑干结构，可做到肿瘤全切除。肿瘤血管一般来自双侧的小脑后下动脉，故切除肿瘤时均先找到供血动脉，予以处理，然后再切除肿瘤，可以明显减少出血。多数肿瘤质地软、脆，用粗吸引器快速吸除瘤体，肿瘤内有粗细不等的血管，应边吸除肿瘤边电凝血管，不可只强求止血。快速吸除肿瘤是止血的最好方法，当瘤体被大部吸除后，肿瘤出血自然减少或停止。髓母细胞瘤大多脆软，易于切割与吸除。吸除困难时，可分块切除肿瘤。侵犯小脑蚓部及小脑半球的肿瘤要尽量摘除，肿瘤与小脑半球无明确的边界，但有胶质增生层。手术中要注意用脑棉片垫在肿瘤与第四脑室之间及枕骨大孔处，保护脑干并防止血液及脱落的瘤细胞流入脑室系统和椎管。如肿瘤与第四脑室有粘连时，可由中间孔处向上纵行切开小脑蚓部，将小脑向两侧牵开，仔细切除第四脑室内肿瘤。全切除肿瘤后可看到扩大的导水管的开口及第四脑室内结构。多数肿瘤与第四脑室底无粘连，第四脑室底表面光滑。若肿瘤过于广泛侵犯脑干时，不可强行剥离，仅做肿瘤大部或次全切除，疏通大脑导水管，见有脑脊液流出即已达到手术目的。对脑干面有微小渗血不能电灼者可用止血纱布覆盖手术创面止血。彻底止血后，硬脑膜扩大严密缝合修补，根据需要放置术腔或硬膜外引流管，骨瓣复位固定，分层严密缝合颈项各层。

（3）手术注意事项：①全切除肿瘤，以不损伤脑干是首要目标，术中不可过度牵拉脑组织，脑压板放置不得过深，以免损伤延髓及第四脑室底部。术中要防止第四脑室底的损伤。我们常常在肿瘤后下缘开始切除肿瘤，瘤内减压后用窄脑板自第四脑室底部向上抬起肿瘤，放入棉条将肿瘤与脑干隔开，再切开少许蚓部，将肿瘤分块或完整切除。②肿瘤细胞脱落后，可沿脑脊液循环通路播散。故切除肿瘤时避免多次冲洗手术野，肿瘤切除毕，移开原来棉片重新在第四脑室与逆行进入导水管下口处及枕骨大孔处放置棉片后，多次冲洗手术野，并彻底清除第四脑室与逆行进入导水管下口的血液。③术中脑脊液循环梗阻未解除者，应行侧脑室外引流，并于术后适当的时候行侧脑室-腹腔分流术。④其他同小脑星形细胞瘤。

3. 血管网织细胞瘤

（1）手术入路：手术取枕下正中入路，操作方法同小脑星形细胞瘤。

（2）手术步骤：操作方法同小脑星形细胞瘤。显露肿瘤后，囊性血管网织细胞瘤应先将囊液吸出并保存、送检，用以做血红细胞生成素试验。然后切开囊壁，在囊内仔细寻找肿瘤结节，予以全部切除。一般肿瘤结节只有1个，偶有1个以上，应分别将其与囊壁完全切除，可获得根治效果。实质性血管网织细胞瘤的切除要比囊性者困难，手术的危险性亦较囊性者大。对于供血丰富、位置深在的实质性肿瘤，术前造影能进一步了解肿瘤血供的具体细节，包括肿瘤血管和肿瘤染色的具体范围，明确的供血动脉来源和引流静脉途径。此外，术前血管完全栓塞能降低手术并发症和死亡率，但部分栓塞能否起到同样效果，则报道不一。切除时应从肿瘤的外围入手，进行瘤体分离。先电凝处理其供血动脉，逐步沿肿瘤的包膜周围剥离，力求将肿瘤完全切除。忌肿瘤穿刺、活检或过早切开肿瘤做分块切除。因这样可能导致术中出血较多而使手术陷入困境，手术时如发现肿瘤已侵入延髓或颅底，亦应细致地保护脑干及神经和血管，必要时分块摘除肿瘤。由于血网与基因突变有关，实质性肿瘤血管丰富，术前抗血管生成治疗是否有利值得深入研究。

（3）手术注意事项：①囊性血管网织细胞瘤，要特别注意不要遗漏留结节，复发原因多为肿瘤未全切除、遗漏多发肿瘤、多中心生长的肿瘤再发；②实质性血管网织细胞瘤，忌肿瘤穿刺、活检或过早切开肿瘤做分块切除，因这样可能导致术中出血较多而使手术陷入困境；③其他同小脑星形细胞瘤。

（四）术后并发症处理

1. 星形细胞瘤

小脑星形细胞瘤术后的并发症主要有切口感染、假性脑膜膨出（仅对于硬膜未缝合、骨瓣未复位的病例）、后组脑神经损伤、小脑性缄默症和假性延髓性麻痹等。这些并发症并非小脑星形细胞瘤手术所特有，所有颅后窝肿瘤的手术均有可能发生，许多并发症的发生与术者的手术技巧有明显的关系。

术后处理：术后并发症处理的核心之一是预防颅高压及脑膜的严密缝合。术前行侧脑室持续引流者可继续保持，使患者安全度过术后反应期（一般为3～5d）。在确认脑脊液循环已恢复通畅时，可拔除脑室引流管，拔管前可先行试验性夹闭。因术中可能有部分血液流入脑室系统，术后引流脑脊液常呈淡红色或淡黄色，必要时可反复行腰椎穿刺或腰大池置管持续引流以释放脑脊液，直至其彻底清亮为止。如发现有皮下积液应及时做抽液后加压包扎；如果肿瘤切除后脑积水没有被解除，可做脑室腹腔分流术。有10%～50%的小脑星形细胞瘤全切除术后患儿需要做分流术以解决脑积水，这种术后脑积水可能是脑脊液吸收障碍所引起。此外，对后组脑神经损伤假性延髓性麻痹患者应及时进行胃管，避免误吸。小脑性缄默征表现表情呆滞哭闹或不说话，其发作的时间可在术后即刻出现，也可在术后数天才出现，几乎所有的缄默征都能恢复。

2. 髓母细胞瘤主要并发症

①中枢性呼吸循环衰竭：系手术操作时累及脑干和第四脑室底部所致，术后可能发生中枢性呼吸循环障碍，应及时行气管切开，人工辅助呼吸及支持疗法；②其他同小脑星形细胞瘤。

3. 血管网织细胞瘤

同小脑星形细胞瘤和髓母细胞瘤。

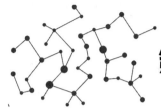

第五章　头颈部肿瘤

第一节　口腔癌

一、应用解剖

（一）局部解剖

口腔为消化道的起始部位，前界由上下唇内侧黏膜构成；后界借软腭、咽前柱、舌轮廓乳头与口咽分开；上界为硬腭；下界为口底，两外侧壁由颊部构成并与齿龈相延续。

按照 UICC 标准，口腔被细分为以下几个解剖部位：①颊黏膜，包括上下唇内侧黏膜、颊黏膜、磨牙后区域、上下颊龈沟；②上牙槽牙龈；③下牙槽牙龈；④硬腭；⑤舌，包括舌尖、舌背面、舌腹面和舌两侧缘；⑥口底。

（二）淋巴引流

口腔淋巴引流主要至颏下、下颌下、上颈深淋巴结，但淋巴引流途径由于不同的解剖部位、病变大小、是否毗邻中线而略有不同。

（1）舌的淋巴引流主要至二腹肌淋巴结和下颌下淋巴结，然后引流至上颈深淋巴结，也可直接引流至上颈深淋巴结。

（2）颊黏膜的淋巴引流主要至下颌下和二腹肌下淋巴结。首次治疗的患者10% ～ 30% 的已有颈部淋巴结转移，即使临床检查颈部阴性的患者，也有 15% 的患者已有颈部淋巴结的微小转移。

（3）牙龈淋巴引流主要至二腹肌下淋巴结和下颌下淋巴结，其中发生于舌侧与颊黏膜侧的牙龈淋巴引流又有所不同。10% ～ 20% 的初诊患者已有颈部淋巴结转移，其中下牙龈癌发生颈部淋巴结转移的概率明显较上牙龈癌为高，最高可达 50% 左右。对临床检查阴性的患者，20% 的患者其实已有颈部淋巴结的微小转移，但对侧淋巴结转移的概率较低。

（4）口底淋巴引流主要至下颌下和二腹肌下淋巴结，而颏下淋巴结受侵的概率则较低，一般不超过 5%，由于口底癌多接近中线或容易越过中线，因此口底癌发生双侧颈部淋巴结转移的概率较高。

一般而言，发生于舌体、口底、齿龈、颊黏膜的鳞癌在确诊时约 1/3 的患者已有颈部淋巴结转移，而唇癌、硬腭癌的颈部淋巴结转移相对比较少见。

二、临床表现

溃疡、糜烂、白斑及浅表肿物等局部异常改变，伴有或不伴有局部疼痛是口腔癌的常见症状及体征。也有部分患者首先是以颈部肿大淋巴结而就医的，随着肿瘤的发展，如舌深部肌肉的受侵，则可出现吞咽困难和发音困难，部分患者则以耳牵扯痛为唯一症状。由于口腔张口可见，因此通过仔细观察发现肿瘤并不困难。对发现的肿物应强调手指触诊的重要性，既可明确病变范围、质地，又可了解肿瘤的局部浸润范围。

三、病理

口腔癌肿瘤的大体类型分为浸润型、外生型与溃疡型。90% 以上的口腔肿瘤为鳞癌，且绝大多数的肿瘤细胞分化程度较高。其他少见的口腔肿瘤主要为小涎腺来源的癌，包括腺样囊性癌、黏液表皮样癌等。

四、诊断

对口腔内的任何异常改变，如溃疡、糜烂，持续 2 周而不愈合者，或表现为结节肿物缓慢生长者，均要考虑到口腔癌的可能。确诊有待于咬取活检病理证实。

五、治疗原则

口腔癌的治疗手段主要为手术治疗和放疗，但具体治疗方案的决定取决于原发肿瘤部位、肿瘤大小、病理类型与分级、有无颈淋巴结转移、所在医疗机构外科医生和放疗科医生的经验及患者的愿望等。一般而言，对早期病变如 T_1、T_2 小病变，无论是采用放疗还是手术治疗都可获得较为满意的治疗效果，但由于放疗能保证患者口腔正常解剖结构和功能的完整性，因此对 T_1、T_2 小病变可考虑首选放疗，手术可于放疗无效或复发时用。对晚期 T_3、T_4 病变，任何单一的治疗其结果均不理想，而采用手术和放疗的综合治疗（主要为术前放疗 + 手术或手术 + 术后放疗）则可进一步改善晚期口腔癌的预后，因此晚期口腔癌主张手术和放疗的综合治疗；但如果病理类型为分化差的癌或低分化癌，则不论分期如何，应以放疗为首选，只有放疗后残存或复发时考虑手术治疗。

对有颈部淋巴结转移的患者而言，尤其是淋巴结直径大于 2cm 者，因口腔癌细胞分化程度较高，单纯放疗一般不能有效地控制颈部肿瘤，此类患者多须行颈淋巴结清扫术，因此对口腔癌的颈部转移淋巴结应以手术治疗为主。

对晚期口腔癌，目前临床研究表明放疗的同时应用化疗，即同步放、化疗有提高晚期头颈部鳞癌生存率，改善远期生存的趋势，因此临床上主张应用，所用药物以 DDP、5-FU、Taxol 等为主。

六、放疗

（一）放射治疗技术

1. 体外常规放射治疗技术

体外放射治疗多采用两侧野共轴对穿照射，若为一侧早期颊黏膜癌或牙龈癌，则可选用病侧前野与侧野两相交野，加用楔形板照射。治疗中采用张口含塞，目的是充分暴露病变，并对不必要照射的口腔部分给予充分保护。下颌下淋巴结和颈内静脉下腹肌淋巴结、颏下淋巴结均应包括在放射野内。对颈淋巴结转移的患者，应根据淋巴结受侵状况适当放宽颈部照射区域，并注意脊髓受量，如颈淋巴结区域放射涉及下颈区时，可采用前切线照射野完成照射。术后放射治疗剂量一般根据术后是否有肿瘤残存而定：根治性放射治疗剂量则根据肿瘤大小决定。放射治疗剂量分割方式除常规分割外，超分割、加速超分割放射治疗也可应用于临床，但其疗效有待进一步研究，此时的放射治疗剂量可根据分割方式的不同适当加减。

2. 组织间插植及敷贴放射治疗

近距离后装组织间插植或敷贴法放射治疗常配合口腔癌原发病灶外照射后的治疗，其治疗范围、深度及剂量，依影像学检查确定的肿瘤范围及深度而不同。

3. 三维适形（3D-CRT）或调强适形（MRT）放射治疗

随着计算机技术的发展，采用 CT、MRI 或 PET 确定病灶，治疗计划系统设计多野放射，使剂量分布更合理。

4. 放、化疗综合治疗

对中晚期患者可能提高疗效。

（二）不同部位口腔癌的放射治疗

1. 舌癌

（1）适应证：①根治性放射治疗。舌前部无口底受侵的 T_1、T_2 病变。②术前或术后放射治疗。T_2 晚、T_3 和部分 T_4 患者，可行术前或术后放射治疗。③姑息性放射治疗。晚期病变、无手术指征、有手术禁忌证或拒绝手术的晚期患者可考虑姑息性放射治疗或联合化疗等治疗方法。

（2）禁忌证：全身情况差或伴有其他脏器的功能障碍者；局部有严重坏死、感染及出血者；局部肿瘤广泛外侵并伴有气道梗阻者。

（3）操作方法及程序：①放射源选择。舌原发灶放射治疗，选用 Co-γ 射线、高能 X 射线或相应能量电子线。②照射范围。在 CT 模拟或 X 线模拟下定位，照射野包括舌体病变、颏下、下颌下和上颈淋巴结；中、下颈区及锁骨上区淋巴结可考虑做预防性照射。③剂量。术前肿瘤剂量（DT）为 45～55Gy，休息 2～4 周后手术；术后放射治疗，肿瘤剂量为 50～60Gy，于手术后 2～4 周进行，若肿瘤残存，可酌情加量；单纯体外放射治疗，计划靶区大野照射肿瘤剂量（DT）50Gy 左右以后，视肿瘤退缩情况追加剂量 15～30Gy；早期舌活动部癌可以采用体外放射或外放射加组织间插植近距离治疗，插植一般在体外放射治疗 DT 40～50Gy，4～5 周，组织间剂量 20～35Gy，分次照射；颈淋巴结阳性者可考虑颈清扫术，或放射治疗加手术治疗。

2. 口底癌

（1）适应证：早期口底癌放射治疗和手术治疗均可取得较好效果，中、晚期口底癌则用放射治疗加手术、放射治疗联合化疗的综合治疗。

（2）禁忌证：全身情况差或伴有其他脏器的功能障碍者；局部有严重坏死、感染及出血者；局部肿瘤广泛外侵并伴有气道梗阻者。

（3）操作方法及程序：①放射线选择。原发灶放射治疗常选用高能 X 射线、^{60}Co-γ 射线。②照射范围。包括口底病变区及引流区淋巴结。

（4）剂量：①体外放射治疗加组织间插植治疗。适用于肿瘤病灶局限于口底未累及舌腹面者，先体外照射 DT 40～50Gy/4～5 周，休息 2 周后行组织间插植治疗。②术前放射治疗。对口底癌伴颈淋巴结转移者，可行术前照射原发灶及颈淋巴结转移灶，肿瘤量 DT 45～55Gy，然后行外科手术。也可以先手术，术后放射治疗。③单纯体外放射治疗。适用于原发病灶范围广泛或伴颈淋巴结转移及因内科疾患不宜手术者，可行单纯体外放射治疗，剂量 65～80Gy/7～8 周。

3. 颊黏膜癌

（1）适应证：局限、早期、未侵犯磨牙后三角、牙龈及口角且未侵犯肌层者，以放射治疗为首选治疗方式，或以放射加手术的综合治疗或放射治疗联合化疗。

（2）禁忌证：全身情况差或伴有其他脏器的功能障碍者；局部有严重坏死、感染及出血者；局部肿瘤广泛外侵并伴有气道梗阻者。

（3）操作方法及程序：①放射源选择。原发灶放射治疗选用 ^{60}Co-γ 射线或高能 X 射线治疗。②照射范围。包括肿瘤及肿瘤边缘亚临床病灶。张口困难者应包括肿瘤侵犯肌肉之起止点，下界则根据病变范围或颈部淋巴结有无转移确定。

（4）剂量：①体外照射。适用于病变局限于颊黏膜前中部而无邻近结构侵犯、颈部无淋巴结肿大者。先给予体外照射 45～50Gy/4.5～5 周，缩野推量照射至根治剂量或休息 1～2 周后行腔内治疗至根治剂量。②体外照射加手术治疗。适用于病变侵犯颊龈沟、牙龈或磨牙后三角和（或）颈淋巴结转移者，DT 45～55Gy，休息 2～4 周后行手术治疗。③姑息性体外放射治疗。病变范围广泛或因内科疾患不宜手术者采用此法治疗。仅能起姑息治疗作用，DT 50Gy/5～5.5 周后缩小野追加剂量达 65～70Gy。

4. 硬腭癌和上牙根癌

（1）适应证：因肿瘤贴近骨骼，放射治疗常引起放射性骨坏死，且复发率很高，放射治疗后复发率达 20%～45%。早期硬腭癌和上牙龈癌可以放射治疗为主，中晚期患者可行术前放射治疗、术后放射治疗。

（2）禁忌证：全身情况差或伴有其他脏器的功能障碍者；局部有严重坏死、感染及出血者；局部肿瘤广泛外侵并伴有气道梗阻者。

（3）操作方法及程序：①放射源的选择。选用 ^{60}Co-γ 射线或高能 X 射线治疗。②照射范围。包括原发灶、软腭和颈淋巴结区，若肿瘤侵犯上颌窦，可按上颌窦癌治疗。③剂量。术前放射治疗，体外照射 DT 50Gy/5 周左右，休息 2～4 周行手术治疗；术后放射治疗，体外照射 DT 50Gy/5 周左右，术后 2 周后可开始放射治疗。单纯体外放射治疗，早期病例或晚期病例行姑息治疗，DT 60～70Gy/6～7 周。

5. 下牙龈癌

（1）适应证：小、浅表的下龈癌可行放射治疗，中晚期者可行放射治疗加手术治疗。

（2）禁忌证：全身情况差或伴有其他脏器的功能障碍者；局部有严重坏死、感染及出血者；局部肿瘤广泛外侵并伴有气道梗阻者。

（3）操作方法及程序：①放射源的选择。采用高能 X 射线或 ^{60}Co-γ 射线照射或与相应能量电子线混合照射。②照射范围。单纯放射治疗、术前放射治疗加手术治疗，应包括肿瘤及引流淋巴结区。③剂量。单纯体外放射治疗，DT 60～70Gy/6～7 周；术前放射治疗总剂量达 DT 45～55Gy 时，休息 2～4 周后行手术切除；术后放射治疗剂量与硬腭癌同。

（4）注意事项：口腔癌放射治疗前应常规行口腔处理；放射治疗及放射治疗后，保持最佳的口腔卫生可减少口腔放射治疗并发症。拔牙时须采取预防措施。

（5）并发症：味觉减退、口干、口腔黏膜炎和溃疡为常见的放射治疗并发症。放射性龋齿、颌骨骨髓炎、放射性纤维化、硬腭穿孔、下颌骨坏死、放射性脊髓炎等也时有发生。

（三）舌活动部癌高剂量率组织间插植近距离放射治疗

1. 适应证

（1）早期病变外照射后可行高剂量率组织间插植近距离放射治疗。

（2）晚期舌癌姑息治疗以外照射为主，组织间插植近距离治疗作为补充治疗手段之一。

2. 禁忌证

（1）对局麻药物过敏者。

（2）恶病质。

（3）有严重心肺疾病或伴脑血管病史者。

（4）青光眼患者禁用（因治疗前须用阿托品）。

（5）有精神疾病史。

（6）凝血功能障碍者。

（7）高血压患者慎用。

（8）糖尿病患者慎用。

3. 操作方法及程序

（1）治疗室的准备：手术应按无菌操作进行，并应准备急救药品、氧气和吸引器等，以备需要时用；检查放射源的强度及设备运行状态。

（2）患者的准备：①须患者或其家属签字认可，签署《组织间插植近距离放射治疗知情同意书》；②治疗当天早晨应禁食、禁水，以免在组织间插植操作时呕吐物污染手术野或吸入气管，术中静脉输液维持；③手术前须行面颈部备皮，剃除毛发（眼裂以下至锁骨上区）；④在治疗前给患者使用相应药物，令患者镇静和减少口腔分泌物。

（3）手术操作方法及程序：①根据病变范围、大小，治疗计划系统优化后，决定与此相配的各种治疗参数。②患者仰卧，头取过伸位，常规消毒铺巾。③充分麻醉手术区。④徒手插植技术。导引针从下颌下或颏下进针至舌背，将软管施源器导入，在施源器两端分别穿入锁片使之固定。⑤模板插植技术。将适合患者的模板放置于下颌下，用金属施源器通过模板上的孔，由下颌下向舌背插植。⑥如果肿瘤较小而浅表，且部位在舌的前1/3处，也可经口腔插植。⑦在模拟机下采用等中心技术摄正、侧位（正交法）定位片（采用模板技术时除外）。⑧在定位片上根据肿瘤情况设置源驻留位置、参考剂量并做几何优化。⑨根据治疗计划，按施源器的编号分别连接相应的施源器通道并锁定，工作人员离开治疗室，开始治疗。有条件时，整个治疗过程应在电视的监控下进行。⑩治疗结束后，首先将施源器与治疗机脱离。用乙醇消毒下颌下和颏下施源器周围的皮肤，除去固定用锁片（经下颌下插植适用）。⑪施源器经口腔内拔出，即用纱布压迫伤口，在无活动性出血时包扎伤口。⑫送患者返回病房或门诊留观 1d，并同时使用抗生素。

4. 注意事项

（1）治疗前应检查出、凝血时间，如有凝血功能障碍则不宜行组织间插植治疗。

（2）在局部麻醉时应注意药物不能过量。

（3）在手术中，应注意防止小型异物（如固定用销片）脱落，以免引起消化道或气管异物。

（4）若插植的施源器较多时，应使用不透 X 线的标记并标明序号，以便在摄定位片和做治疗计划时能区分每一根施源器的位置。

（5）可能出现的并发症：①麻醉意外；②出血；③伤口感染；④插植区域软组织坏死；⑤插植区域软组织纤维化；⑥窒息。

第二节　喉癌

一、临床表现

由于肿瘤部位的不同而有不同的临床表现。

（一）声音嘶哑

是喉癌最常见的症状。如发生于声带则为早期表现，如为声门上或声门下病变而出现声音嘶哑，多表明声带受侵，非早期症状。

（二）喉部不适、异物感

多为声门上癌的早期表现。随着病变进展，可出现咽喉疼痛，吞咽时加重，并可放射至耳部。

（三）咳嗽、痰中带血

如肿瘤侵犯血管，则患者可出现血痰。另外，声门下区病变早期多无症状，病变进展时则可出现咳嗽、痰中带血等症状。

（四）呼吸困难

多为晚期症状。

（五）颈部肿物

部分患者是因为发现颈部包块就诊而发现喉癌。声门上癌在确诊时 30% ～ 50% 的患者已有颈淋巴结转移。而声门下型颈部淋巴结转移率为 10% ～ 20%。

二、病理

喉癌大体分型包括菜花型、结节型、糜烂型、溃疡型及肿块型,组织学分型有原位癌、微小浸润癌、浸润癌。浸润癌临床最常见,其中以鳞癌最多,占 90% 以上,且分化程度较高;声门癌分化程度最好,声门上区癌分化较差,声门下区癌介于两者之间。其他病理类型包括未分化癌、小涎腺来源的恶性肿瘤、肉瘤及淋巴瘤、浆细胞瘤等,但均少见。

三、诊断

凡有以上症状者,间接喉镜检查应列为常规检查。如间接喉镜检查不满意,必须行纤维喉镜检查,发现病变活检证实。多数患者在间接喉镜下即可完成活检,对黏膜下肿物则须直接喉镜下活检。个别患者经多次活检仍不能明确诊断者可直接手术,术中冰冻切片并结合术中所见决定切除范围。

体格检查时应注意观察喉外形有无异常,即甲状软骨有无膨大、移位;颈前皮肤有无癌肿侵犯;双侧颈部及气管前有无肿大淋巴结;喉摩擦音是否存在,若喉摩擦音消失,常提示癌肿向喉外发展。

明确诊断后,还须进行相应的辅助检查,包括以下几项。

（1）喉部 X 线片:常用的有喉侧位 X 线片、喉正位体层片和喉造影检查。近年来,由于 CT 和 MRI 影像技术的发展,喉部 X 线片的临床应用已明显减少。

（2）CT/MRI 检查:可有效显示肿瘤大小、位置、侵犯范围及淋巴结转移情况,对临床分期、制订治疗方案、评价预后都很有帮助。

（3）食管造影及胸部 X 线片:喉癌合并上消化道、呼吸道第二原发肿瘤比较常见,因此食管造影及胸部 X 线片是常规检查项目。

四、治疗原则

早期喉癌可采用单纯放疗、手术治疗、激光治疗等,其生存率基本相似,但发音功能以放疗者最为理想,因此可首选放疗,手术留待放疗失败或复发挽救时用。对于晚期喉癌,任何单一的治疗手段均不理想,可采用放疗与手术相结合的综合治疗,根据具体情况采用术前放疗或术后放疗。对患者无明显呼吸困难或肿瘤广泛坏死、严重感染、喉组织水肿等放疗禁忌证时，均可采用术前放疗。DT 45Gy 时评价疗效，如肿瘤消退满意，可改为根治性放疗或接受较为保守的手术治疗；如肿瘤消退不满意，则行全喉切除术。

对晚期喉癌放疗过程中主张同步化疗以提高局部控制率。诱导化疗因对晚期喉癌总的预后无明显改善，因此临床上不常规推荐使用；对于须行全喉切除术的患者，如采用诱导化疗＋根治性放疗，约 1/3 的患者可保留喉功能，因此部分患者可酌情使用。

五、放疗

（一）适应证

1. 根治性放射治疗

早期病例，可按根治性放射治疗计划进行。

2. 姑息性放射治疗

局部病变广泛，或手术后复发者，为减轻症状可考虑行姑息性放射治疗。

3. 术前、术后放射治疗

中、晚期喉癌，无气道梗阻时行术前放射治疗；部分喉切除或全喉切除术，切缘不净者可行术后放射治疗。

（二）禁忌证

（1）局部肿瘤严重水肿、坏死和感染。

（2）邻近气管、软组织或软骨广泛受侵。

（3）颈部淋巴结大而固定，且有破溃者。

（4）有明显的喉喘鸣、呼吸困难等呼吸道梗阻症状者。

（三）操作方法及程序

1. 放射源

以 $^{60}Co-\gamma$ 射线或高能 X 射线为宜，可用相应能量的电子线补充。

2. 照射范围

照射野范围应包括原发病变、转移淋巴结及亚临床病灶，喉癌不同部位照射治疗范围有别。

（1）声门癌：T_1、T_2 期无颈转移者，仅照射局部。中、晚期声门癌治疗范围要相应扩大。

（2）声门上癌：无淋巴结肿大者，照射范围为原发灶及中上颈淋巴结。

3. 剂量

每日 2Gy 左右，5 次 / 周，根治性治疗量建议 60 ～ 70Gy/6 ～ 7 周。

4. 术前放射治疗

常规照射剂量至 45 ～ 50Gy，休息 2 ～ 4 周后手术。

5. 术后放射治疗

照射剂量 60 ～ 70Gy。必要时小野推量。

（四）注意事项

注意放射反应、并发症和后遗症。

1. 放射性咽喉炎

下咽困难、咽喉疼痛等症状。

2. 喉水肿

由于放射导致淋巴管阻塞或软骨周围炎，在放射治疗过程中和放射治疗后可出现喉水肿。其发生率和程度与剂量、照射野大小和肿瘤的范围有关。

3. 喉软骨坏死

软骨受侵犯的患者放射后发生坏死的机会较多。

六、放疗并发症及处理

喉癌放疗最常见的晚期并发症是喉水肿、喉软骨炎和喉软骨坏死，占全部患者的 5% ～ 10%，其发生与肿瘤范围、照射野的大小、剂量的高低有关。肿瘤范围大、照射野大、分次剂量大、总剂量偏高者易发生。喉水肿可给予超声雾化、抗炎和激素对症治疗。另外，喉软骨坏死的发生与喉软骨是否受侵密切相关。喉软骨受侵者采用放疗，不仅软骨坏死的发生率高，而且放疗的局部控制率低。因此，这类患者一般首选手术，根据情况决定是否术后放疗。喉软骨坏死只能采取手术治疗。

第三节　鼻咽癌

鼻咽癌（NPC）是我国常见的恶性肿瘤之一，又被称为"广东瘤"。据世界卫生组织的粗略估计，世界上 80% 左右的鼻咽癌发生在我国，其中尤以华南地区发病率最高，而我国北方地区较少见。目前，我国鼻咽癌的发病率相对稳定而死亡率有下降的趋势。

一、临床表现

鼻出血、颈部肿物、鼻塞、耳鸣、听力下降、面麻及复视是最常见的症状，鼻咽肿物、颈部肿块和脑神经麻痹是最常检查到的体征。临床上，往往因肿瘤局部侵犯和（或）颈部淋巴结转移情况的不同，而表现出不同组合的复杂多变的耳、鼻、颈部和脑神经麻痹症状和体征，病情晚期者还可能因远处转移的发生而表现出相应的症状和体征。鼻咽癌常见的症状和体征有：

（一）鼻出血

70% 左右的患者有此症状，用力回吸鼻腔或鼻咽分泌物时，由于软腭背面与肿瘤表面相摩擦，肿瘤表面血管破裂所致。

（二）头痛

初发症状为头痛患者约占 20%，以单侧颞顶部或枕部的持续性疼痛为特点，往往是由于肿瘤压迫、浸润脑神经或颅底骨质，也可以是局部感染或血管受刺激引起的反射性头痛。

（三）耳鸣与听力减退

位于鼻咽侧壁和咽隐窝的肿瘤常浸润、压迫咽鼓管，使鼓室形成负压，引起分泌性中耳炎所致。

（四）鼻塞

常为单侧性和逐渐性加重。由于肿瘤堵塞后鼻孔所致。

（五）面部麻木

有 20% 左右的患者出现面部麻木，是鼻咽癌前组脑神经受损发病率最高的症状，主要由肿瘤受压或侵犯三叉神经引起，临床表现与受累的三叉神经分支有关，眶下区麻木主要由三叉神经上颌支（V_2）麻痹引起，下颌部下齿槽麻木由三叉神经下颌支（V_3）麻痹引起。

（六）复视及眼部表现

主要由肿瘤侵犯眶内或侵及颅底、海绵窦、眶尖引起眼球压迫或相应神经受损引起。肿瘤侵犯视神经会引起复视、视力下降、头痛等；肿瘤侵犯海绵窦、蝶骨大翼内侧压迫展神经引起展神经麻痹而致复视。

（七）脑神经麻痹综合征

鼻咽癌晚期容易侵犯颅底结构，易造成颅底或颅内相邻结构受损，出现一组或多组脑神经损伤而导致如下综合征：

1. 眶上裂综合征

由第Ⅲ、Ⅳ、Ⅴ（第1、2支）和Ⅵ脑神经部分或全部麻痹导致，表现为复视、上睑下垂、瞳孔缩小、光反射消失、眼肌麻痹（包括单纯展神经麻痹）、三叉神经麻木或痛觉减退等。

2. 眶尖综合征

表现为视力下降→复视→失明，主要由第Ⅱ、Ⅲ、Ⅳ、Ⅴ₁、Ⅵ脑神经麻痹引起。

3. 垂体蝶窦综合征

第Ⅲ、Ⅳ、Ⅵ脑神经先受累，继而第Ⅴ₁和Ⅱ脑神经损伤至失明。

4. 岩蝶综合征

肿瘤侵犯破裂孔、岩骨尖后继续向外卵圆孔和海绵窦发展，首先出现展神经麻痹，继而顺次出现第Ⅴ₃、Ⅴ₂、Ⅴ₁、Ⅲ、Ⅳ、Ⅱ脑神经麻痹。

5. 颈静脉孔综合征

肿瘤从破裂孔岩骨尖往后发展，侵犯后颅窝颈静脉孔，出现第Ⅸ、Ⅹ、Ⅺ脑神经麻痹，引起软腭活动障碍，咽反射减弱或消失、吞咽困难、声嘶等症状。

6. 舌下神经孔症状

肿瘤侵犯枕骨大孔、舌下神经孔一带，出现舌肌麻痹、伸舌偏斜等舌活动障碍，影响说话、咀嚼、吞咽活动。

（八）颈淋巴结肿大

约40%患者以颈淋巴结肿大为首发症状就诊，确诊时约有70%的患者已有颈淋巴结转移。其典型的转移部位是颈深上组的淋巴结，但由于这组淋巴结有胸锁乳突肌覆盖，一般是无痛性肿块。

（九）远处转移的症状

由于鼻咽癌血行转移发生率高，初治时约10%病例已有远处转移，放疗后死亡的病例中远处转移率高达45.5%。转移部位以骨、肺、肝最为常见。骨转移以骨盆、脊柱、肋骨和四肢最多，骨转移常表现为局部持续、部位固定不变的疼痛和压痛，且渐进性加剧。肝、肺的转移可以非常隐蔽，有时只在常规随访的X线胸片、肝CT扫描或B型超声波检查中才发现。

二、鼻咽癌的诊断及筛查

（一）诊断

1. 病史

有鼻塞、鼻出血、耳鸣、听力下降等耳鼻症状或颈部肿块、头痛、脑神经麻痹等症状，偶见无症状而体检发现鼻咽或颈部肿物。此外，因鼻咽癌发病的地区性及其家族聚集现象，应了解患者的地区来源及肿瘤家族史。

2. 专科检查

触诊发现颈部肿物，间接鼻咽镜或鼻咽纤维镜检查见鼻咽肿物；还可伴有脑神经损伤、耳鼻其他部位的阳性体征或晚期肿瘤远处转移导致的其他相应阳性体征。

3. 活组织病理检查

鼻咽纤维镜下行鼻咽肿物活检，是鼻咽癌治疗前的必备检查之一，必要时行多点、重复活检，这是鼻咽癌确诊的依据。一般情况下不主张行颈部肿块活检。

4. 影像学检查

头颅、颈部及鼻咽部 MRI 或薄层 CT 扫描、胸部 X 线片、腹部 B 超，必要时行骨扫描或 PET/CT 检查等。MR 可以横断面、冠状面、矢状面三维显示，能更清楚地显示咽旁肿物范围、淋巴结大小、颅底天然孔道侵犯情况、脑神经受压受侵、颅底骨受侵犯等，对鼻咽癌的诊断及精确定位较 CT 具有更多优势，目前已成为鼻咽癌治疗前的常规检查。

5. 实验室检查

血清免疫学（VCA-IgA、EA-IgA、EB 病毒 DNA 定量检查），血液细胞计数，血液生化等。

（二）筛查

筛查是通过一定的临床或实验室检查从无症状、体征的人群中发现可疑肿瘤患者，进一步进行确诊和治疗。由于鼻咽癌生长部位隐蔽，早期无特异性的症状，因此筛查可以提高早期诊断率。目前，常规应用于鼻咽癌筛查的指标有 IgA/VCA（EB 病毒壳抗原抗体 IgA）、IgA/EA（早期抗原抗体 IgA）。鼻咽癌的检出率与抗体水平及变化有关。凡属于下述情况之一者，可认为是鼻咽癌的高危对象：

（1）IgA/VCA 抗体滴度＞1∶80。

（2）在 IgA/VCA 和 IgA/EA 项指标中任何一项为阳性者。

（3）两项指标中，任何一项指标持续高滴度或滴度持续升高者。

凡是符合上述标准的人，都应在鼻咽光导纤维镜下做细致观察，必要时病理活检。特别要指出的是 EB 病毒的血清学改变，可在鼻咽癌被确诊前 4～46 个月即显示阳性反应。

三、治疗原则

（一）鼻咽癌的放疗原则

由于鼻咽位于头颅中央，与周围重要组织器官关系密切，且鼻咽癌极易侵犯周围组织结构；同时颈部淋巴结转移率高，致使手术切除困难，因此，放射治疗是其主要的首选治疗手段。在临床上应遵循以下原则：

（1）明确病理诊断及临床分期。治疗前必须取得明确病理诊断，行 MRI 或 CT 等影像检查，以充分了解病变侵犯的范围。MRI 可以更清楚显示病变范围，尤其对软组织及骨髓病变显示较 CT 更有优势。放射治疗前须做口腔处理，如有龋齿要拔除后 7～14d 才能放射治疗。

（2）放射治疗是鼻咽癌的首选治疗手段。应以外照射为主，腔内近距离放射治疗为辅。外照射应选择能量较高、皮肤量较低、骨吸收较小的射线。外照射目前应尽量采用三维适形放射治疗，适形调强放疗（IMRT）较传统的三维放疗具有更多优势，代表放射治疗发展的方向，在有条件的地区应尽量采用。近距离放射治疗只作为补量照射的手段。

（3）照射应完全包括肿瘤及侵犯范围，对未受侵犯的高危部位（如颅底、颈部淋巴结引流区等）应给予预防照射。

（4）放射治疗设计尽量采用缩野或多野照射技术（如颅底野、咽旁野），合理分配各照射野剂量比例，以保证肿瘤获得高剂量照射，尽量保护邻近正常组织免受过量照射。对重要器官例如大脑颞叶、脑干、脊髓、垂体和视神经应限制在正常耐受剂量范围之内。

（5）采用 CT 模拟定位的方法，可更准确地包括应照射的范围，亦有利于周围正常组织器官的保护。三维适形放疗和调强适形放疗技术的运用已被初步证实有利于提高肿瘤局控率和改善生存质量。

（6）鼻咽癌的放射治疗应以个体化分层治疗为原则。Ⅰ/Ⅱ期患者以单纯放射治疗为主，对鼻咽病灶小的早期患者可采用外照射＋鼻咽腔后装放射治疗。Ⅲ/Ⅳ期患者应采用放射治疗＋化学治疗的综合治疗。对已有远处转移的患者应采用以化学治疗为主，姑息放射治疗为辅的治疗策略。

（7）放射治疗计划应严格掌握照射总剂量的控制，不能盲目追加剂量，以免造成正常组织严重不可逆的损伤。

（二）鼻咽癌的化疗原则

1. 新辅助化疗

新辅助化疗又称诱导化疗，指放疗前使用的化疗，目的是减小肿瘤负荷和消灭微转移灶，以提高随后进行的放射治疗的疗效。其优点在于：

（1）尽早杀灭全身的亚临床转移病灶。

（2）尽早缩小肿瘤和缓解由于肿瘤引起的临床症状。

（3）放疗前患者的营养状况好，对化疗敏感且耐受性好。

（4）肿瘤退缩后使放疗的射野简单，避免危及器官的高剂量照射。

由于新辅助化疗会造成放疗的延迟、身体状况下降从而影响放疗效果。目前的多项Ⅲ期临床随机研究均显示，新辅助化疗提高了无远处转移生存率，对提高局部控制率和无瘤生存率有一定作用，但长期生存率并无提高。同期化疗提高局部控制率并降低远处转移率，提高总生存率；新辅助化疗提高局部控制率，并降低远处转移率，但未能提高总生存率；辅助化疗在局部控制率，远处转移率和总生存率无明显作用。近期，由于含紫杉醇方案的新辅助化疗可提高头颈鳞癌患者的总生存率和喉保全率，有望成为鼻咽癌的临床应用方案。多项Ⅰ～Ⅱ期随机临床研究的初步结果显示，入组的鼻咽癌患者能耐受含紫杉醇方案的新辅助化疗，含紫杉醇的新辅助化疗＋同期放化疗可能会取得较同期放化疗更佳的疗效，但仍需Ⅲ期临床研究的证实。

2. 同期放化疗

同期化疗是指在放射治疗的同时使用化疗。其应用的理论依据在于：

（1）化疗使肿瘤细胞同步化，使肿瘤的放射敏感性得到提高。

（2）化疗干扰肿瘤细胞亚致死损伤的修复。

（3）化疗可直接杀灭肿瘤细胞。

（4）化疗药物与放疗同时使用可发挥协同增效作用。

同期化疗不会延误放疗的时间，尽早杀灭亚临床转移灶，但由于化疗药物的非特异性增敏效应及毒副作用，可能中断放疗影响治疗。同期放化疗是目前局部晚期鼻咽癌的首选治疗手段。

3. 辅助化疗

辅助化疗是在放射治疗后进行的化疗，其目的是杀灭放疗后残留的肿瘤细胞和全身亚临床转移灶，降低远处转移率。但由于患者放疗后纤维化，造成血运和淋巴循环的破坏，使局部药物浓度下降，全身毒性增加。同时患者放疗后营养状态和心理素质较差，难以坚持完成辅助化疗，因此，目前研究单纯辅助化疗的文献不多。

4. 靶向治疗

分子靶向是一种全新的肿瘤治疗模式，它能特异性阻断肿瘤细胞生长中起关键作用的信号传导通路，从而达到治疗肿瘤的目的。分子靶向药物联合放化疗治疗头颈鳞癌的临床研究取得了很大的进展，但在鼻咽癌的研究方面，主要集中在 EGFR 单克隆抗体联合放化疗的临床研究。

四、放射治疗

（一）鼻咽癌放射治疗的定位技术

1. 采用 X 线透视的模拟机定位技术

该传统技术是目前最为普遍采用的方法，但由于无法满足 ICRU50 号及 62 号报告中对靶体积准确勾画的要求，只能通过影像学检查显示肿瘤的范围，在定位片上粗略地勾画出肿瘤及侵犯范围进行射野设计，因此，其精确度不足，对正常组织器官的保护欠佳。

2. 采用 CT 模拟机的定位技术

与常规模拟机定位比较，它可按照 ICRU50 号及 62 号报告要求准确地勾画靶体积，并通过靶体积及正常组织器官的重建，可从各个方向上观察肿瘤的大小和侵犯范围，使照射野的设置更为直观、合理、准确，更有利于正常组织的保护。CT 模拟机定位是为适形放疗和调强放射治疗等先进技术做准备的。

（二）鼻咽癌的照射技术

1. 外照射治疗技术

鼻咽癌放射治疗技术的应用依赖放射治疗的设备。从 20 世纪 60 年代的深部 X 线过渡到 70 年代以后的 ^{60}Co，80 年代的直线加速器，鼻咽癌常规放射治疗的照射技术从侧卧位等距离面颈联合野过渡到侧卧位等距离面颈分野照射，90 年代以后的低熔点铅挡块面颈联合野照射技术。随着计算机技术的不断发展，现代放射治疗技术的日新月异，放疗新技术（3D-CRT/SRT/IMRT）使头颈肿瘤放疗受益匪浅，既能提高疗效，同时又能保护重要组织器官和减少放射性损伤，在鼻咽癌的放疗中充分发挥新技术的优势。

（1）低熔点铅挡块等中心照射技术

通过成模的低熔点铅挡块给患者不规则的面颈联合野和缩野后的不规则面颈分野进

行照射，有利于减少正常组织受照射所致的放射性损伤。照射野如下：第一段采用面颈联合野+/-下颈前野，予剂量34~36Gy；第二段采用面颈联合缩野（避开脊髓）+颈后电子线野+/-下颈前野（或采用双耳前野+全颈或半颈前野），予剂量14~16Gy，使鼻咽中心和颈部剂量达50~52Gy；第三段双耳前野（或鼻前野）+/-颈部L形电子线野，予剂量8~20Gy，使鼻咽中心剂量达60~70Gy，颈部淋巴结转移灶剂量达60~66Gy。若合并广泛颅底骨质破坏或鼻咽肿瘤残留则针对骨质破坏区或肿瘤残留区加局部野，剂量8~10Gy。这种照射技术的特点为：①符合全靶区照射的原则，鼻咽原发肿瘤、咽旁浸润、口咽侵犯和颈部淋巴结转移灶实际上是一个"连续靶区"；②按照靶区形状设计照射野，通过低熔点铅挡板保护了相邻的重要组织器官，如脑干、口腔等；③使咽旁间隙及颈部淋巴结得到充分的照射剂量；④由于照射体位不变，使照射野剂量计算较精确，避免了射野间剂量的重叠或遗漏，避免以往面颈分野造成照射剂量的"热点"落在后组脑神经出颅处；⑤等中心照射时摆位重复性好，挡块设置准确；⑥可根据鼻咽癌侵犯的范围做个体化放疗设计。

（2）三维适形放射治疗技术

三维适形放射治疗（3D-CRT）是使高剂量区的空间剂量分布与靶区的三维形状一致，同时周围正常组织器官减少照射剂量，从而提高治疗增益。这种照射技术的特点为：①利用CT模拟定位和三维重建功能建立靶区和敏感器官的三维图像；②采用先进的剂量计算方法描述照射体积和剂量的关系；③与常规二维放疗技术比较，处方剂量相同时，3D-CRT可给予病变（靶区）更高适形度的剂量分布和均匀性，从而提高肿瘤靶区剂量，缩小照射范围；④改善肿瘤靶区和周围正常组织和器官之间的剂量关系，减少某些正常组织器官如腮腺、颞颌关节等的照射剂量；⑤有助于提高局控率、生存率以及生存质量，进而提高放射治疗增益比。

许多临床研究实践证实，该技术的运用，能给靶区提供较满意的剂量适合度和均匀性，降低周围敏感器官的受照体积和剂量，提高肿瘤局控率、生存率及生存质量。目前，3D-CRT可与常规放疗技术联合治疗鼻咽癌患者，包括：①全程3D-CRT，要满足全部靶区理想剂量分布较困难，尤其对鼻咽肿瘤体积较大、侵犯范围较广泛的患者。但各靶区剂量计算较准确。②常规放疗+第二段3D-CRT，有利于肿瘤靶区的覆盖和亚临床灶的照射。但常规放疗与第二段3D-CRT照射剂量叠加计算难以准确，脑干、脊髓和腮腺的照射剂量很难控制在低剂量水平。③常规放疗结束的3D-CRT推量照射，随着常规放疗后肿瘤的退缩，肿瘤体积明显减少，其靶体积也明显缩小，对可提高肿瘤的照射剂量，但正常组织器官的照射剂量很难较常规放疗明显降低。

（3）调强适形放射治疗技术

调强适形放疗（IMRT）技术是三维适形放疗技术的进一步发展，被称为"放射肿瘤学划时代的进展"和"21世纪放疗技术发展的方向"。调强适形放射治疗除了要求照射野的形状必须从三维方向与肿瘤靶区的形状一致外，还要使靶区内及表面的剂量处处相等，而且要求每一个照射野内诸点的输出剂量率能按需要的方式进行调整，这种照射技术的特点表现为以下五点：①利用CT模拟定位及三维治疗计划系统，通过增强射野边缘的剂量强度从而部分地补偿射线半影的影响，使靶体积的勾画和照射更为准确。②采用同期加速推量放疗（SMART Boost）方法，在使肿瘤靶区获得高度适形剂量分布的同时，提高了靶体积特别是GTV的照射总剂量和分次剂量，从而增加了靶体积的生物效应剂量，既使肿瘤靶体积获得比常规二维放疗更高的照射总剂量和分次剂量，又较好地保护了肿瘤周围正常组织和器官，缩短了总疗程时间，减少了肿瘤细胞的加速再增殖。③IMRT治疗计划系统具有逆向设计功能，即根据预期的治疗结果来决定应使用的治疗方案，可通过计算机自动优化得出最佳方案。④精确的治疗实施和验证措施保证了靶体积能获得所需的可靠照射剂量。从剂量学方面来说，IMRT是指通过改变靶区内的射线强度，使靶区内的任何一点都能得到理想均匀的剂量。⑤IMRT治疗计划为单一的治疗计划，评价和实施相对简单和容易，同时通过放疗设备的控制，使鼻咽癌照射的范围根据肿瘤与周围正常组织的需要分别给予不同的照射剂量，更有利于保护正常组织器官的功能，达到既杀灭肿瘤又保护重要器官的目的，使患者的疗效和生存质量都得到提高，进而提高治疗增益比。这是目前晚期放射性损伤最轻的一种照射技术。然而，IMRT在物理学、工程学、生物学和临床应用等方面如患者摆位和器官运动不确定性、生物靶区界定等仍存在局限性，有待于肿瘤的精确定位、剂量提升等新技术的发展。同时，确定不同肿瘤的最佳分割剂量、总剂量、时间因素，确定各类正常组织的放射耐受剂量和体积，解决低剂量照射诱导第二原发性恶性肿瘤等问题，仍有待临床研究进一步探讨。

2. 近距离放射治疗

由于20世纪80年代有了高剂量率（HDR）近距离治疗机，鼻咽癌的腔内后装治疗又得到了重视。目前国内已有很多单位利用外照射＋后装治疗早期鼻咽癌以及利用后装追加补充剂量治疗局部残留小病灶，临床应用已取得显著效果。据国内多家医院报道，减少外照射剂量后，补充后装治疗虽然没有显著提高肿瘤控制率和生存率，但却显著减低了因外照射所致的后期放射性损伤，使张口困难的发生率从47.3%降到7.3%。目前国内使用的^{192}Ir放射源的大小一般为ϕ1.1mm，长6mm，对于鼻咽癌患者仍显体积稍大，小于150°以下的转弯易造成卡源，临床上需要更小体积的放射源。三维TPS的应用会使得剂量分布更加合理，计划的设计更加容易，近距离放疗也是一种适形放疗，更准确的剂量分布会使疗效进一步提高，副作用也会进一步减少。粒子射线的中子后装机在临床上也开始应用，但疗效有待进一步观察。

（三）鼻咽癌放射治疗所面临的挑战

恶性肿瘤的放疗原则是最大限度地杀灭肿瘤细胞以及最大限度地保护正常组织。而鼻咽癌的放疗疗效具有明确的剂量－效应关系，肿瘤靶区的更高剂量覆盖将获得更高的局部控制率，从而提高患者的生存率。IMRT 技术无论在靶区剂量覆盖和正常组织的保护，尤其是脑干、脊髓等器官的保护上明显优于常规二维和三维适形技术。IMRT 技术将逐渐成为初治鼻咽癌治疗放射治疗的标准技术。因此，鼻咽癌的放射治疗也将面临新的挑战。

1. 鼻咽癌临床靶区勾画的准确性和统一性

鼻咽癌的 GTV 勾画，定义比较明确，国内外学者的意见较一致，即包括影像学以及内镜下所见肿瘤病灶。而鼻咽癌的临床靶区（CTV）是指原发肿瘤周围极有可能受侵的邻近区域或极有可能转移的区域。由于鼻咽原发病灶的生长，因其周围毗邻肌肉、脂肪间隙、筋膜及骨质等结构而区别于肺、肝、脑等器官的病灶，病灶侵犯并不能完全按照肿瘤病灶周围对称地扩展一定距离。因为鼻咽癌的首选治疗手段是放射治疗，所以缺乏手术标本的病理证据。因此，临床靶区的勾画因人而异，不仅不同治疗中心和不同医生所勾画的靶区存在差异，即使同一医生不同时期勾画的靶区可能也不一致。目前的临床治疗结果表明，应用 IMRT 治疗鼻咽癌，肿瘤局部控制率均在 90% 以上，且几乎所有的复发病灶均位于受到高剂量的 GTV。这可以间接证明目前各个研究中心所定义的临床靶区是足够的，也许会存在靶区定义的范围过大的可能性。由于患者肿瘤靶区的个体差异和解剖的差异，要制定完全统一的勾画标准存在一定的难度，但对一些靶区勾画的普遍性问题，可以通过开展临床研究获得临床证据，从而制定合理的临床靶区勾画的标准。

2. 鼻咽癌放化疗综合治疗策略的选择

近年，虽然随着影像学技术不断进步，放疗设备不断更新，调强适形放疗技术广泛应用，但鼻咽癌，尤其是中晚期鼻咽癌的 5 年生存率仍然徘徊在 50% ～ 60% 之间。而且，2/3 以上鼻咽癌的远处转移是发生在局部区域控制良好的情况下。鼻咽癌放化疗综合治疗的方式包括诱导化疗、同期化疗、辅助化疗以及三者相互的多种综合方式。与单纯放疗相比，同期放化疗可明显提高中、晚期初治鼻咽癌的局部控制率、无瘤生存率和总生存率。联合放化疗治疗鼻咽癌的最佳方式尚未明确，因此，目前鼻咽癌的放化疗综合治疗策略面临着很大的挑战，既要筛选出预测鼻咽癌化疗敏感性的分子标志物，找出适合人群，选取毒性小的新药和化疗方案，又要在放化疗联合的基础上与分子靶向药物联合应用，或是放化疗联合应用时，如何选择调强适形放疗总剂量、分次剂量，都需要通过临床研究找到答案。

3. 放射生物学

目前放射生物学仍停留在"4R"阶段，已远不能满足现代放射治疗新技术如 IMRT、X 刀、中子放疗等对放射生物学的要求。在细胞及组织水平，研究肿瘤组织同正常组织对不同放射剂量的反应差别，追踪其长期作用的结果，有利于寻找最佳放射剂量，以更好地杀灭肿瘤及保护正常组织。放射增敏剂的研究已进行了多年，但仍无一种药物能确切提高放射敏感性推广临床应用，故现代放射治疗急需现代放射生物学大力发展。

4. 鼻咽癌放射治疗并发症的处理

随着鼻咽癌患者生存率的提高，长期存活的患者随着生存时间的延长，其放疗后各种各样的并发症越来越成为影响患者生存质量的严重问题。放射治疗先进技术如 IMRT 的采用已大大降低了放疗后遗症的发病率及严重程度，但一旦出现，目前尚无有效的治疗手段，需要进行深入研究。

第四节　下咽癌

一、临床表现

下咽癌早期症状不典型，主要为咽喉部异物感；以后随病情发展，可出现咽喉部疼痛、吞咽困难、吞咽疼痛，并可放射到同侧耳部。

吞咽困难是环后区癌的常见症状。而梨状窝癌病变范围广泛时，可出现声音嘶哑、喉鸣、血痰等症状。

还有不少患者是因颈部肿大淋巴结而就诊，经临床检查而发现下咽肿物的。

二、病理

下咽癌约 95% 以上为鳞癌，且其分化程度较低。少见的病理类型有小涎腺来源的腺癌以及恶性黑色素瘤、恶性淋巴瘤和软组织肉瘤等，偶可见到转移性肿瘤。

下咽癌具有沿黏膜或黏膜下扩散的特点，因此肿瘤的实际病变范围往往超出肿瘤的临床检查所见。

80% 以上的病变呈浸润性生长，易侵犯周围结构如口咽、喉和颈段食管，甚或延及鼻咽、咽旁间隙等。不到 20% 的病变可呈膨胀性生长，肿瘤可表现为外生型肿物，但同时多伴有黏膜下浸润。

三、诊断

由于下咽发生肿瘤的位置比较隐蔽，且早期症状又不典型，待出现明显的症状如吞咽困难、吞咽疼痛、声嘶等时已是晚期。文献统计，确诊时的 T_1、T_2 下咽癌仅占

20% 左右，而颈部淋巴结肿大者占 50% ～ 70%；约有 50% 的患者又是以颈部肿物为首发症状而就医的，因此该病在确诊时多为晚期。为减少误诊，对任何咽喉部位不适的患者除检查口咽外，应常规使用间接喉镜仔细检查下咽和喉，但间接喉镜检查一般仅能发现梨状窝上部和环后区部位的肿瘤，因此对间接喉镜检查不能发现肿瘤而临床又高度怀疑下咽癌时，应行纤维喉镜检查，直接观察整个下咽、喉部情况，发现肿物应活检证实。

辅助检查参见口腔、口咽癌中的相关内容。

四、治疗原则

下咽解剖位置特殊，上通口咽，下接食管入口，前方与喉相毗邻，因此外科的处理必然会造成吞咽功能的紊乱及语音功能的改变。鉴于手术和放疗在早期下咽癌治疗中的效果基本相似，而放疗既能保证下咽、喉等器官的解剖结构的完整性，又可将下咽癌容易发生转移的部位如双侧颈部淋巴结及咽后淋巴结充分包括在照射野内，因此早期下咽癌的治疗还是以放疗占优势，应该首选放疗。

对晚期病变，无论是单纯手术还是单纯放疗，总的效果均不理想（前者的 5 年生存率为 30% ～ 40%，后者的 5 年生存率为 10% ～ 20%），但通过综合治疗，则可降低局部复发率，改善远期生存质量。因此，对晚期肿瘤应采用手术 + 放疗的综合治疗模式。

对晚期下咽癌也可应用化疗，主要是手术前或放疗前的诱导化疗以及同步化疗等。因诱导化疗对总的生存无明显影响，因此诱导化疗临床上不常规推荐使用；而同步化疗则有提高放疗的肿瘤局部控制率、改善远期生存的趋势（具体参见喉癌有关内容），因此临床上主张应用。

五、放疗

（一）适应证

（1）早期病变，尤其是肿物呈外生性生长的可首选放射治疗。

（2）病理类型为低分化癌或未分化癌者，可选用放射治疗。

（3）手术切缘不净、残存，淋巴结直径 > 6cm 者，或颈清扫术后提示淋巴结转移、淋巴结包膜外受侵、周围神经受侵者，可行术后放射治疗。

（4）可以手术的中晚期患者做术前放射治疗。

（5）不能手术切除的患者条件许可时可做姑息性放射治疗。

（6）手术后复发的患者，条件许可时行姑息性放射治疗。

（二）禁忌证

（1）局部肿瘤严重水肿、坏死和感染。

（2）邻近气管、软组织或软骨广泛受侵。

（3）颈部淋巴结大而固定，且有破溃者。

（4）有明显的喉喘鸣、呼吸困难等呼吸道梗阻症状者。

（三）操作方法及程序

下咽癌放射治疗主要采用体外照射。

1. 放射源

以 $^{60}Co-\gamma$ 射线或高能 X 射线为首选，辅以电子线。

2. 照射野

开始放射治疗时照射野宜大，包括整个鼻咽、口咽、下咽部、喉部、颈段食管入口及上、中颈部和咽后淋巴引流区。对淋巴结阳性的患者，如缩野后不能全部包括转移的淋巴结，颈后可用合适能量的电子线来补量。下颈锁骨上常规做预防性照射。预防性照射的剂量为 50Gy 左右。

3. 照射剂量

一般采用常规分割方式。术前照射剂量为 45 ～ 50Gy；术后照射的剂量一般为 50 ～ 60Gy，对切缘阳性、淋巴结包膜外受侵患者行高危区加量照射。单纯根治性放射治疗的剂量为 70 ～ 75Gy。

（四）注意事项

注意放射反应、并发症和后遗症。

（1）放射性咽喉炎：吞咽困难、咽喉疼痛等症状。

（2）喉水肿：由于放射导致淋巴管阻塞或软骨周围炎，在放射治疗过程中和放射治疗后可出现喉水肿。其发生率和程度与剂量、照射野大小及肿瘤的范围有关。

（3）喉软骨坏死：软骨受侵犯的患者放射后发生坏死的机会较多。

（4）放射性脊髓炎。

六、放疗并发症及处理

由于下咽癌放疗采用较大的照射野，因此本病的治疗过程中不可避免地出现相应的并发症。急性放疗反应主要发生于照射过程中，包括以下几点：

（一）急性黏膜反应

照射野内的正常黏膜受到一定剂量的照射后，可表现为不同程度的充血、水肿、糜烂或溃疡，患者表现为口腔、咽喉肿痛、吞咽困难、声音嘶哑等。

（二）口腔干燥、味觉障碍

由于唾液腺、味蕾在照射过程中受到一定程度的损伤而导致口腔干燥、味觉障碍的发生。随着放疗的结束及一段时间的恢复，口腔干燥、味觉障碍可有一定程度的恢复，但一般不会恢复到正常水平。

（三）喉水肿

一般在放疗后 6 个月消退。超过 6 个月仍持续存在的喉水肿，应警惕有肿瘤残存或复发的危险，应密切随访，必要时活检证实。应考虑到活检有可能导致周围喉软骨坏死的危险。

（四）放射性皮肤反应

晚期损伤包括单纯放疗、手术与放疗综合治疗出现的损伤，主要有：喉软骨、软组织坏死；持续性喉水肿，严重者需要紧急气管切开者；颈部皮肤纤维化；放疗后因吞咽困难。放疗结合手术的主要并发症尚有手术切口坏死、咽瘘、颈动脉破裂出血等。

七、疗效及预后

一般而言，下咽癌的预后较差，主要与以下因素有关：淋巴引流丰富，容易发生淋巴结转移；病变有沿黏膜下浸润侵犯的特点，局部病变范围广泛；早期症状不典型，发现时多为晚期；远处转移及第二原发肿瘤发生的概率较高。

随着目前治疗经验的丰富、放疗技术的发展，下咽癌的预后明显较前改善。以中国医学科学院的资料为例，下咽癌的 5 年总生存率、无瘤生存率分别由 20 世纪 70 年代以前的 14.3%、23.8%，提高到 80 年代的 45.9%、45.0%，90 年代的 62.2%、53.7%。对单纯放疗的患者，放疗剂量＞70Gy 者 5 年无瘤生存率和局部控制率分别为 40.9% 和 61.7%。

其他影响预后的因素包括以下几点：

（1）性别与年龄：一般而言，女性患者预后好于男性，年轻患者预后好于年老者。其主要原因与前者的临床症状出现较早，确诊时 T、N 分期较低有关。但应注意，年轻患者以后发生第二原发癌危险性则明显增加。

（2）肿瘤部位：梨状窝癌，尤其是杓会厌皱襞和内侧壁发生的肿瘤，预后明显好于环后区和咽壁区癌，其原因主要与前者的病变相对较局限有关；而发生于梨状窝顶壁的肿瘤，容易向四周浸润发展，其预后较梨状窝其他壁发生的肿瘤明显变差。

（3）临床分期：随着 T 分期的升高，肿瘤的局部控制率和治愈率明显下降。有淋巴结转移者的生存率较无淋巴结转移者可下降 28%；而且随着 N 分期的增加及淋巴结包膜外转移，生存率又将继续下降 12%。

（4）肿瘤细胞的分化程度：肿瘤细胞分化程度的高低对肿瘤治疗的局部控制率有一定的影响，分化程度低的肿瘤局部控制作用要高于分化好的肿瘤，但前者治疗失败的主要原因为远处转移，而后者失败原因主要为局部未控或复发，因此它们对总的预后影响不大。

第五节　口咽癌

一、概述

口咽位于软腭及舌骨两个平面之间，上接鼻咽，下连下咽，前方由舌轮廓乳头及舌腭弓与口腔分界。口咽包括软腭、腭扁桃体、舌根、舌会厌谷、咽壁。口咽侧壁及后壁由咽缩肌包裹，此部位肿瘤易发生茎突后间隙、咽后间隙淋巴结转移。

口咽癌的病因目前仍不明确，但与口腔癌的致病因素基本相似，如吸烟、酗酒、口腔卫生差、黏膜白斑等。

口咽癌的病理类型以上皮来源的癌及恶性淋巴瘤最多，其他病理类型如肉瘤等少见。从发病部位上讲，扁桃体区恶性肿瘤最常见，约占口腔恶性肿瘤的 60%，其次为舌根（约 25%）、软腭（约 15%）。根据发生部位的不同，病理类型亦各有异：腭扁桃体多见恶性淋巴瘤、低分化癌，软腭多见分化较好的癌，舌根分化程度较差者稍多见，且亦好发恶性淋巴瘤。

口咽淋巴引流常交叉引流到对侧。口咽肿瘤的淋巴结转移率与原发部位、T 分期、偏离中线程度等因素有关。原发于软腭、舌根等部位的肿瘤，淋巴结转移的风险较大，且多有对侧转移。发生在扁桃体区的肿瘤淋巴结转移率与 T 分期、分化程度有关，也容易转移到对侧。口咽部的淋巴引流主要到 n 区和 HI 区淋巴结，此为常见淋巴转移位置。初诊时颈部淋巴结转移的阳性率为 60% 以上，若原发肿瘤已越过中线，则对侧淋巴结发生转移的风险为 25% 左右。

在采取治疗前应对患者进行全面评估，包括病史采集、一般状况评价、体格检查、辅助检查、诊断、分期、获取既往治疗和并发症等资料，从而形成对患者的个体化治疗方案。

（一）病史采集

首发症状对提示原发灶很有帮助。重要的阳性和阴性体征，对提示肿瘤侵犯的范围、程度和对功能的影响往往有重要意义，可以帮助制订治疗计划。

（二）原发灶检查

原发灶症状主要表现为口咽异物感、疼痛、溃疡、出血。检查可见口咽部有新生物，触诊质硬。内窥镜直视下可以明确原发肿瘤的部位和黏膜侵犯范围，这是 MRI 等检查不能取代的。口咽癌具有沿软腭及咽侧壁黏膜向周围浸润性生长并向深层浸润的特性，黏膜表面浸润范围往往超出 MRI 所见，而深部浸润往往超出内镜下所见。要重视简单的手指触诊，往往可明确肿瘤的大致侵犯范围。

（三）颈淋巴结检查

口咽癌发生颈部淋巴结转移相当多见，转移淋巴结的部位对提示原发灶具有指导意义。

（四）辅助检查

重要的有 CT、MRI、X 线平片和 B 超等。MRI 在局部分期诊断方面具有较大的优势，可对早期骨受侵做出诊断，又可从三维方向明确原发肿瘤的大小、范围，了解肿瘤与周围组织结构的关系及淋巴结有无转移，对放疗靶区的确定有重要的参考价值。头颈部肿瘤多具有相同的致癌因素，有一部分患者会同时出现第二原发癌，如上消化道和上呼吸道器官同时患有原发肿瘤。口咽患者一般要求行食管造影或食管镜检查，以除外第二原发癌。

（五）病理诊断

病理诊断是放射治疗的前提条件，获得病理诊断至关重要，有时须多次活检。必要时根据患者的临床表型行高危原发局域的盲检，往往有意外收获。

口咽是上呼吸道和上消化道的共同通道，具有多种生理功能。因此，决定治疗手段时，在考虑局部控制的同时，应尽量保留口咽部的功能，提高患者的生活质量。早期口咽癌手术和放疗疗效相似。采用单纯放射治疗，不仅能取得根治性效果，而且能有效地保留器官解剖结构的完整性，保存了正常生理功能。晚期口咽癌单纯手术和单纯放射治疗疗效均不理想，而采用手术和放射的综合治疗则可提高手术切除率，降低局部复发率和提高生存率。不宜手术的晚期口咽癌可做姑息性放射治疗，或与化疗综合治疗可提高疗效。

对于颈部淋巴结的处理，建议患者，淋巴结对非手术治疗的反应可以作为临床处理的指导。CR 者观察，PR 者行颈清扫，$N_{2\sim3}$ 患者，行计划性颈清扫。

口咽癌放疗最常见的急性反应是口咽黏膜炎、吞咽困难和疼痛。急性反应会导致营养不良，但要注意不要使患者在治疗过程中体重下降过多，否则可能会影响生存。应注意对放疗急性反应造成的营养不良进行纠正，通常通过放置鼻饲管或胃造瘘来解决患者的营养问题，必要时行肠外营养补充每日必需营养元素和热量。

放疗前应予口腔处理，拔除残根和修补龋齿，放疗中注意保持口腔卫生，漱口液漱口，必要时可予抗生素 + 激素短期治疗，以减轻疼痛和提高患者对治疗的依从性。

口咽癌放疗晚期并发症主要是口干，颈面部水肿，皮肤皮下组织肌肉纤维化，张口困难。下颌骨坏死是比较严重的后遗症，其处理可采用高压氧保守治疗，但疗效相对较差。坏死段下颌骨切除 + 修补术疗效更佳。

二、扁桃体癌

扁桃体癌是最常见的口咽部恶性肿瘤，约占口咽部肿瘤的 2/3，男性多于女性，发病的高峰年龄在 50 ～ 70 岁，长期嗜烟酒与肿瘤的发生有关。淋巴瘤好发于年轻人，以 20 ～ 40 岁最多见。扁桃体的肿瘤 95% 以上为鳞癌和恶性淋巴瘤。

（一）解剖和扩散类型

扁桃体区位于口咽两侧壁，包括扁桃体、扁桃体窝（腭扁桃体）、咽前后柱和舌扁桃体沟。扁桃体癌形态上可表现为浅表生长型、外生型、溃疡浸润型。其中外生型较多见。起源于咽前、后柱的癌以鳞癌为多，同起源于扁桃体窝的癌相比，癌细胞分化较好，较少发生浸润，生长慢，淋巴结转移率低。起源于扁桃体窝的癌除鳞癌外，低分化癌和未分化癌也常见，肿瘤以溃疡型生长为主，容易侵犯舌咽沟和舌根。总体上扁桃体癌多数分化较差，易向邻近结构蔓延。扁桃体区有丰富的黏膜下淋巴网，主要引流至二腹肌下淋巴结、上颈深和咽旁淋巴结，因此扁桃体癌容易发生这些部位的淋巴结转移。淋巴结转移率可随 T 分期增加而增高，不同 T 分期的颈淋巴结转移为 $T_1 \sim T_4$ 分别为 10%、30%、65% 和 75%。

（二）临床表现

咽喉疼痛是扁桃体癌最常见的症状，许可放射至耳部，吞咽时疼痛会加重。如肿物侵及硬腭、牙龈时可引起咬合不全。随着瘤体的增大，可导致呼吸困难、言语不清、进食困难，肿瘤累及翼肌可引起张口困难。扁桃体癌经常被误诊为"扁桃体炎"而延误治疗，故如可见扁桃体区肿物（肿物可呈外生型或浸润型生长），特别是一侧者，应取活检明确性质。治疗前 CT/MRI 为必要的检查项目，以了解病变范围和浸润深度，更好地决定治疗方案。

（三）治疗原则

扁桃体癌因组织分化差。恶性程度高，容易浸润周围组织，较早转移至咽淋巴环及颈淋巴区，但对放疗较为敏感。对 T_1、T_2 病变为首选放疗，放疗后如有肿瘤残留，可实施挽救性手术，此时手术损伤较小。T_3、T_4 病变可考虑综合治疗，目前化疗与放疗的综合治疗应用较多，也可采用手术与放疗的综合治疗。

（四）放射治疗

1. 放射设野

照射范围包括原发灶、周围邻近结构（包括颊黏膜、齿龈、舌根、鼻咽和咽侧、后壁）和上颈部（包括颈后淋巴结）。常规照射时通常用两侧对穿面颈联合野照射，上界一般定于颧弓水平，下界至甲状软骨切迹水平或据病变下界而定，前界应至少超出病变前缘 2cm。后界应包括颈后淋巴引流区。对于早期分化良好的无须做下颈预防性放疗。对分化程度差者、局部病灶较大、上颈淋巴结有转移者，下颈应做预防性照射。一般用单前野垂直照射，注意保护脊髓。如局部淋巴结残留可用电子线加量。先大野照射 DT 36～40Gy，后避开脊髓缩小野照射，继续加量放疗，总量增至 66～74Gy/6～7 周。颈后区可用适当能量电子线补量。

2. 照射剂量

总剂量为 DT 66～74Gy/6～7 周。根据病理类型、肿瘤大小和肿瘤消退情况，来做适当调整，如对未分化、低分化癌或较小的肿瘤，总剂量可适当降低。中、高分化鳞癌或较大的肿瘤，处方剂量应相对较高。颈预防性剂量为 50Gy 左右。

扁桃体癌多为分化差的癌，对放射治疗较为敏感，很多患者通过单纯放射治疗可以治愈。因此，利用调强放疗的优势，在不降低肿瘤控制的前提下，可以避免和减轻正常组织的损伤，提高患者的生存质量。调强放疗时靶区的确定与常规治疗时不应有区别，常规治疗获得的关于扁桃体癌局部控制的经验或预后因素是指导调强靶区确定的依据，在有条件的单位建议应用调强放疗。

三、舌根癌

舌根癌是头颈部较少见的恶性肿瘤，好发于 50～70 岁，男性多见。病理类型以鳞癌为主，但分化程度较舌癌差，也有小涎腺来源的癌、未分化癌和恶性淋巴瘤等。

（一）解剖和扩散类型

舌根位于全舌的后 1/3，咽峡的后下方，前方与舌体的分界为舌轮廓乳头，两侧通过舌咽沟与扁桃体区、口咽侧壁相接，下方至舌会厌谷及舌会厌外侧襞。由黏膜和肌肉组成的舌根参与语言、吞咽、味觉功能的形成，同时舌根又有丰富的淋巴组织，与扁桃体、鼻咽部淋巴组织共同组成韦氏环，为人体免疫屏障的一部分。舌根鳞癌多呈溃疡型，向周围浸润性生长，还可向舌根部深层肌肉浸润。来源于小涎腺的癌多以外生性生长为主。舌根部的淋巴组织丰富且属于中线结构，因此舌根癌不仅容易发生颈部淋巴结转移，而且出现双侧颈转移的概率也较高，约 4/5 的患者初诊时即有颈部淋巴结转移，其中 30% 为双侧转移。最常见的转移部位为二腹肌下组及上颈深部组淋巴结，其次为颈后淋巴结、颌下淋巴结和咽后淋巴结。

（二）临床表现和诊断

舌根癌生长部位隐蔽，症状不明显，早期难以发现，当症状明显的大多已属晚期。故舌根癌常累及邻近组织及器官，如舌体、咽壁、扁桃体、会厌舌面等。常见症状为舌咽部疼痛，局部晚期病变可出现言语不清及吞咽困难。有时舌根部病灶较隐匿，患者以颈部无痛性淋巴结肿大起病就诊。不仅要在内镜下仔细检查并行活检明确病理，还要行 MRI 等检查了解肿瘤浸润深度及与周围组织的关系，同时应排除远处转移及第二原发癌可能。

（三）治疗原则

早期小的病灶手术与放疗都可以取得较好的局部控制效果，但由于舌根具有重要的生理功能，外科手术会造成组织缺损而导致功能障碍，出于功能保护的考虑，一般还是首选放疗。晚期病变原则上采取非手术治疗，手术作为非手术治疗失败后的挽救治疗。目前的趋势是同步放化疗与手术的综合治疗，同步放化疗作为一线治疗，放疗 DT 50Gy 时进行疗效评价，如估计肿瘤在接受根治性放疗剂量后能够消退，则继续放疗，否则可考虑手术治疗。颈部淋巴结的处理原则是对 $N_{0\sim1}$ 病变，可以用单纯放疗控制，但对 $N_{2\sim3}$ 病变，尤其是放疗后残存者，应行颈部淋巴结清扫术，以最大限度地提高颈部的局部控制率。如果患者首先接受了手术治疗，病理提示病期较晚或有不良因素则应行术后放疗或同步放化疗。

（四）放射治疗

照射野包括原发肿瘤、邻近受侵部位及上颈淋巴引流区。常规放疗通常采用两侧相对平行野照射，照射野的上界要求超过舌和舌根表面 1.5～2cm，如果肿瘤侵及口咽咽前后柱或鼻咽，上界相应提高，可达颅底，包全整个受侵的解剖结构。下界位于舌骨下缘水平，可根据颈部转移淋巴结位置适当调整位置。前界包括咽峡及部分舌体，后界包括颈后三角淋巴引流区。先用大野照射 DT 36～40Gy 时缩野，两侧野的后界前移以避开脊髓，继续照射至 DT 60Gy 时再次缩野，针对原发灶区加量至 DT 66～70Gy。颈后野用 8～12MeV 的电子线补量。下颈锁骨上淋巴引流区另设一个单前野垂直照射，注意保护脊髓，预防剂量为 DT 50Gy。可采用调强放射治疗，有利于正常组织的保护。

近距离放射治疗由于其杀伤距离短、对正常组织损伤小的优点，与外照射结合治疗舌根癌，既能提高局部肿瘤剂量，又能有效避免单纯外照射导致的正常组织照射剂量过高而产生的严重放疗毒性，如放射性下颌骨坏死、放射性脊髓炎等。即使现代外照射技术已多采用调强精确放疗，对于非浸润性生长的舌根癌，采用高剂量率的组织间插植照射也是一种非常有效的推量手段。可在外照射至肿瘤剂量达 DT 50～60Gy，间隔 2 周后行插值，对 $T_{1～2}$ 病灶推量 20～25Gy，$T_{3～4}$ 病灶推量 30～40Gy/2F。

四、软腭癌

软腭黏膜是口腔黏膜的延续，故软腭癌及悬雍垂（腭垂）癌以鳞癌为多见，好发于 60～70 岁，男性多于女性。起源于小涎腺的腺癌比硬腭部位明显减少。肿瘤的分化程度较其他口咽癌高，与口腔癌类似。总体上软腭原发肿瘤比较少见。

（一）解剖和扩散类型

软腭构成口咽腔的顶壁，前与硬腭后缘相接，后为游离缘，两侧延伸为咽前后柱，于中线处汇合形成腭垂。起源于软腭的病变容易向前浸润发展，一般较少向后即扁桃体区域发展，而扁桃体区癌不论病期早晚均容易侵犯软腭。

软腭淋巴组织丰富，于中线形成交叉网，故常发生双侧淋巴结转移。二腹肌下和上颈深淋巴结转移较为常见，颈后淋巴结和颌下淋巴结较少受侵。软腭癌在就诊时的颈部阳性率为 30%～55%，其中 10%～20% 为双侧颈部淋巴结转移。

（二）临床表现

症状有吞咽不适、异物感、出血、疼痛等。软腭张口即可见，所以该部位肿瘤容易早期发现。早期软腭鳞癌可表现为黏膜白斑或增殖性红斑样改变，或表现为浅表隆起肿物。晚期病变多呈溃疡浸润性癌，侵及硬腭、齿龈、颊黏膜、扁桃体区等。小涎腺来源的腺癌，一般较少向深层浸润，颈淋巴结转移少见且出现较晚，而腺样囊性癌具有深层浸润、破坏硬腭、侵犯神经或邻近血管与发生淋巴结转移的特点。明确诊断依赖于活组织病理检查。

（三）治疗原则

除极小的浅表病变可采用局部手术切除外，一般均以放射治疗为主，T_1 和 T_2 病变采用根治性放疗可达治愈。T_3 和 T_4 病变可采用手术与放射的综合治疗（术前或术后放疗）。

（四）放射治疗

软腭癌的基本照射技术以外照射为主，照射范围包括软腭、扁桃体区和上颈淋巴引流区。但对腺上皮来源的分化程度较高的腺癌，因淋巴结转移率低，设野可以保守一点，以软腭、腭垂为中心，包括部分周围结构。高分化鳞癌病灶，上颈无淋巴结转移，中下颈部及锁骨上区不推荐预防性照射，若病理为分化较低的鳞癌、低分化癌、未分化癌者，均应做全颈预防性照射。具体方法可参照扁桃体癌的照射技术，总剂量应给予DT 60～74Gy/6～7周（DT 36～40Gy 后避开脊髓，DT 50Gy 时缩野至软腭区）。也可加用口腔筒照射补量，或行组织间插植局部后程加量。其目的是最大限度保证病变区剂量的同时减少周围正常组织的受量。可采用口含器分离软腭和舌面减少正常舌的受照剂量。因软腭是个活动器官，应注意交代患者影像采集及照射期间勿做吞咽动作，以免产生伪影及使肿瘤偏离照射靶区范围。在采用调强照射技术时，尤应注意此点。

第六节　上颌窦癌

一、病理及生物学行为

（一）鳞状细胞癌

是上颌窦最常见的病理类型，约占 50%。

（二）腺癌

又可分为低度恶性和高度恶性，后者较前者侵袭性更强。乳头状腺癌为低度恶性肿瘤。腺泡细胞癌、黏液表皮样癌和腺样囊性癌是发生于小涎腺上皮的恶性肿瘤，它们的生物学行为与发生在其他部位的同类肿瘤一样。腺样囊性癌容易向周围组织广泛浸润。腺鳞癌为高度恶性肿瘤，侵袭性强，易发生转移，但发生率很低。

（三）肉瘤

血管肉瘤发病率低，好发于上颌窦。软骨肉瘤及骨肉瘤非常少见。

（四）恶性黑色素瘤

并不多见，高发年龄 40～60 岁，男女发病比例无明显差异。淋巴结转移率为20%～40%，血行转移亦较常见。

（五）内翻性乳头状瘤

为良性肿瘤，但其生物学行为呈恶性表现，易向周围组织侵犯和破坏骨组织。上颌窦淋巴引流至颌下、淋巴结和咽后淋巴结，然后引流至颈深上淋巴结。

二、临床表现

上颌窦肿瘤侵及范围和程度不同，临床表现也不一样。早期肿瘤局限在窦腔内黏膜，常无明显临床症状。

（1）侵及内侧壁或鼻腔时，将出现血涕、鼻出血及鼻塞等症状。

（2）侵及底壁可出现牙痛及牙齿松动甚至脱落。患者常因此就诊于口腔科，如果此时误诊为一般性疾病将松动牙齿拔除，则出现伤口不愈，肿瘤从伤口长出，甚至被误诊为牙龈肿瘤。此时在颊龈沟或硬腭外可触及肿物。

（3）前壁受侵可出现面部疼痛，软组织受侵出现面部肿胀，严重者可发生皮肤破溃。眶下神经受侵时，眶下缘皮肤感觉减退或麻木。

（4）顶壁受侵时，患者将出现眼球胀痛、向上移位、外突、复视等症状；累及眶周肌肉或视神经时，出现视力减退及眼球活动障碍。

（5）肿瘤穿破后壁侵及翼腭窝及翼内外肌时，将出现颞部疼痛、张口困难，严重者可出现牙关紧闭。

（6）肿瘤向外还可侵及颞下窝，并可侵及鼻咽、颅底等部位，将同时伴有头痛、耳鸣及听力下降等症状。

三、诊断

（一）临床检查

结合患者的症状和体征，要对患者进行全面体检的基础上，重点检查鼻腔、鼻咽、口咽、口腔（硬腭）及喉咽部有无肿块或穿孔。检查前后组颅神经有无受侵体征，同时检查颈部及锁上区域，以明确有无淋巴结转移。

（二）辅助检查

1.CT及MRI检查

应作为常规的影像学检查。CT检查应首先行横断面及冠状面的薄层扫描（3mm），横断面扫描可显示包括颞下窝等部位的状态，冠状面扫描可评价颅底前部、眼眶底和海绵窦的状态。对怀疑有颅底破坏的患者建议行MRI检查，因为MRI对确定颅底、蝶窦、筛板及中颅窝骨质病变有明显优势。MRI可显示海绵窦冠状面的高质量图像，矢状面的MRI图像可检查额窦的前壁、筛板及颅中窝处颅底骨质。条件许可，建议患者同时行CT及MRI平扫加增强扫描，结合两者的优点，可以准确了解肿瘤侵犯范围。

2.胸片、B 超检查

常规胸片检查以排除肺部转移，必要时行胸部 CT 扫描。另外，在治疗前行肝脾肾等腹腔脏器的 B 超检查，排除肝等脏器转移的可能性。对于晚期患者，有必要行骨扫描以排除骨转移。经济条件许可时，可考虑行全身 PET/CT 检查，但不推荐为常规检查。

3.组织学检查

上颌窦肿瘤在治疗前，应取得组织学或细胞学证实。如果肿瘤局限在上颌窦腔内则应行上颌窦开窗术，一方面可获得病理证实，另一方面通过开窗引流，可以为术前放疗做好准备。

四、治疗

（一）治疗原则

上颌窦癌的主要治疗模式是综合治疗。任何一种治疗方法单独应用的效果都不令人满意，综合治疗对上颌窦癌的疗效有显著提高。先行体外照射，然后手术，这是临床公认的最优化治疗方法，也是目前采用的主要方法。

1.术前放疗

除分化差的肿瘤外，凡有手术指征者，多采用有计划的术前放疗。晚期的上颌窦癌，尤其侵犯眼眶、筛窦或颅内者，通过术前放疗可以控制手术不易切除的亚临床病灶，降低 T 分期，起到美容和保留面部重要器官的功能。术前放疗常规行口腔牙齿处理及上颌窦开窗引流术。

2.术后放疗

因大出血或肿瘤巨大导致患者呼吸困难者，应先行手术治疗。上颌窦癌术后放疗指征：①切缘不净或安全界不够；②侵犯局部软组织、肌肉或神经受侵；③分化差的恶性肿瘤；④ $T_{3～4}$ 病变及有淋巴结转移的晚期病例；⑤腺样囊性癌浸润能力强，手术不容易切除干净。

3.单纯放疗

分为姑息性放疗和根治性放疗。姑息或根治都是相对而言，在治疗中可能根据治疗效果或病情变化进行选择。主要适用于因其他疾病无法接受手术或拒绝手术的患者。组织学分化差的肿瘤原则上采用根治性放疗的方法，但是放疗 50Gy 时肿瘤消退不满意者，考虑加用手术治疗。肿瘤晚期无手术指征、放疗无希望根治、疼痛明显、肿瘤生长快、伴出血、肿瘤堵塞进食通道等，以姑息减症为目的进行放疗。

4.化疗

晚期肿瘤、肿瘤分化程度差、多发淋巴结转移或脉管内有癌栓，可考虑化疗与手术、放疗综合应用。

（二）淋巴结的处理原则

（1）早期上颌窦癌，因淋巴结转移率低，无须行常规颈部淋巴结预防照射。

（2）$T_{3\sim4}$的晚期肿瘤患者，应行颈部淋巴结预防照射。

（3）肿瘤分化程度差的上颌窦癌应行颈部淋巴结预防性照射。

（4）已发生淋巴结转移者，无论采用哪种治疗模式，原发灶与转移灶应同时进行治疗。并行相应下一站淋巴引流区的预防照射。

（5）根治性放疗患者，如果原发病灶控制满意，颈部淋巴结有残存，可行手术挽救。

（三）放射治疗技术

1. 常规放疗技术

（1）能量的选择：能量选择多选用 ^{60}Co-γ 射线或 6MeV 高能 X 线进行治疗，电子线用于筛窦、眼眶区和颈部淋巴结补量照射，须根据患者的实际情况分别选择不同照射区域的电子线能量，一般选择 6～12MeV 的能量，尽可能保护角膜和晶体。

（2）体位：照射体位为仰卧位，根据患者的具体情况选用合适的头枕，采用热塑面罩固定技术，以保证治疗的重复性和准确性。

（3）普通模拟机定位法：患者采用仰卧位，张口含瓶，将舌压在瓶子的下面，目的是使舌在放疗中少受照射。虽然手工体表标记定位法是根据体表解剖标志如 OM 线等来确定照射野，简单易行，但根据现代放射肿瘤学的质控要求，该方法在临床上仅供参考。临床上至少要求有专用的普通模拟定位机来确定照射野的大小。在透视下确定照射中心及照射范围。规则野在拍定位片、标记等中心点及剂量计算后进行照射验证和治疗。不规则野须在定位胶片上画出实际照射野形状，模型制作后再在模拟机下透视验证，然后用于患者的治疗。剂量分割和总剂量通常采用常规分割剂量照射方法，即每次 2Gy，每周 5 次，根治性照射剂量一般为 70Gy/35 次，在 7 周内完成。颈部淋巴引流区 50Gy/25 次，在 5 周内完成。一般情况下术前剂量为 50～60Gy/5～6 周。当上颌窦后壁受侵或腺样囊性癌行术前放疗时，剂量应达到 60Gy/6 周。术后放疗或单纯放疗剂量 60～70Gy，在 6～7 周内完成。切缘阳性或安全界不够，应按根治性放疗处理，但要注意及时缩野。

2. 三维适形及调强放疗技术

随着放疗技术的发展，三维适形放疗（包括调强放疗）越来越多地应用于肿瘤的放疗。对上颌窦病变，照射野较大，常规放疗对周围正常组织的损伤较为明显，因此有条件的医院可考虑应用三维适形照射技术甚至调强放疗。

（1）体位固定：采用仰卧位，头垫合适角度的头枕，采用热塑头颈肩面罩固定技术。

（2）CT 模拟机扫描：扫描范围从头顶水平到胸锁关节下方 2cm，层厚 3～5mm。扫描图像传输到 TPS。

（3）靶区勾画：根据临床检查和影像学检查等所观察到的肿瘤情况，在 TPS 上勾画肿瘤靶区（GTV）、临床靶体积（CTV）及周围正常组织。GTV 为临床检查及 CT 或 MRI 检查所见的肿瘤范围。CTV 分为原发肿瘤的 CTV1 及颈部淋巴引流区的 CTV2。原发肿瘤的 CTV1 是影像学所见的 GTV 外放 1～2cm 而成。早期患者 CTV2 不做预防性照射。肿瘤分化差、$T_{3\sim4}$ 病变的上颈部淋巴引流区 CTV2 范围包括 II、III、VI 区淋巴结，各区淋巴结引流区勾画参考 UICC 上颌窦癌标准颈部淋巴结分区标准。计划靶体积（PTV）为 CTV 外放 3～5mm 而成。

（4）剂量：中国医学科学院肿瘤医院的调强适形放疗为每周 5 次，每日 1 次。①术前放疗剂量，原发灶（GTVp）、转移淋巴结（GTVnd）分割剂量为 2.12～2.3Gy/次，总剂量 59.36～64.4Gy/28 次；PTV1 分割剂量为 1.82～2.0Gy/次，总剂量 50.96～56Gy/28 次。②术后放疗剂量，GTVp、CTVnd 分割剂量为 2.12～2.3Gy/次，总剂量 63.6～69Gy/30 次；PTV1 分割剂量为 1.82～2.0Gy/次，总剂量 54.6～60Gy/30 次。术后肿瘤残存或切缘阳性时，按根治放疗处理，GTVp 总剂量相应提高到 70Gy。③单纯放疗剂量，GTVp、GTVnd 分割剂量为 2.12～2.3Gy/次，总剂量为 60.96～75.9Gy/33 次，PTV1 分割剂量为 1.82～2.0Gy/次，60.06～66Gy/33 次；PTV2 分割剂量为 1.82Gy/次，总剂量为 50.96Gy/28 次。

五、放疗并发症的预防和处理

放射治疗后常见的晚期放射损伤有口干、鼻腔黏膜干燥、放射性龋齿、张口困难、视力下降、脑颞叶放射性坏死、骨坏死、听力下降甚至丧失、垂体内分泌功能不足等。张口困难也是最常见的晚期并发症之一，究其原因，有以下几点：①放疗剂量过高，导致局部软组织纤维化，加之功能锻炼不够；②治疗后由于口腔卫生差，局部组织免疫能力下降，反复发生颌面间隙感染或疏松结缔组织炎，治疗不及时或不得当，加重局部纤维化；③肿瘤复发，肿瘤侵及翼腭窝或翼肌等。

发生脑损伤和骨坏死的机制并不十分清楚，可能与下列因素有关：①放疗剂量过高；②血管损伤；③外伤或感染；④个体差异性。

为防止上述严重放疗并发症的发生，临床医师需要准确掌握治疗适应证和制订合理的治疗方案。在治疗计划设计时，在尽可能满足靶区需要的前提下，最大限度地保护正常组织和器官。

第七节 鼻腔及鼻旁窦癌

一、临床表现

因本病发病部位隐匿、早期症状不典型，因此早期诊断困难，待出现明显的症状时，多已为晚期。

常见的临床表现有以下几点。

（1）鼻部症状：鼻塞、嗅觉减退、血涕、鼻衄，通常是鼻腔筛窦癌的主要临床表现。

（2）眼部症状：筛窦肿瘤容易破坏纸样板侵入眼眶，上颌窦肿瘤可通过眼眶底壁的破坏而侵入眶内，挤压眼球，引起复视、突眼，球结膜充血、水肿，视力下降，甚至失明、眼球固定。

（3）面部肿胀：如上颌窦外侧壁和前壁受侵，则可出现一侧面部隆起肿胀、疼痛；如侵犯眶下管、压迫眶下神经可引起局部皮肤感觉障碍，表现为麻木、蚁走感和触觉减退。

（4）张口困难、牙齿松动、硬腭肿物：如上颌窦肿瘤向后发展，容易侵犯上颌窦后壁、翼腭窝以及翼内、外肌，则可引起张口困难；如上颌窦底壁受侵，可表现上牙列松动或上齿龈部肿胀，同时部分患者可表现为硬腭肿物。

（5）头痛：临床上多见且较早即可出现，晚期肿瘤侵犯颅底、颅内，可表现持续、剧烈的头痛。

（6）耳部症状：肿瘤侵及鼻咽部，堵塞咽鼓管可引起耳闷、耳鸣、听力下降。

（7）颅神经：因筛窦顶部仅靠菲薄而布满筛孔的骨板与颅内相隔，筛窦病变易侵及前组颅神经，出现前组颅神经麻痹症状。第Ⅰ～Ⅵ对颅神经均有可能出现损害。面麻是由于三叉神经第二支（V_2）受累引起，临床较为常见。

二、病理

鼻腔上颌窦癌最常见的病理类型为鳞癌，而筛窦癌中腺癌明显较上颌窦癌为常见。其他病理类型还有嗅神经母细胞瘤、黑色素瘤、内翻性乳头状瘤癌变、淋巴瘤、未分化癌等。

三、诊断

对有相关临床症状者，应进行仔细的查体，包括借助窥鼻镜、间接鼻咽镜或光导纤维镜观察鼻腔、鼻咽部有无新生物；口腔检查注意有无牙松动，上龈及龈颊沟或腭部有无肿物；检查患者耳前、颌下或颈部有无肿大淋巴结。发现肿物者应活检病理证实。直接从鼻腔、龈颊沟、硬腭等肿瘤侵犯部位咬取活检；对高度怀疑肿瘤而活检阴性时，可直接手术取得病理，行术中快速冰冻切片病理检查或术后病理检查。

对怀疑肿瘤者，一定要进行相关的影像检查：过去常规 X 线片可摄瓦氏位、柯氏位及改良颏顶位片和上颌窦正、侧位体层片，现在则由于 CT 或 MRI 的普及而替代了常规 X 线检查，对了解病变的部位、具体侵犯范围很有帮助，而且可以协助治疗方案的确定及放疗技术的实施。

四、治疗原则

鼻腔、鼻旁窦癌的主要治疗手段有手术治疗和放疗。除病理类型为低分化癌或未分化癌者可首选根治性放疗外，其他类型的鼻腔、鼻旁窦癌几乎均以手术为主，配合术前或术后放疗，最大限度地提高肿瘤的局部区域控制率，同时又尽可能地保留正常组织、器官的功能。

五、放疗

照射技术上，根据病变部位、侵犯范围的不同而设置不同的照射技术：如对局限于鼻腔或筛窦的早期分化好的癌，常采用单前野高能 X 线与电子线混合射束照射，经治疗计划系统设计两种射线的剂量配比最为理想；对已有邻近结构侵犯者，多采用面前野及患侧侧野的两野交角照射技术，两野加楔形板照射；对病变晚期已过中线且颈部也需要放疗时，可采用两侧面颈野对穿照射技术。

（一）常见照射野的设计

1. 面前野单野照射技术

适用于一侧鼻腔筛窦受侵而尚未侵及上颌窦的病变。照射范围应包括同侧鼻腔和筛窦以及同侧上颌窦的内侧。

2. 同侧两野交角照射

适用于侵犯鼻腔及一侧上颌窦病变者。采用一正一侧两野交角 90° 照射技术，并加用 45° 楔形板。注意侧方照射野前界一般位于外眦后外 2cm，以避免出射线伤及对侧角膜、晶状体。前方照射野设计时，如同侧眼眶未受侵，则注意保护同侧角膜晶体；如眼眶受侵，则前野应包括眼眶。高能 X 线照射时嘱患者睁眼正视，利用剂量建成效应使角膜晶体落在最大剂量点之前。

因侧野照射时筛窦前组及前方眼眶未能包括在照射野内，故前方应加用一电子线小野进行局部补量：眼眶未受侵时仅补充照射前组筛窦剂量；如眼眶受侵，则前方眼眶也应一并补量，但应注意角膜、晶状体用铅柱遮挡。所用电子线能量一般为6MeV。

3. 三野等中心照射技术

对于完全局限于鼻腔、筛窦、上颌窦的病变，也可采用三野等中心照射技术，即一个前野加两个侧野，侧野加用合适角度的楔形板，但具体度数及剂量配比应由TPS确定。

4. 双侧面颈野对穿照射技术

适用于双侧鼻腔、上颌窦均受侵者，尤其是上颈部淋巴结有转移时，可采用双侧野对穿照射技术。

5. 颈部照射野

因晚期鼻腔、鼻窦癌多已侵犯其周围结构如面部、鼻咽等，颈部淋巴结转移发生概率明显增高，此时应行选择性颈淋巴结区域预防性照射：如上颈阴性，照射同侧上颈部淋巴引流区即可；但如果病变过中线，则双侧颈部均要照射；如一侧上颈阳性，则同侧下颈锁骨上要进行预防性照射。

（二）放射剂量

1. 术前放疗剂量

剂量给予DT 50～60Gy/5～6周，以控制亚临床病灶，降低肿瘤负荷，利于手术彻底切除。如有眼眶或上颌窦后壁的破坏，则术前放疗局部总剂量应争取达到DT 60～70Gy/6～7周。

2. 术后放疗

亚临床病灶给予DT 60Gy/6周；如有残存肿瘤应根据肿瘤大小、病理类型等情况，缩野加量至DT 70Gy/7周。

3. 根治性放疗

根据肿瘤病理类型、放射敏感性、肿瘤大小等情况给予DT 70～80Gy/7～8周。未分化癌或低分化癌对射线敏感，总剂量可给予DT 70Gy/7周。放疗中应注意及时缩野，以便对周围正常组织进行保护。

六、放疗并发症及处理

常见的急性放射性反应主要有鼻腔、口腔黏膜反应，结膜充血、角膜炎等。放射晚期损伤包括白内障、角膜损伤、视力下降甚至失明、放射性骨坏死、颞下颌关节纤维化致张口受限等。

放疗前尽量除去口内龋齿、残根，做好口腔护理，保证口腔卫生；在照射过程中需要注意口腔黏膜保护，保持口腔清洁；应用抗生素眼药水滴鼻及滴眼，涂抹眼药膏预防眼球结膜炎或角膜溃疡；行上颌窦开窗引流术并在治疗期内经常冲洗，有利于放疗的顺利进行；训练张口活动，防止咬肌、下颌关节纤维变。

七、疗效及预后

鼻腔、鼻旁窦恶性肿瘤的综合治疗的5年生存率一般在50%左右，临床分期、病理类型、综合治疗方式均显著影响预后。

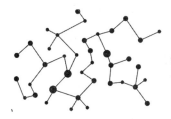

第六章　妇科肿瘤

第一节　外阴肿瘤

一、外阴良性肿瘤

临床较常见的外阴良性肿瘤包括外阴乳头状瘤、外阴平滑肌瘤、外阴纤维瘤、外阴脂肪瘤和外阴汗腺瘤。

外阴乳头状瘤：临床比较少见，临床上所见的乳头形状的肿瘤大多不是真正的乳头状瘤，只是具有乳头的形状而已。真性乳头状瘤是良性上皮性肿瘤，是以上皮增生为主的病变。

外阴平滑肌瘤：临床多发于生育年龄女性，来源于外阴平滑肌、毛囊立毛肌或血管平滑肌。

外阴纤维瘤：临床比较少见，是源于外阴结缔组织的良性肿瘤。由成纤维细胞增生而成。

外阴脂肪瘤：临床比较少见，源于大阴唇或阴阜脂肪细胞。

外阴汗腺瘤：临床少见，由汗腺上皮增生而成。

（一）病因病机

外阴良性肿瘤的西医发病原因不明确，目前认为与外阴长期处于潮湿状态和阴道分泌物的刺激等因素有关，或因长期穿着化学材质内裤或紧身裤摩擦所致。

（二）病理

1. 外阴乳头状瘤

组织学检查可分为真性外阴乳头状瘤和纤维上皮乳头状瘤，前者又可分为典型的乳头状瘤与疣状乳头状瘤。真性乳头状瘤以上皮增生为主。典型乳头状瘤：肿瘤表面乳头状突起小而多，质略硬，镜下可见复层鳞状上皮棘细胞层增生增厚，上皮向表面突出而形成乳头，上皮脚变粗向真空纤维结缔组织内伸展。上皮细胞排列整齐，无明显的异形性，偶见少数核分裂象，肿瘤恶变率为2%～3%。疣状乳头状瘤：乳头细而密，如菜花状或疣状，质地硬。镜下可见复层鳞状上皮棘细胞层增生肥厚，基底膜较平坦，无明显上皮脚向下伸展。纤维上皮乳头状瘤由肿瘤上皮和纤维组织构成，属于乳头状瘤者其上皮成分多于纤维成分，肿瘤表面可见较宽而粗的突起或皱襞。镜下可见表面为复层鳞状上皮覆盖，细胞有中度增生，多无异形性，上皮脚多而宽大。肿瘤一般不发生恶变。

2.外阴平滑肌瘤

肿物切面外观见包膜完整，镜下见平滑肌细胞与胶原纤维纵横交错或呈旋涡状排列，常伴退行性变。

3.外阴纤维瘤

常为单发，呈圆形或椭圆形，表面分叶，光滑、质硬，较小者为较硬的皮下结节，较大者为带蒂的肿物，表面光滑或坏死或溃疡。切面为致密灰白色，纤维组织呈束状纵横交错或呈旋涡状排列。镜下可见包膜为纤维结缔组织，实质为成熟的成纤维细胞和胶原纤维相互盘绕。肿瘤恶变少见。

4.外阴脂肪瘤

肿瘤大小不一，多无蒂，质软，有时呈分叶状。与周围组织界限清楚，有包膜，切面呈黄色，同一般脂肪组织。镜下见瘤体由成熟的脂肪细胞构成，间有多少不等的纤维组织和血管。

5.外阴汗腺瘤

肿瘤切面可见纤维性间质内有囊性小导管结构，其中有乳头状生长。病理特征为分泌性柱状细胞下衬有一层肌上皮细胞，极少恶变。

（三）临床表现

1.外阴乳头状瘤

多发生于中老年女性，发病年龄大多在40～70岁。病变多见于大阴唇、阴阜、阴蒂或肛门周围等部位，多为单发，肿瘤生长较慢，可无症状，或有外阴瘙痒、溃疡。

2.外阴平滑肌瘤

多发于阴蒂、大阴唇、小阴唇处，多为单发，外观圆形或椭圆形，突出于皮肤表面或有细蒂，表面光滑，边界清，质硬，皮色正常。一般无症状，较大者可有外阴不适。

3. 外阴纤维瘤

多发于生育年龄妇女，肿瘤多位于大阴唇，生于小阴唇和阴蒂者较少。肿瘤常为单发，瘤体较大者可出现下坠及疼痛症状，并可伴排尿障碍及性交困难。肿瘤表面溃破后，可继发感染。

4. 外阴脂肪瘤

一般发生于大阴唇。肿瘤大小不一，大多无蒂，呈分叶状，触之柔软。

5. 外阴汗腺瘤

多见于青春期及中年妇女，与内分泌有关。多发于大阴唇及阴阜。病程长，生长缓慢，直径2～1cm，密集分布，互不融合，一般无自觉症状，或可瘙痒。

（四）诊断

外阴良性肿瘤的症状及外观表现相似，有时难以鉴别，须病理活体组织检查方能明确诊断。

（五）鉴别诊断

外阴乳头状瘤须与尖锐湿疣、扁平湿疣和外阴癌鉴别。尖锐湿疣患者病理检查可见表皮浅层或棘细胞层散在挖空细胞。尖锐湿疣为人乳头状瘤病毒（HPV）感染所致，个别可采取HPV组织化学法（ABC法）或分子杂交方法测定HPV以鉴别。扁平湿疣患者阴唇及会阴散在丘疹及扁平状单个突起，病检可明确鉴别。外阴癌者肿瘤生长迅速，表现为外阴局部瘙痒、疼痛、破溃或经久不愈的溃疡，病检可鉴别。

（六）治疗

外阴良性肿瘤的治疗以手术切除为主，须将边缘切净，尽量避免肿瘤复发。对于乳头状瘤和平滑肌瘤，反复复发或生长迅速者应警惕恶变可能；如果已恶变，应行广泛外阴切除术。外阴乳头状瘤的恶变率为2%～3%。

二、外阴上皮内瘤变

外阴上皮内瘤变（VIN）是一组外阴鳞状上皮的不典型增生病变的病理学诊断名称，包括外阴鳞状上皮内瘤变和外阴非鳞状上皮内瘤变（包括Paget's病及非浸润性黑色素瘤）。多见于45岁左右女性。

外阴鳞状上皮内瘤变指肿瘤局限于表皮内，未发生向周围间质浸润，很少发生转移，但免疫功能受到抑制时（如60岁以上或应用免疫抑制剂的年轻女性）可能转变为浸润癌。

Paget's病是外阴的一种原位腺癌，易发生在富集大汗腺区域，较罕见，约占女性外阴恶性肿瘤的1%。

（一）病因病机

VIN 的病因受多种因素影响，但确切病因尚未完全明了。目前认为其发病与 HPV（人乳头瘤病毒）感染密切相关，此外还与外阴慢性皮肤病、性传播疾病、免疫功能低下及吸烟等因素有关。

（二）病理

1. 外阴鳞状上皮内瘤变

（1）肉眼：病变表现为表皮增生，可出现皮肤增厚形成的斑块、乳头或小的赘疣，表面可呈现灰白色、黑色素沉着或暗红色，肿瘤表面干燥、脱屑，边界不清楚。病灶常多发，并可相互融合。

（2）镜下：VIN 由密集的细胞组成，细胞核深染，排列混乱，极向消失，可见核分裂象（有异常核分裂象）。常可见角化过度、角化不全和角化不良的细胞。根据临床病理 VIN 可分为两类：①经典型；包括基底细胞型和疣型，与 HPV 密切相关，多为 HPV-DNA16 型感染；②分化型，即单纯型，与 HPV 无关。

2. 外阴非鳞状上皮内瘤变

主要指 Paget's 病，其主要病理特征为可见 Paget's 细胞，即胞浆浅染的不典型上皮细胞，散在或成团存在，大而不规则，呈圆形、椭圆形或多边形，细胞质透亮，无细胞间桥，与周围角化细胞界限清楚。

（三）临床表现

外阴上皮内瘤变以大小阴唇较常见，阴蒂次之，尿道口及其周围较少见。病变可呈灶性，也可弥散覆盖整个外阴。年轻的妇女常为多发病灶，老年女性多为单发病灶。多无特异性表现，在妇科检查时发现。主要的症状是外阴瘙痒、烧灼感、皮肤破损溃疡等，程度多数较轻，但偶尔有较严重者。病灶表现为表皮的隆起、斑块或丘疹，单个或多个，融合或分散，表面颜色呈多样性变化，可呈白色、灰色、粉红色或黑色素沉着。

（四）诊断

依据临床症状与体征常可怀疑本病，但须依据病理学检查确诊。

活组织检查：对可疑病变做多点活组织检查。以 4%～5% 的醋酸清洗外阴，病变处醋酸白试验阳性，阴道镜下取可疑病变组织送病理检查。或以 1% 甲苯胺蓝涂抹病变部位，2～3min 后用 1%～2% 醋酸溶液洗脱，可疑病灶呈紫蓝色，在紫蓝色部位取活检有助于提高准确率。活检时要注意深度，以免遗漏浸润癌。

（五）鉴别诊断

很多外阴疾病可引起非典型增生，如外阴湿疹、外阴白色病变、痣、脂溢性角化瘤和黑色棘皮瘤等，故须与这些疾病鉴别，同时还须注意这些外阴疾病与VIN的并存。对临床上有可疑的病灶均须活检以病理确诊。

（六）治疗

VIN的治疗方法较多，具体采取哪一种方法，取决于病变的组织类型和范围，因此对那些较广泛的角化过度、糜烂或溃疡者，治疗前应做多点活组织检查以明确诊断，并排除早期浸润癌，从而确定治疗范围。

1. 外阴鳞状上皮内瘤变

（1）VIN Ⅰ：药物治疗以5%氟尿嘧啶软膏涂于外阴病灶，每天1次，须用药6～10周；免疫反应修饰药咪喹莫特可有效诱导对HPV的细胞免疫，用5%咪喹莫特软膏涂抹患处，每周1～3次。二氧化碳激光治疗，能保留外阴的外观，疗效也比较好，但较易复发。

（2）VIN Ⅱ：手术治疗为主，术式包括扩大病灶切除、外阴皮肤切除及单纯外阴切除。扩大病灶切除适用于病变较局限者，切除病变边缘外至少5mm以上的范围，手术切除组织应送冷冻病理切片以确定无残留病灶，尽量保留未受累的阴蒂、尿道、肛门等结构；外阴皮肤切除适用于年轻妇女的多灶性VIN病变，指切除部分或全部外阴及会阴的皮肤，保留皮下组织，维持外阴轮廓，缺损的会阴浅筋膜须做游离皮瓣移植，皮瓣取自大腿或臀部。单纯外阴切除适用于老年女性的广泛外阴病变合并隐性的浸润性癌，手术范围包括外阴皮肤和部分皮下组织，破坏了外阴轮廓，必要时可行皮瓣移植。

2. 外阴非鳞状上皮内瘤变

外阴Paget病的病变范围往往超出肉眼所见，且偶发浸润者，故宜行外阴较广泛局部病灶切除或单纯外阴切除。根据病理分型及有无浸润可将原发型外阴Paget病分为3个亚型：外阴表皮内Paget病、外阴表皮内Paget病伴间质浸润、外阴表皮内Paget病伴皮下腺癌。前者行单纯外阴切除术或局部病灶切除术即可使病灶完整切除，切缘阴性，预后良好；伴间质浸润或皮下腺癌者须扩大手术范围，必要时行腹股沟淋巴结清扫术，术后可辅助放疗，预后较差。

（七）预后

以5%氟尿嘧啶软膏治疗效果不一，从无效至70%完全消退，但一般认为失败率可达50%。采用二氧化碳激光切除治疗单发性病变，切除范围包括整个病变及周边5mm正常皮肤或黏膜，切除深度为1～3mm，疗效良好，但对多发性病变则效果较差，采用二氧化碳激光加病变局部切除治疗则效果显著，复发率低。

三、外阴鳞状细胞癌

外阴鳞状细胞癌是最常见的外阴恶性肿瘤，多见于 60 岁以上妇女。其发展过程由外阴上皮内瘤变经外阴浅表性浸润癌发展为浸润癌，浅表性浸润癌的发病年龄在 50～60 岁，近年发病年龄呈降低趋势，考虑与 HPV 感染等性传播疾病的增加有关。

（一）病因病机

外阴鳞状细胞癌的发病原因与其他癌症一样，至今仍未完全明确，但经近几十年的研究已寻找出一些与病因有关的相关因素。

（1）性传播疾病（STD）：长期以来认为外阴鳞状细胞癌的发生和 VIN 一样与性传播疾病有关，包括尖锐湿疣、单纯疱疹病毒Ⅱ型（HSV-2）、淋病、梅毒和滴虫等。过早性生活、早产、多性伴导致性传播疾病发病率的上升，同时也与外阴癌的患病者日趋年轻化有关。

（2）病毒感染：人乳头状瘤病毒（HPV）可引起女性下生殖道多中心的感染。HPV-DNA 整合到宿主细胞基因组中，导致癌蛋白 E6 和 E7 的表达，干扰细胞周期调控，从而导致细胞生长失控，引起癌症的发生。分子生物学的研究显示，HPV-DNA 在外阴鳞状细胞癌中的检出率达 60%～85%，其中以 HPV-16 型为主。

现已证实单纯疱疹病毒Ⅱ型在外阴鳞状细胞癌的发病中也起一定的作用。Kaufman 等已在外阴癌的病灶内找到 HSV-Ⅱ-DNA 结合蛋白，外阴营养不良及外阴原位癌患者对 HSV-Ⅱ型感染细胞特种蛋白及非结构性蛋白有强烈反应。

（3）免疫功能降低：机体免疫功能的低下导致肿瘤的发生已得到普遍认同。对于免疫功能低下或受损的患者来说，如肾移植、红斑狼疮、淋巴增生性疾病和妊娠者的外阴癌发生率较高。

（4）外阴慢性皮肤疾病：外阴营养不良为慢性皮肤疾病，近年来研究发现其发展为外阴癌的危险为 5%～10%。外阴的长期慢性刺激、慢性外阴炎症均为外阴癌发生的诱因之一。

（5）其他：肥胖、糖尿病、高血压、腹股沟肉芽肿、子宫内膜癌及乳腺癌常与外阴癌合并发生。此外，吸烟也是外阴癌的高危因素之一。

（二）病理

（1）大体：外阴鳞状细胞癌多发生在大、小阴唇和阴蒂，也有少数发生在会阴部或大阴唇外侧。外阴可见红色或白色斑块，可出现小的浅表、高起的硬溃疡或小的硬结节，或覃状乳头状瘤样生长，也可呈现大片融合伴感染、坏死、出血的大病灶。

（2）镜下：①疣状型癌。有湿疣的表现，在肿瘤基底参差不齐的鳞状上皮细胞巢上方有乳头状的表面，细胞核呈明显多形性和类似于挖空细胞的特征，少数也可见角化珠。②基底细胞样癌。鳞状细胞呈小的、不成熟的片块或条索状，伴核深染和核/浆比例增高，偶有明显的角化珠形成。③角化性癌。表现出明显的角化珠和单个细胞角化。④腺鳞癌。由被覆假腺泡的单层鳞状细胞组成，内含角化不全和棘层松解细胞。此型外阴鳞状细胞癌预后差。

研究发现疣状型癌和基底细胞样癌多与 HPV 感染有关，主要出现在较年轻妇女；而仅有 4% 角化性癌有病毒存在的证据，多见于老年妇女。

对于外阴鳞状细胞癌的病理检查应注意：肿瘤大小、间质浸润范围和深度、肿瘤病理分级、浸润方式、切缘和淋巴结情况。

（三）临床表现

（1）发病年龄：主要发生于绝经后妇女，发病率随年龄增长而增加，近年来有年轻化趋势。

（2）发病部位：任何外阴部位均可发生，以大阴唇最多见，其次为小阴唇和阴蒂，前庭部及会阴少见。

（3）症状：绝大多数的患者，在病变发生的同时或之前有瘙痒症状，主要是由外阴慢性病灶如外阴营养不良所引起的，而非肿瘤本身造成。近一半的患者有 5 年以上的外阴瘙痒病史。瘙痒以晚间为重，因搔抓致外阴表皮剥脱，更加重此症状。随病灶的位置不同，也可以出现相应的一些症状，如病灶在前庭处的患者可能出现排尿困难，这可能是排尿时尿液刺激病灶烧灼不适所致。肿瘤并发感染时可出现疼痛、出血、溃疡、分泌物增多并有臭味。癌症晚期可以出现消瘦、贫血等全身症状及转移灶的相应症状。约有 10% 的微小浸润癌可无症状。

（4）体征：早期浸润癌体征不明显，常与外阴慢性病灶共存，表现为白色粗糙斑块或小丘疹、结节、溃疡，逐渐发展为结节状、菜花状、乳头状或溃疡状肿物。如果已转移至腹股沟淋巴结，则可触及单侧或双侧腹股沟淋巴结肿大，质硬而固定不移。

（5）转移途径：中晚期外阴鳞状细胞癌可出现转移，以直接浸润和淋巴转移常见，血行转移罕见。

直接浸润：外阴前部癌灶可向尿道、会阴体和阴道蔓延；阴道后部癌灶可向阴道口和肛门侵犯。晚期可侵犯耻骨，延伸到肛门周围或膀胱颈。

淋巴转移：外阴癌最常见的转移途径，即使在原发灶很小的情况下也可能发生淋巴转移。其转移途径一是外阴各部的癌灶均先转移到同侧腹股沟浅淋巴结，经股深淋巴结，后到盆腔淋巴结，如髂总、髂内、髂外、闭孔淋巴结等，最后至腹主动脉旁淋巴结。如腹股沟淋巴结广泛浸润导致淋巴管堵塞，肿瘤栓子可伴随逆行的淋巴转移至靠近外阴的大腿、下腹部和腹股沟皮内淋巴结等。如腹股沟浅、深淋巴结无转移则不会转移至盆腔淋巴结。二是阴蒂、前庭部癌灶可以直接转移至腹股沟深部淋巴结，甚至骨盆淋巴结，外阴后部癌灶可直接转移至盆腔淋巴结。

血行转移：罕见，一般晚期患者才出现，可转移至肝、肺等器官。

（四）诊断

（1）病史：了解有无长期外阴慢性炎症或外阴营养不良病史，注意询问肿块出现的时间和增长情况，须排除来自其他生殖器官或生殖系统以外的继发肿瘤。

（2）症状和体征：详细的妇科检查和全身检查是诊断的关键，注意全身淋巴结尤其是双侧腹股沟及锁骨上淋巴结有无肿大，并检查尿道、阴道及肛门有无肿瘤侵犯。临床型的浸润癌诊断并不困难，可是对浅表浸润癌的诊断存在一定的困难。外阴浅表浸润癌常与外阴慢性良性病变和 VIN 并存，而且浸润癌灶可能不明显，早期易被漏诊。因此对可疑病变应及时做活组织检查。

（3）细胞学检查：对可疑病灶行涂片细胞学检查，常可见到癌细胞，由于外阴病灶常合并感染，其阳性率只有 50% 左右。

阴道镜检查：阴道镜下可见异形血管及坏死组织。

病理检查：活组织病理检查是诊断的金标准。为提高诊断的准确率，可用 1% 甲苯胺蓝涂抹外阴病灶，待其干后，用 1% 醋酸溶液洗脱，在蓝染部位取活检。

影像学检查：下腹部 B 超、CT、MRI 等检查有助于了解盆腹腔及腹膜后淋巴结情况，为确定临床分期和治疗方案提供依据。

（五）鉴别诊断

外阴鳞状细胞癌应当与以下疾病进行鉴别。

（1）外阴色素脱失病：包括白癜风、放射后或创伤后遗留的瘢痕。是由于细胞代谢异常，引起色素脱失的一类疾病。白癜风为全身性疾病，可在身体其他部位同时发现皮肤病损。放射及创伤均有相应病史可询。

（2）外阴湿疣：本病常发生于年轻女性，是一种质地较柔软的乳头状突起，无溃疡、出血等表现，通过活检及病理可以鉴别。

（3）外阴营养不良病灶：皮肤病灶广泛和变化多样，既可有角质增厚、变硬，也可呈萎缩既可有色素沉着，也可呈现灰白色。外阴瘙痒可以反复发作。

须注意的是外阴湿疣和外阴营养不良同为外阴鳞状细胞癌的癌前病变，可与外阴上皮内瘤变及外阴微小浸润癌同时并存，因此，对此类疾患诊断时，应特别慎重，凡是可疑的病灶均应行活检，以排除外阴癌的可能。

（4）外阴汗腺腺瘤：发生于汗腺。具有生长缓慢、肿瘤界限清楚的特点，但是汗腺瘤发生溃烂时就不易与癌区别，必须通过活组织的病理切片检查来确诊。

（六）治疗

外阴鳞状细胞癌的治疗以手术为主，对癌灶组织分化较差及中晚期病例可辅助以放射治疗和化学药物治疗。

1. 治疗方案的选择

0 期：外阴局部切除或单纯外阴切除。单个病灶行外阴局部切除，范围包括病灶部位的皮肤及黏膜全层，以及病变边缘外 5 ～ 6mm 的正常皮肤和黏膜，保留皮下组织。多灶性外阴原位癌须行单纯外阴切除，手术范围包括外阴皮肤和部分皮下组织。

Ⅰ～Ⅱ期：Ⅰ期外阴鳞状细胞癌的手术治疗应注意个体化差异。Ⅰa期行外阴广泛局部切除术，手术切除外阴原发病灶及充分的正常皮肤边缘，切除深度达泌尿生殖膈深筋膜，尽量切除至病变四周 2cm 正常组织边缘处，除非危及肛门或尿道。保留正常皮肤、皮肤的淋巴管和局部淋巴结。Ⅰb期病灶位于一侧者，行外阴广泛局部切除术加患侧腹股沟淋巴结切除术，病灶位于中线者行外阴广泛局部切除术及双侧腹股沟淋巴结切除术。浸润＜1mm 的较小Ⅰ期病变可仅行局部病灶切除。因为扩散的危险较小，浸润更深一些的肿瘤还须行腹股沟淋巴结切除手术或放疗。Ⅰ期患者采取根治性外阴切除术生存率可达 90% 或更高。

Ⅱ期手术方式同Ⅰb期，如有腹股沟淋巴结转移，术后应辅助放射治疗腹股沟及盆腔淋巴结区域，也可加用化疗。较大的Ⅱ期肿瘤须行根治性外阴切除以获得满意的肿瘤边缘切除效果。

根治性外阴切除术虽可有效控制病灶和获得长期生存，但有明显的并发症和性功能缺陷。故有研究采取保守的手术治疗Ⅰ期外阴癌获得较好的疗效及生存率，可大大降低并发症的发生，也适用于某些Ⅱ期患者。重点是对浅表腹股沟淋巴结的精确评价，或用"前哨淋巴结"术中定位以判断淋巴结的扩散情况。

伤口处血肿是根治性外阴和腹股沟淋巴结清扫术后的最常见急性并发症。其他急性并发症包括尿道感染、伤口蜂窝织炎、股神经受损、血栓性静脉炎及少见的肺栓塞。腿部水肿是最常见的慢性并发症，但分开行腹股沟淋巴结切除可降低此并发症的发生率。其他慢性并发症还有生殖器脱垂、张力性尿失禁、暂时性股四头肌功能减退和阴道口狭窄等。

Ⅲ～Ⅳ期：Ⅲ期术式同Ⅱ期，同时切除尿道前部和肛门皮肤。Ⅳ期行外阴广泛切除、直肠下端和肛管切除、人工肛门成形术及双侧腹股沟、盆腔淋巴结切除术。如果癌灶浸润尿道上端与膀胱黏膜，则须切除相应部位。对一些有轻微侵犯尿道外口或肛门的Ⅲ期患者，如与关键结构邻近边缘可以被切除又不影响主要器官功能，可先行外阴单纯切除，术后放疗。

区域病变的治疗：满意的区域病变治疗对能否治愈早期外阴癌至关重要。目前认为：放射治疗对控制或根治小体积淋巴结病灶有明显效果，手术切除较大体积的淋巴结同样可以提高局部病灶的控制或提高放射治疗的机会。

转移肿瘤的治疗：许多报道提出对转移性或复发性外阴鳞癌患者行单剂化疗，常采用对治疗子宫颈癌有一定作用的联合化疗方案。然而，化疗对缓解已不适于局部及区域治疗的转移或复发患者的病情方面尚有待研究。

2. 手术方式、手术范围及适应证

同侧根治性外阴切除及同侧腹股沟淋巴结切除（保守性外阴癌手术）：该术式适用于一侧病变距中线 1cm 的Ⅰ期外阴癌患者。范围包括原发病灶及距病灶 1～2cm 的正常边缘皮肤或黏膜，深达外阴深筋膜，同时切除患侧腹股沟浅表淋巴结。此术式又称改良性根治性外阴切除术。如果肿瘤局限在一侧大、小阴唇或会阴，可以保留阴蒂；如果肿瘤位于阴蒂或会阴，则须切除双侧腹股沟淋巴结。

广泛根治性外阴切除及双侧腹股沟淋巴结切除术：该术式称传统性或标准性外阴癌手术，适用于Ⅱ、Ⅲ、Ⅳ期原发性外阴鳞癌及伴有血管、淋巴管受侵犯的Ⅰ期患者。范围包括：侧方达生殖股褶（大阴唇和大腿间沟），向前达阴蒂上方 3.5cm，向后包括 3/4 的会阴（有时包括肛周区域）。若病变累及阴阜，则向前行更广泛的切口。注意须广泛切除外阴皮下脂肪组织，深达耻骨外或肌肉外的深筋膜。因外阴癌易从淋巴管转移，且首先转移至腹股沟淋巴结，故常规行双侧腹股沟淋巴结切除。

扩大外阴广泛切除术：阴阜、阴蒂包皮及系带和（或）阴蒂体、小阴唇的前 1/2、前庭和（或）尿道的受累须切除适当长度的尿道。如外阴癌浸润尿道 2～3cm，则行外阴广泛切除及全尿道切除，保留膀胱内括约肌，再行膀胱肌瓣尿道成形术，保留排尿功能。对浸润尿道＞3cm 者，很难保留膀胱内括约肌，则行全尿道及部分膀胱颈切除及腹壁人工尿道术。

盆腔淋巴结切除：是否切除盆腔淋巴结要根据腹股沟淋巴结是否受累而定。近年，多数学者认为无须常规切除盆腔淋巴结，因为外阴癌的盆腔淋巴结转移率较低，为 3.8%～16.1%。当腹股沟淋巴结阳性时，盆腔淋巴结转移率为 25% 左右；而腹股沟淋巴结阴性时，盆腔淋巴结几乎不会受累。盆腔淋巴结切除并不能提高疗效。

针对盆腔淋巴结切除的问题有两种意见：一是先行双侧腹股沟淋巴结切除，术中取肿大淋巴结送冷冻病理检查，如为阳性，即行腹膜外同侧盆腔淋巴结清扫；二是认为先行双侧腹股沟淋巴结清扫及外阴广泛切除术，术后病理腹股沟淋巴结若为阳性，则术后

2 个月经腹膜内行同侧盆腔淋巴结清扫术。

3. 放射治疗

外阴癌的治疗是以手术为主。然而，手术对患者创伤较大，多数手术伤口不能如期愈合，术后外阴严重变形，影响患者心理健康及性生活质量。老年患者也难以耐受创伤较大的手术，且易产生各种并发症，达不到根治的目的。近年来随着外阴癌临床研究的深入，以及放疗设备和技术的改进，放射治疗已成为外阴鳞癌不可缺少的治疗手段之一。外阴癌对放射线有中度敏感性，但外阴组织对放射线耐受性差，一般外阴皮肤受量超过30～40Gy/3～4周即可出现充血、肿胀、糜烂、疼痛等明显放疗反应，因此一般认为只能做姑息治疗。采用高能X线及电子线照射后，情况有所改善。让高剂量区集中在肿瘤处，使肿瘤上的皮肤与下面的正常组织损伤较小，从而提高耐受度及治疗效果。有许多报道表明一些不宜手术的晚期病例，经放疗后得到根治。

放疗适应证：①外阴癌由于心、肝、肾功能不全，不宜做根治性手术者；②病灶较广泛，欲保留器官功能，拒绝手术者；③晚期外阴癌病灶大，浸润深，为缩小手术范围，减少癌细胞播散，行术前放疗，可缩小病变范围，增加病变边缘部位手术的彻底性，并有可能保留尿道及肛门；④手术不彻底或标本切缘有阳性，淋巴管内有癌栓及深肌层浸润者；⑤外阴癌手术后复发病灶或淋巴结转移者；⑥姑息性放疗，减少患者痛苦，延长生命。

放疗方法：外阴癌的放疗以体外放射为主，必要时可加用腔内放疗或组织间放疗。为了解肿瘤范围及判断腹股沟淋巴结有否转移，治疗前可做 CT 或 MRI 检查。①原发灶放疗：外阴鳞癌是放射敏感性肿瘤，但所在部位对放射线耐受性差，限制了放疗的应用。放疗时所用剂量取决于治疗目的。放射野应包括全部肿瘤及病灶边缘外 2cm。原发灶放疗现常采用高能电子束或 X 线摄片，外阴部垂直照射，照射野面积视病灶大小而定。采用 5cm×7cm 或 6cm×8cm，避开肛门照射。电子束照射根据肿瘤浸润深度而采用不同能量的电子线，高剂量区集中在肿瘤处。也可先用 X 线照射，待肿瘤变小变薄后改用电子线照射。每日照射 150cGy，每周 5 次，或隔日照射 1 次，每次 300cGy，每周 3 次，照射总量为 60Gy/6 周左右。如照射 30～40Gy 时有明显皮肤反应，可休息 2～3 周后继续照射，给予 20～30Gy，2～3 周。休息期间可用化疗来提高疗效。治疗期间尽量保持外阴皮肤干燥，以减少放射反应。对局部病灶外突较大者亦可采用切线照射，照射摆体位时注意应将肿瘤基底切入，不要包括太多的外阴组织，以减少放疗反应。②区域淋巴结放疗：对于一些淋巴结阳性而未行淋巴结清扫的病例，给予淋巴引流区照射。采用左右两个腹股沟野，野中轴相当于腹股沟韧带，上、下界平行于该韧带，内侧达耻骨结节，野大小为 8～10cm×10～12cm，两野每日照射，每次 150～200cGy，每周照射 5 次，照射总量为 40 ～ 50Gy/4 ～ 5 周。最好采用加速器合并电子束照射。盆腔腹股沟区的放疗，其照射野上界为耻骨联合上缘上 8 ～ 10cm，相当于第 5 腰椎上缘；下界为耻骨联合上缘下 4 ～ 5cm，相当于闭孔膜处；外界为股骨头中线，内界为脐耻连线外 2cm。整个放射野为 7cm×15cm 的左右前后四野。③复发灶放疗：以局部病灶处照射 50 ～ 60Gy/5 ～ 6 周为宜，当局部皮肤有明显反应时，可先照射 30 ～ 40Gy 后休息 2 ～ 3 周再继续剩下的治疗。若局部病灶放疗未愈，可缩小照射野，适当增加照射剂量，也可置入组织间治疗作为体外照射的补充。④组织间置入放疗：用放射源针 ^{60}Co、^{192}Ir、^{225}Ra、^{137}Cs，置入病灶组织内进行放射治疗。一般用于体外放疗后残留病灶的补充治疗。置入组织间放疗应按组织间置入放疗原则布源、计算，通常行后装治疗。⑤阴道模型治疗：针对有阴道浸润的患者，可采用阴道圆柱形容器（阴道塞子）行后装治疗，阴道受累部基底术前、术后均可给 20Gy，分 3 次照射，2 周内完成。

4. 化学治疗

外阴癌对化疗药物不够敏感。以前认为化疗对外阴癌无效，近年来随着对铂类等化疗药物的研究应用，一些学者提出将化疗作为高危外阴癌患者的辅助治疗。主要用于晚期或复发外阴癌的综合治疗中，配合手术及放疗，可缩小手术范围，提高放疗效果，减轻手术创伤等。临床上治疗外阴癌的抗癌药物有：阿霉素、博来霉素、甲氨蝶呤、顺铂、丝裂霉素 C、5-氟尿嘧啶（5-FU）和环磷酰胺等。以博来霉素、阿霉素和甲氨蝶呤疗效较好，有效率在 50% 左右。

5. 综合治疗

手术与放疗综合治疗：①术前放疗：对于病灶较大、浸润较深、活动度差的肿瘤患者，单纯手术难以切除干净或者边缘可能阳性，或病变累及尿道口或肛门口及其他邻近组织时，术前放疗有助于缩小肿瘤，增加肿瘤活动度，使切缘尽量干净，保留邻近器官的功能。照射剂量一般在 25 ～ 30Gy/3 周，放疗后休息 2 ～ 3 周，待放射反应消退或减轻后再行手术。②术后放疗：手术不彻底、标本切缘阳性、淋巴管内有癌栓、深肌层浸润者可于术后辅助放疗，并可预防复发。体外照射剂量为 40 ～ 50Gy/4 ～ 5 周。

放疗与化疗综合治疗：对于有些肿瘤过于广泛，且无法手术切除，如Ⅳ期、Ⅲ期的晚期外阴癌患者，或合并有严重内科疾病而无法耐受手术的患者，根治性放疗也可以取得一定的疗效，许多患者仍然可以获得长期的存活。如同时合并化疗，效果更好。最常用的化疗药物是 5-氟尿嘧啶、博来霉素、丝裂霉素、顺铂等，给药方法有静脉或介入途径。

手术与化疗综合治疗：对于晚期外阴癌患者，给予术前辅助化疗也能使病情得到缓解，缩小瘤体，利于手术的进行。有报道称采用 BOMP 方案治疗 1 例不能手术的IV期外阴癌患者，化疗 3 个疗程后完全缓解，随后进行根治性外阴切除及双侧腹股沟淋巴结切除，术后病理仅见微小病灶，术后追加 2 个疗程化疗，无瘤生存 20 个月。

手术、放疗及化疗综合治疗：制订个体化的治疗方案，对手术困难者，术前辅助放、化疗，可有效缩小癌灶，利于病灶边缘的彻底切除，可一定程度地减少手术的并发症。同时，因外阴局部皮肤对放射治疗的耐受性低，辅以化疗则可对手术及放疗起到补充治疗的作用。

第二节　子宫颈癌

子宫颈癌是女性生殖系统中最常见的恶性肿瘤，在我国近年发病率呈下降趋势，但年轻患者发病率上升。大多数患者为鳞状上皮癌，肿瘤在局部生长，多向宫旁组织和盆腔脏器浸润及盆腔淋巴结转移，常见的症状为阴道流血和阴道流液，手术、放射治疗是目前根治宫颈癌的主要手段。早期病例预后良好。

一、病理

（一）宫颈上皮内瘤变（CIN）

CIN 指宫颈鳞状上皮内部分细胞表现不同程度的异型性，相当于以前通用的不典型增生和原位癌，并根据病变程度分为：

1.CIN I

轻度不典型增生：指宫颈鳞状上皮的下 1/3 细胞排列混乱、极向消失，核异形、深染，核大小、形态不规则，染色质增多、粗大，核浆比例失调，可见不典型核分裂。

2.CIN II

中度不典型增生：指鳞状上皮的下 2/3 呈现不典型增生，且细胞异型性明显，核分裂象多。

3.CIN III

重度不典型增生和原位癌：重度不典型增生是指鳞状上皮不典型增生扩展至上皮层的 2/3 以上，仅在表面有 1～2 层细胞保持正常。核分裂象见于整层上皮；原位癌指不典型增生细胞占据鳞状上皮全层，但基底膜完整，无间质浸润，重度不典型增生和原位癌常累及子宫分支管状腺体。

（二）宫颈微灶型浸润癌

指宫颈原位癌灶突破基底膜，向间质浸润深度 < 5mm，宽度 < 7mm。

（三）子宫颈鳞状细胞浸润癌

子宫颈浸润癌可发生子宫颈外口之外或颈管内，但多起源于宫颈鳞-柱状上皮交界处。宫颈浸润癌主要的病理类型为鳞状细胞癌（90%）、腺癌（5% ～ 7%）、腺鳞癌（2% ～ 5%）。

1. 宫颈鳞癌的大体分型

（1）糜烂型：宫颈外形可见，表面糜烂状或颗粒状，触之易出血，多见于早期浸润癌。

（2）结节型：多源自宫颈或自外口向颈管内或宫颈表面结节状或团块状生长。此型常向深部组织浸润，可致整个子宫颈增粗、增大呈桶状，常浸润宫旁，预后较差。

（3）菜花型：肿瘤通常由宫颈外口向阴道内呈菜花样生长，增长快，血管丰富，质脆，易出血、坏死，常合并感染。此型肿瘤体积大，宫颈浸润较浅，可侵犯阴道，但侵犯宫旁组织较轻，预后较好。

（4）溃疡型：内、外生型合并感染后可形成溃疡，在内生型，溃疡深在形成空洞，整个宫颈完全消失，与阴道穹隆部连在一起。

2. 宫颈鳞癌分化程度

（1）高分化鳞癌：鳞癌Ⅰ级，大细胞，有明显角化珠形成，可见细胞间桥，癌细胞异型性较轻，核分裂较少。

（2）中分化鳞癌：鳞癌Ⅱ级，大细胞，细胞异型性明显，核分裂较多，核深染，不规则，细胞间桥不明显，无角化珠。

（3）低分化鳞癌：鳞癌Ⅲ级，大细胞或小细胞，无角化珠形成，无细胞间桥，细胞异型及核分裂多。

（四）子宫颈腺癌

宫颈腺癌起源于宫颈管柱状上皮和分泌黏液的腺体，大体形态与鳞癌相同。组织学类型包括宫颈内膜腺癌、腺棘皮癌、透明细胞癌、黏液腺癌。

1. 宫颈内膜腺癌

高分化的宫颈内膜腺癌与正常的宫颈内膜上皮和腺体很难区别，上皮无不典型性，仅见腺体较多，伸入宫颈间质较深，如分泌多量黏液可呈黏液腺癌结构，近年来发现预后差。中分化腺癌的细胞和腺管的异型性明显增加，黏液分泌减少。低分化腺癌的癌细胞形成实性巢、索和片块，很少形成腺管。

2. 腺棘皮癌

在宫颈癌灶中，可见到腺癌成分中有部分鳞状上皮的正常成分，称腺棘皮癌。

3. 宫颈透明细胞癌

少见。起源于中胚叶的苗勒氏体腔上皮。与一般透明细胞癌不同之处是中肾管腺癌的透明细胞内不含糖原，也不含黏液。好发于青少年，恶性度高，预后不良。

（五）宫颈腺鳞癌

在宫颈癌灶中，可见到腺癌成分及鳞癌成分称腺鳞癌，腺鳞癌少见，预后较差。

二、临床特点

（一）症状

早期宫颈癌无明显症状，主要的症状有：

1. 阴道出血

早期为少量的接触性阴道出血，常见于性生活后和妇检后。随着病情的发展，阴道流血的频度和每次出血量增加，可发生大出血，造成阴道出血的原因是癌组织脱落所致。

2. 阴道流液

早期为白带增多，是由于宫颈腺体受癌灶刺激或伴有炎症，分泌亢进所致。随着病情发展，流液增多，稀薄似水样，呈腥臭，合并感染时伴有恶臭或呈脓性。

3. 疼痛

多发生于中、晚期患者或合并感染者。常位于下腹、臀部、下肢或骶尾部。下腹正中疼痛可能是子宫颈癌灶或宫旁合并感染或宫腔积液、积脓，导致子宫收缩所致。下腹一侧或双侧的痉挛性、发作性疼痛，可能为肿瘤压迫或浸润导致输尿管梗阻扩张所致。肾盂积液时可引起肾区疼痛。下肢、臀、骶部疼痛，多为盆腔神经受肿瘤压迫或浸润引起。

4. 泌尿道症状

常为感染引起，可出现尿频、尿急、尿痛。随着癌的发展，可侵犯膀胱，出现血尿、脓尿，以致形成膀胱阴道瘘。病灶向主韧带浸润，压迫或侵犯输尿管，引起肾盂积水，最后导致尿毒症。不少晚期患者死于尿毒症。

5. 消化道症状

当宫颈癌灶向主韧带、骶韧带扩展时，可压迫直肠，造成排便困难，肿瘤侵犯直肠，可产生血便，最后可形成直肠阴道瘘。

6. 全身性症状

精神减退、乏力、发热、消瘦、贫血、浮肿。

（二）体征

在老年妇女宫颈病灶常位于颈管内，宫颈阴道段光滑，易被漏诊。宫颈原位癌及早期浸润癌时，宫颈上可出现糜烂、小溃疡或乳头状瘤状。随着瘤的发展，肿瘤向外生长，可形成菜花、乳头、息肉状，组织脆、易出血和流液；肿瘤向内生长，可形成结节型病灶，外观呈不规则结节，向深部浸润，表面可呈糜烂状，阴道出血较少；肿瘤合并感染时可形成溃疡灶，可为小溃疡或较深在火山口状溃疡，宫颈癌灶浸润深和癌组织大量坏死脱落，宫颈外形被破坏，形成空洞状。

宫颈腺癌的患者，病灶往往位于宫颈管内，早期宫颈外观正常，碰触颈管时有出血，病灶进一步发展，宫颈可均匀性增大、增粗、变硬。晚期时宫颈肿瘤可脱落形成溃疡以致空洞。

（三）转移途径

由于宫颈上皮层缺乏淋巴管及血管，基底膜是组织学屏障，能阻止癌细胞的浸润，故原位癌不发生转移。原位癌转变为浸润癌时，肿瘤可扩散、转移，主要转移途径如下。

1. 直接蔓延

向阴道蔓延，宫颈外生性癌灶常向下蔓延，首先浸润阴道穹隆，再向阴道中、下段扩展，宫颈管内的病灶则使颈管扩张、增粗、变硬，并向上蔓延累及宫腔，穿透宫壁，发生盆腹腔扩散。向宫旁组织蔓延侵犯双侧主韧带及骶韧带，整个盆腔可形成坚硬的癌灶，呈"冰冻骨盆"。癌浸润宫旁亦可压迫一侧或双侧输尿管，导致输尿管阻塞。向膀胱、直肠侵犯时，可引起尿频、血尿，"里急后重"感等。

2. 淋巴道转移

当肿瘤向间质浸润时可侵入淋巴管形成瘤栓，随淋巴流达邻近淋巴结，在淋巴管内扩散。其转移途径：

（1）宫颈癌灶基底淋巴管→宫旁淋巴结→闭孔区→髂内、外区→髂总区→腹主动脉旁→锁骨上窝淋巴结。

（2）宫颈癌灶淋巴管→骶前区→腹主动脉下淋巴结。

3. 血道转移

出现于晚期或分化差的患者，可扩散到肺、肝、肾、骨、脑、皮肤等部位。

三、诊断和鉴别诊断

（一）诊断

根据症状和体征，诊断宫颈癌并不困难，但早期宫颈癌或颈管型病例，可无症状，体征也不明显，一般用肉眼难分辨，如不采用必要的辅助诊断方法，常会发生漏诊和误诊，常用的辅助诊断方法有：

1.宫颈部刮片

宫颈部刮片是一种无明显损伤、简单、易行的检查方法，用于宫颈癌的筛查及早期诊断。

2.液基薄层细胞学检查（TCT）

与传统宫颈细胞学涂片相比，TCT对于检测宫颈异常上皮方面有明显的优势，它降低了假阴性的比例，提高了识别的灵敏度和特异性。用于宫颈癌及癌前病变的筛查及早诊。

3.HPV-DNA检测

已证实HPV感染是宫颈癌及其癌前病变的主要原因，检测HPV高危型是目前筛查宫颈癌及其癌前病变的一种手段，结合细胞学检查可预测受检者的发病风险度，决定其筛查间隔时间，并用于CIN及宫颈癌治疗后的监测。

4.阴道镜检查

阴道镜在强光源下用双目立体放大镜直接观察子宫颈、阴道的病变，是早期诊断子宫颈癌及癌前病变的重要辅助方法之一。对细胞学检查异常或临床可疑者须行阴道镜检查。该检查可发现肉眼未发现的亚临床病灶，并在可疑部位活检，提高活检的阳性率及准确性。

5.宫颈活检和宫颈管刮取术

目的为明确诊断CIN及宫颈癌，早期宫颈癌病灶不明显，为能准确取得癌组织，应于宫颈上采用多点活检，分送病理。为提高活检的准确率，目前常用碘试验、阴道荧光检测灯、阴道镜等方法协助取材。中、晚期病例宫颈癌灶明显，能直接取得癌组织。但对有感染、坏死的宫颈癌，在活检时应深取，才能得到新鲜癌组织。绝经妇女因鳞柱交界内移，故取材应将活检钳伸进颈管取，或使用小刮匙行颈管内搔刮，才能取得癌组织。

6.宫颈锥切术

包括传统的冷刀和宫颈环形电切术（LEEF），此手术适用于：①宫颈细胞学阳性，但切片检查阴性；②易有微小浸润癌而未获诊断者；③不能排除浸润癌；④CIN Ⅲ患者；⑤需要保留生育功能的宫颈癌Ⅰ期年轻患者。

7. 肿瘤标记

目前，宫颈癌尚未分离出理化性质纯粹、专一的特异抗原。有报道称癌胚抗原（CEA）、CMA26 和 M29 在宫颈癌中出现一定比例的阳性，但特异性不高。自近年发现鳞状上皮癌肿瘤相关抗原（SCC）以来，SCC 敏感性在原发性宫颈癌为 44%～67%，复发率为 67%～100%，特异性为 90%～96%。SCC 的表达率随临床分期Ⅰ（29%）到Ⅳ期（89%）而逐渐递增，并与肿瘤分化程度有关。在宫颈鳞癌根治术后 SCC 明显下降，复发时活性重新出现，故可用于疗效的监测和疾病的复发。

8. 特殊辅助检查

膀胱镜检查：中、晚期宫颈癌，伴有泌尿系统症状时应行膀胱镜检查，以正确估计膀胱黏膜和肌层有无受累，必要时行膀胱壁活检，以确诊及指导分期。

直肠、结肠镜检查：适于有下消化道症状和疑有直肠、结肠受侵犯者。

静脉肾盂造影：了解输尿管下段有无癌组织压迫或浸润而致梗阻，以利准确分期和治疗。

电子计算机 X 射线断层扫描（CT）或磁共振（MRI）：了解宫颈及宫颈癌转移途径相关的部位有无肿瘤浸润、转移。

（二）鉴别诊断

（1）宫颈炎性病变：宫颈糜烂、宫颈结核、宫颈炎性息肉等。

（2）宫颈及子宫黏膜下平滑肌瘤。

（3）宫颈乳头状瘤、黑色素瘤。

（4）转移性宫颈癌：多见于阴道癌和子宫内膜癌。

以上疾病通常有类似宫颈癌的症状，如阴道流液、阴道不规则出血等，可通过活体组织检验、宫颈细胞涂片与宫颈癌鉴别。

四、治疗

宫颈癌的治疗方法有手术、放疗、化学药物、免疫治疗等方法。目前手术和放疗为主要治疗手段。治疗方法的选择以临床分期、病理分化程度、肿瘤大小为依据。早期病例仅用手术或放疗便可获得较好疗效，而随着病情发展则多须采用联合治疗手段。

（一）宫颈上皮内瘤变的治疗

有保守治疗和宫颈锥切术及全子宫切除治疗。

1.CIN Ⅰ

根据资料统计仅 15% 的 CIN Ⅰ 患者病情会继续发展，20% 病变持续存在，65% 病灶自行消退。故可选择物理治疗或观察、随访。

2.CIN Ⅱ

可采用保守性治疗或宫颈锥切术，如激光、冷冻、电凝、LEEP 及冷切锥切。LEEP 及冷刀锥切能保留组织标本行病理检查，可发现治疗前未发现的宫颈原位癌或微小浸润癌。

3.CIN Ⅲ

含重度不典型增生及原位癌，须行宫颈锥切术，而年龄较大或已无生育要求的患者可行全子宫切除术，是否切除上段阴道壁有争议，但目前多切除阴道 0.5 ~ 1cm，LEEP 仅适合重度不典型增生患者。

（二）宫颈浸润癌的治疗

1. 手术治疗

Ⅰa1：行全子宫切除术，如须保留生育功能，可行宫颈锥切术。

Ⅰa2：行改良根治性全子宫切除术加双侧盆腔淋巴结清扫术。

Ⅰb1 ~ Ⅱa：行改良根治性全子宫切除术或根治性全子宫切除术加双侧盆腔淋巴结清除术，年轻患者可保留卵巢。

2. 放射治疗

（1）根治性放疗：可用于宫颈癌 Ⅰ ~ Ⅳ 期的治疗，特别适用于 Ⅱ B ~ Ⅳ 期的患者。其目的是使宫颈的原发灶和可能发生的继发病灶均给予最大的放疗量，但又不超过腹盆腔内脏的放射耐受量。标准放射治疗方案是盆腔外照射加腔内近距离放疗，放射剂量 A 点 80 ~ 85Gy，B 点 50 ~ 55Gy（A 点位于侧穹隆上方 2cm，子宫中轴旁开 2cm 的交点处，B 点位于 A 点同一水平，在 A 点外侧 3cm）。

（2）术前放疗：用于 Ⅰ B2/ Ⅱ A 期宫颈病灶 > 4cm，或宫颈内生型肿瘤，颈管明显增粗者。放疗使局部病灶缩小，提高手术切除率，降低癌细胞活性及术中播散，从而达到降低中央型复发的危险性。

（3）术后放疗：用于术后病理证实盆腔淋巴结、腹主动脉旁淋巴结、宫旁结缔组织有转移者，肿瘤侵犯宫颈深肌层者，阴道残端见癌残留者。

3. 化学药物治疗

目前化疗主要应用于中、晚期病例术前治疗或复发、转移病例的治疗。对肿块大、手术较难切除的病例，化疗可缩小肿瘤，提高手术切除率；对于放疗的患者，加用适当化疗药物，可起到放射增敏作用；而对于不适合手术或放疗的晚期患者，化疗可起到姑息作用。临床上常用的化疗药物有顺铂（DDP）、卡铂、环磷酰胺（CTX）、氟尿嘧啶（5-FU）、阿霉素（ADM）、博来霉素（BLM）和异环磷酰胺（IFO）、紫杉类、依立替康（CPT11）等。目前，以含铂类的联合方案效果较好，有效率可达 80%，常用的联合化疗方案有 CTX+BLM+DDP、MMC+VCR+DDP 和 CTX+ADM+DDP、紫杉类 +IFO+DDP、CPT11+DDP 等，除行动脉插管化疗外，近几年行经皮股动脉插管双侧髂内动脉介入化疗也取得相应的疗效。

第三节　子宫内膜癌

子宫内膜癌是发生在子宫内膜上皮的恶性肿瘤，也称宫体癌。为女性生殖器常见的三大恶性肿瘤之一。多见于老年妇女，80% 以上的病例发生在 50 岁以上的妇女，占女性生殖道恶性肿瘤的 20%～30%。子宫内膜癌的真正发病原因迄今不明，但其发病的危险因素却长期被人们注意。其危险因素有肥胖、糖尿病、高血压，称为"子宫内膜的三联征"或"子宫内膜癌综合征"。三者可能与高脂饮食有关，而高脂饮食与子宫内膜癌有直接关系。另外还与月经失调、初潮早与绝经迟、未产、不孕症、多囊卵巢综合征、卵巢肿瘤等有关。

一、体格检查

（一）全身表现

相当一部分患者有糖尿病、高血压或肥胖。贫血则发生于出血时间较长的患者。患者晚期因癌肿消耗、疼痛、食欲减退、发热等，可出现恶病质。

（二）妇科检查

早期盆腔生殖器官多无明显变化，子宫正常者占 40% 左右，合并肌瘤或病变至晚期，则子宫增大。绝经后妇女子宫不萎缩反而饱满、变硬，尤其应该提高警惕。但子宫内膜癌可与子宫肌瘤同时存在，所以子宫过大者不一定为晚期子宫内膜癌。卵巢可正常或增大或伴有女性化肿瘤的可能。双合诊时如因患者肥胖、疼痛或者缺乏合作而触诊不清，不必坚持非要查明，因诊断的依据并不在于子宫的大小。患者的子宫颈多无病变可见，只是在晚期侵犯子宫颈时，可见癌组织自宫颈口突出。宫旁有浸润，系宫颈受累后所致。

（三）转移病灶

晚期患者可于腹股沟处触及肿大变硬或融合成块的淋巴结，或有肺、肝等处转移体征。

二、辅助检查

（一）细胞学检查

子宫内膜癌的阴道细胞学检查诊断率比宫颈癌低，其原因为：①柱状上皮细胞不经常脱落；②脱落细胞通过颈管到达阴道时往往已溶解、变性，不易辨认；③有时颈管狭窄闭锁，脱落细胞难于达到阴道。为了提高阳性诊断率，不少学者对采取标本的部位、方法进行了改进，加上诊断技术水平的提高，子宫内膜癌的阳性诊断率也大大提高。对子宫内膜癌的细胞学检查，取自宫腔标本可大大提高阳性率。

（二）B超检查

子宫超声检查对子宫内膜癌在宫腔大小、位置、肌层浸润程度、肿瘤是否穿破子宫浆膜或是否累及宫颈管等有一定意义，其诊断符合率达 79.3% ～ 81.82%。有报道称对 45 岁以上患者检查，并与宫腔镜检查及活检对照，超声的准确率约为 87%。另外，有学者行 B 超检查，参照 UICC 分期方法，根据肿瘤部位、肌层浸润、宫旁及邻近器官受累情况，与手术探查和病理对照，其分期符合率达 92.9%。B 超检查对患者无创伤性及放射性损害，故它是子宫内膜癌的常规检查之一。尤其在了解肌层浸润及临床分期方面，有重要的参考价值。

（三）诊断性刮宫

刮宫检查为确诊不可缺少的方法。不仅要明确是否为癌，还应明确癌的生长部位。如果为宫颈腺癌误诊为子宫内膜癌，而按一般子宫切除处理，显然不妥；若为子宫内膜癌而误做子宫颈腺癌处理，也非所宜。但镜检并不能区别子宫颈腺癌或子宫内膜癌，因此需要做分段诊刮：先用小刮匙刮取宫颈管内组织，再进入宫腔刮取子宫两侧角及宫体前后壁组织，分别瓶装标明，进行病理检查。子宫内膜活检的准确率为 87% ～ 100%，优点在于组织学检查可以明确诊断，缺点是盲目取材或取材不足，特别在绝经后患者往往取材不足。因此，目前逐渐倾向于宫腔镜观察下直接取活检。

（四）宫腔镜检查

由于纤维光源的应用及膨宫剂的改进，这种很早停滞的技术近年再度发展起来。CO_2 气体膨宫，视野清晰，在备有流量计装置的情况下，使用很安全。宫腔镜不仅可观察宫腔，而且又能观察颈管，尤其是显微宫腔镜的应用，使得观察能更加细致。而近年研制的接触性宫腔镜，无须膨宫，使检查更加简便和安全。宫腔镜下既可观察癌肿部位、大小、界限是局限性或弥散性，是外生型或内生型，及宫颈管有否受累等；又对可疑病变行活检，有助于发现较小的或早期病变。宫腔镜检查诊断内膜癌的准确性为94%，子宫内膜上皮瘤为92%。如果采用直接活检则准确率高达100%。宫腔镜检查时注意防止出血、感染、穿孔等并发症。

（五）CT 与 MRI

CT 可准确测量肿瘤大小、范围，确定肿瘤向周围结缔组织、盆腔与腹主动脉旁淋巴结及盆壁、腹膜的转移，尤其对肥胖妇女的检查优于超声检查。MRI 是三维扫描，优于CT 的二维扫描。但 CT、MRI 的诊断准确率并不比 B 超高，而且费用均较昂贵，增加患者经济负担，一般而言，通过细胞学、B 超检查，而后行诊断性刮宫病理检查，绝大多数患者可得到明确诊断。

三、诊断

（一）病史

绝经前后有不规则阴道流血或排臭液。

（二）临床表现

绝经后妇女子宫不萎缩反而饱满、变硬。

（三）辅助检查

诊断性刮宫进行病理检查可以发现不同类型的癌细胞。

以下是 4 种比较常见的内膜癌病理类型。

（1）腺癌：占 80% ～ 90%。镜下见内膜腺体增多，大小不一，排列紊乱，呈明显背靠背现象。上皮有时呈乳头状，向宫腔内突出形成继发腺体，呈腺套腺现象。癌细胞较大、不规则，核大呈多形性改变、深染，细胞质少，分裂象多，间质少伴炎性细胞浸润。分化差的腺癌则见腺体少，结构消失，成为实性癌块。

国际妇产科协会（FIGO）在 1970 年提出内膜癌组织学 3 级分类法：Ⅰ级（高度分化癌），常局限于子宫内膜，偶见单层或复层乳头状上皮，排列不整齐，间质少；Ⅱ级（中度分化癌），分化稍差，腺体轮廓欠清晰，部分为实性癌块，细胞失去极性，常见核分裂象；Ⅲ级（低度分化或未分化癌），分化极差，腺体结构消失，实性癌块为主。

（2）腺角化癌：又称腺棘皮癌。镜下特点是腺癌中含成团成熟分化好的良性鳞状上皮，可见细胞间桥及角化形象或形成角化珠。

（3）鳞腺癌：或称混合癌，癌组织中有腺癌和鳞癌两种成分。

（4）透明细胞癌：肿瘤呈管状结构，镜下见多量大小不等的背靠背排列的小管，内衬透明的鞋钉状细胞，表现为胞浆稀少，核大并突入腔内，间质中有胶原纤维。

四、鉴别诊断

子宫内膜癌按上述步骤诊断，一般并不困难，但有时也可与其他疾病混淆，以致延误诊断，应与以下情况鉴别。

（一）绝经后出血

绝经后出血的原因有很多，首先应警惕是否为恶性肿瘤，尽管随年代的进展，绝经后出血中恶性肿瘤的比例已大大下降。绝经后出血情况与癌变程度不一定成正比。出血量可能很少，出血次数也不多，但是癌病变可能已经比较明显，所以应仔细做妇科检查，查清阴道、宫颈、子宫体、附件有无异常情况存在。由于可能有两种以上病变同时存在，如存在老年性阴道炎同时有子宫内膜癌，所以决不能因已发现一种病变而忽视进一步检查。除细胞学检查外，分段诊刮是不可缺少的诊查步骤，因为诊断性刮宫术的子宫内膜癌确诊率高达 95%。

（二）功能失调性子宫出血

功能失调性子宫出血更年期发生月经紊乱时，对于子宫出血较频发者，不论子宫大小是否正常，必须首先做诊刮，明确性质后再进行治疗。子宫内膜癌主要发生在生育期甚至生育早期妇女，所以即使是年轻妇女子宫不规则流血治疗 2～3 个月无效者，也应进行诊刮辨明情况。

（三）子宫内膜不典型增生

该类增生多见于生育年龄妇女。在组织形态上，子宫内膜重度不典型增生有时很难与分化良好的腺癌鉴别。通常子宫内膜不典型增生在病理上可表现为灶性，有压扁的正常上皮，细胞分化较好，或可见鳞状上皮化生，胞浆染荷花色，无坏死浸润等表现。而子宫内膜腺癌的癌细胞核大，染色质增多，深染，细胞分化不好，核分裂多，胞浆少，常常发生坏死及浸润现象。与分化良好的早期内膜腺癌相比：①不典型增生者常常有完整的表面上皮，而腺癌则没有，故如见到较完整的或压扁的表面上皮，可排除内膜腺癌。此外，内膜腺癌常有坏死出血现象。②药物治疗反应不同，不典型增生者，用药剂量偏小即奏效，一旦停药可能很快复发。③年轻者多考虑不典型增生，年龄比较大者多考虑内膜腺癌之可能。

（四）子宫黏膜下肌瘤或内膜息肉

其多表现为月经过多或经期延长，或出血同时可伴有阴道排液或血性分泌物，临床表现与内膜癌十分相似。但通过探宫腔，分段刮宫，子宫碘油造影，或宫腔镜检查可做出鉴别诊断。

（五）子宫颈管癌

与内膜癌一样，子宫颈管癌同样表现不规则阴道流血及排液增多。如病理检查为鳞癌可考虑来源于宫颈，如为腺癌则鉴定其来源会有困难，如能找到黏液腺体，则原发于颈管的可能性较大。研究发现在浸润性宫颈腺癌组织中，癌胚抗原（CEA）的阳性表达率很高，因此，做 CEA 免疫组织染色，有助于宫颈腺癌与子宫内膜癌的鉴别。

（六）原发性输卵管癌

原发性输卵管癌表现为阴道排液、阴道流血和下腹痛，阴道涂片可能找到癌细胞而和内膜癌相似。而输卵管癌宫内膜活检阴性，宫旁可扪及肿物，有别于内膜癌。对包块小而触诊不清者，可通过腹腔镜检查确诊。

（七）老年性子宫内膜炎合并宫腔积脓

其常表现为阴道排出脓液、血性或脓血性排液，子宫多增大变软。通过 B 超检查而后行诊刮时，只见炎性浸润组织。子宫积脓常与子宫颈管癌或子宫内膜癌并存，鉴别时必须注意。

五、治疗

子宫内膜癌的治疗原则，应根据临床分期、癌细胞的分化程度，患者周身情况等因素综合考虑决定。因为内膜癌绝大多数为腺癌，对放射治疗不敏感，故治疗以手术为主，其他尚有放疗、化疗等综合治疗。

（一）手术治疗

手术可明确病灶范围，正确进行临床分期，以正确决定手术范围。以往，按 1982 年 FIGO 分期，Ⅰ期者通常做腹膜外全子宫切除加双侧附件切除术；Ⅱ期者则做广泛性子宫切除术加双侧盆腔淋巴结清扫术。Ⅲ、Ⅳ期者，凡有手术可能则先手术，尽量切除病灶，缩小瘤体，术后辅以放疗或孕激素治疗。否则，宜先行孕激素、放疗或（及）化疗，待有手术可能时再手术。术后仍须辅以其他治疗。

按照 1988 年 FIGO 的新临床分期，对Ⅰ期癌中Ⅰa者，行传统的腹膜外全子宫切除加双侧附件切除术，阴道宜切 2cm，是适宜的手术范围。而对有肌层浸润者，尤深肌层浸润者，应扩大手术范围，按传统的Ⅱ期手术，施行广泛性子宫切除术加盆腔淋巴结清扫术，探查主动脉旁有否肿大的淋巴结，有则行主动脉旁淋巴结活检，抑或常规行主动脉旁淋巴结清扫术。对Ⅱ期及Ⅲ期也应按前述手术范围施行广泛性子宫切除术加盆腔及（或）主动脉旁淋巴结清扫术。Ⅳ期也要尽量行肿瘤减灭术。另须注意以下几点。

1.腹水或腹腔冲洗液查找癌细胞

切开腹膜后，对有腹水者即取之行离心沉淀查找癌细胞，无腹水者，则向腹腔注入900mL生理盐水冲洗腹腔，吸出冲洗液离心沉淀找癌细胞。凡找到癌细胞者除手术外，还应加其他辅助治疗。

2.术时判断肌层浸润

对于子宫小于正常大小的Ⅰ期癌，患者由于某些原因限定手术时间等，可先行子宫附件切除，切除子宫标本剖视确定有否肌层浸润。当然，有时标本难以判断者，镜下可注意以下微细改变：①癌细胞肌层浸润的腺体为锯齿状，形状不规则，而基底层的腺体是圆而无角的；②癌细胞浸润的腺体周围无子宫内膜间质，而基底层腺体常有内膜间质包绕；③癌细胞浸润灶周围水肿明显。

大体标本见癌位于子宫下段者，宜按Ⅱ期手术范围进行。

3.未准备淋巴结清扫者

常规探查盆腔及腹腔主动脉旁淋巴结，有肿大者至少应做活检，有技术条件而患者也允许时，可行淋巴结清扫术。

（二）放射治疗

腺癌对放疗敏感度不高，单纯放疗效果不佳。但对老年患者或合并有严重内科疾患不能接受手术治疗或禁忌手术时，放疗仍不失为一种有一定疗效的治疗。放疗包括腔内及体外照两种。腔内照射，目前多采用 ^{137}Cs、^{60}Co 等，镭已基本废弃。体外照射多用 ^{60}Co 直线加速器等。腔内放疗常用子宫填塞法，其术前填塞并发症低，为1%。体外放疗可按原发灶及浸润范围，个别具体对待，如宫旁或盆腔淋巴结有转移灶，可按宫颈癌术前放疗。

（三）放疗加手术治疗

放疗与手术合并治疗，是历年来争论很多而尚未完全解决的问题。有的学者认为术前加放疗能提高5年生存率，也有持否定意见者。术前加用放疗的好处是：①可使肿瘤的体积缩小，利于手术；②灭活癌细胞，减少手术后复发和远处转移的可能性；③减少感染的机会。术前放疗能提高手术治愈率，因此，有放疗设备时，可考虑选用。对于癌已深浸肌层、细胞分化不良者，术前腔内放疗，术后还应加用体外照射。鉴于上述优点，对有放疗条件者，须术前放疗者仍以放疗加手术为宜。

对治疗后阴道转移、复发的防治问题尚有争论。大多数学者认为，放疗后再手术或手术后进行阴道放疗可降低阴道复发率。

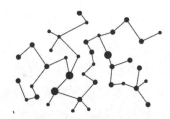

第七章　乳腺肿瘤

第一节　乳腺肿瘤的病理诊断

一、乳腺良性上皮性肿瘤

（一）腺瘤

1. 管状腺瘤

由致密增生腺管形成的圆形、结节状良性病变。腺管由上皮和肌上皮细胞构成。上皮细胞形态类似周围正常乳腺组织，但有大汗腺化生或泌乳特征的变异型腺瘤。

（1）肉眼形态：肿瘤界限清楚，质地较硬，切面均匀，呈黄色。

（2）组织形态：完全由小而圆的腺管构成，间质成分少，可见少量淋巴细胞。上皮细胞形态大小较一致，核分裂活性低。腺管腔小而空，有时含有嗜酸性蛋白物质。偶见较大的导管形成细小分支，也可发生管状腺瘤和纤维腺瘤混合性病变，极少管状腺瘤伴发乳腺原位癌和（或）浸润性癌。

2. 泌乳性腺瘤

与妊娠和哺乳期相关，管状腺瘤的上皮细胞呈现广泛的分泌现象，称为泌乳性腺瘤，提示此类病变是由增生小叶局部聚集所致。

3. 大汗腺腺瘤

又称之为伴大汗腺化生的结节性腺病。当结节性腺病的上皮细胞显示广泛的大汗腺化生时，此病变即可诊断为大汗腺腺瘤。此腺瘤的免疫表型与正常乳腺组织相同，并且反映了各种化生和（或）分泌性变化。此腺瘤须与纤维腺瘤鉴别，后者有明显增生的间质成分，且管内型纤维腺瘤常有被挤压和狭长的上皮细胞。

4. 多形性腺瘤

形态与唾液腺多形性腺瘤（良性混合性肿瘤）相似的罕见病变。一些学者认为多形性腺瘤是伴有广泛软骨样化生的导管内乳头状瘤的一种形式，因为软骨样基质成分的存在，多形性腺瘤与伴有间叶成分的化生性癌及乳腺原发性肉瘤难以区别。导管内或浸润性癌的局部病灶提示化生性癌，而广泛的细胞蜕变提示肉瘤的发生。

5. 导管腺瘤

又称为硬化性乳头状瘤，为一种完全位于或至少部分位于导管腔内的边界清楚的良性腺体增生性病变。由典型的导管细胞层构成的腺体结构主要分布于病变周围，中央可见致密的瘢痕样纤维化病灶。增生的小管排列紧密，可被挤压或轻度扩张，并且被纤维化病灶包绕，可形成浸润假象。上皮和间质的变化与导管内乳头状瘤相似，常可见大汗腺样化生。

（二）导管内乳头状瘤

导管上皮与肌上皮细胞增生被覆纤维血管轴心表面形成导管内树状结构。导管内乳头状瘤为乳晕下中心性（大导管）乳头状瘤和源于 TDLU 的周围性乳头状瘤两种。过去采用的"乳头状瘤病"应尽量避免使用，目前采用普通型导管增生和多发性乳头状瘤的诊断。

1. 中心性乳头状瘤

又称为大导管乳头状瘤，可发生于任何年龄，大多为 40～50 岁。

（1）肉眼形态：表现为可触及境界清楚的圆形肿块，呈菜花状物以 1 个或多个蒂附着在扩张管壁上。导管内充满浆液性和（或）血性液体。中心性乳头状瘤的大小各不相同，从几毫米到 3～4cm 不等，并可沿着导管延伸。

（2）组织形态：乳头状瘤由被覆一层肌上皮细胞和上皮细胞围绕纤维血管轴心构成的乳头状结构组成，可表现为乳头状和导管增生形式。导管增生常呈腺瘤样改变，伴有明显硬化灶时，可诊断为硬化性乳头状瘤。硬化性乳头状瘤周围常可观察到假浸润现象。乳头状瘤可能会受到一些其他形态学改变的影响，如炎性坏死、肌上皮增生、大汗腺样、鳞状、皮脂腺样、黏液样、骨样和软骨样化生以及普通导管内增生。肌上皮细胞在 UDH、ADH 和 DCIS 等病变中分布不均匀。整个导管内上皮增生可起源于中心性乳头状瘤，也可从其他部位侵入。

2. 周围性乳头状瘤

（1）肉眼形态：周围性乳头状瘤通常在显微镜下才能观察到，除非发生了其他改变。

（2）组织形态：病变通常呈多发性，起源于 TDLU，可向大的导管延伸。组织学形态与中心性乳头状瘤相同。与之相比，周围性乳头状瘤常与以下一些病变有关：伴随发生的普通导管内增生、不典型导管内增生、导管原位癌或浸润癌以及硬化性腺病或放射状瘢痕。微乳头状瘤是指最小的周围性乳头状瘤，相当于腺病中生长的多发性镜下乳头状瘤。在一些周围性乳头状瘤病例中可见胶原球病的存在，病变由圆形的嗜酸性基底膜小球体（Ⅳ型胶原）构成，病变边缘可见肌上皮细胞。

3. 不典型乳头状瘤

不典型导管内乳头状瘤以局部上皮不典型增生并伴有低级的细胞核为特征，这样的导管内上皮增生偶尔可与不典型导管增生（ADH）或低级 DCIS 的小病灶相似。

与乳头状瘤或不典型乳头状瘤相关的继发性浸润癌的发病风险的评估应将周围乳腺组织状况考虑在内。无周围组织变化的良性乳头状瘤发生继发性浸润癌的相对危险度可稍微上升。周围性乳头状瘤的相对危险度比中心性乳头状瘤要高。由于乳头状病变可能发生变异，不管手术前活检结果如何，进行手术完全切除应谨慎。通过冰冻切片区分良性或恶性乳头状病变非常困难，明确的诊断应通过采用石蜡包埋切片检查。

（三）肌上皮病变

由肌上皮细胞构成的病变，包括肌上皮病、腺肌上皮腺病、腺肌上皮瘤和恶性肌上皮瘤。

1. 肌上皮增生

为导管和小管内和（或）其周围的多灶性的梭形或立方形肌上皮细胞增生的病变。

（1）肉眼形态：仅表现为不规则的硬块，通常在镜下识别。

（2）组织形态：导管内增生的梭形细胞可呈栅栏状排列，立方状细胞具有细长的核沟，与移行细胞相似。少数不典型肌上皮病所具有的不典型核和少量核分裂。导管周围型肌上皮病常与硬化病有关，并被认为是硬化性腺病的一种变型，其细胞具有不同的表型。肿瘤在完全切除后将不再复发。

2. 腺肌上皮腺病

表现为圆形或不规则的小管弥漫性增生，由显示大汗腺分化的立方状或柱状上皮构成，局部可见明显的伴有透明胞浆的肌上皮层增生。核不典型及核分裂不明显。有报道称大多数腺肌上皮腺病可与腺肌上皮瘤混合存在或在其周围生长。

3. 腺肌上皮瘤

由上皮细胞和肌上皮细胞增生所形成的肿瘤。少数病例腺肌上皮瘤的上皮、肌上皮或两种成分一起均可发生恶变。

（1）肉眼形态：良性腺肌上皮瘤表现为境界清楚，呈圆形结节状，平均大小2.5cm。

（2）组织形态：特征表现为衬以上皮的裂隙周围的肌上皮细胞呈层状或鞘状增生。肿瘤细胞可呈梭形细胞型、小管型或最常见的小叶型生长模式。分为小叶型和小管型。小管上皮、肌上皮或两种成分一起均可发生恶变，但其背景仍保持腺肌上皮瘤的形态特征。

（3）鉴别诊断：小管型应与管状腺瘤相鉴别，后者存在明显的肌上皮细胞，但是缺乏腺肌上皮瘤典型的肌上皮增生，且管状腺瘤边界清楚而小管型腺肌上皮瘤边界不清。小叶型和梭形细胞型应与多形性腺瘤区分，后者通常可见明显的软骨和（或）骨分化。

（四）纤维上皮性肿瘤

主要由间叶成分即间质增生伴上皮成分所组成的一组双相分化的肿瘤，肿瘤形态表现随间叶成分的不同而改变。根据良性或恶性的肿瘤性间质成分不同，主要分为两大类型：纤维腺瘤和叶状肿瘤。

1. 纤维腺瘤

为一种双相分化性良性肿瘤，常发生于生育年龄的妇女，尤其是 30 岁以下的女性。

（1）肉眼形态：肿瘤常有包膜，切面呈灰内实性，质地较硬，呈分叶状，可见裂隙。依据间质玻璃变性和黏液变性的程度不同外观有所差异，局灶坏死可发生钙化。

（2）组织形态：肿瘤呈间质和上皮混合增生，依据间质增生程度不同分为管周型和管内型。管周型是由于间质细胞在导管周围呈环状增生排列所致。管内型是由于间质细胞增生将导管受压形成裂隙状。极少发生脂肪瘤样、平滑肌样和骨软骨化生。核分裂象少见。青少年纤维腺瘤可见各种不同的典型上皮增生及化生性改变，如大汗腺样或鳞状化生，偶尔也可伴随发生小叶原位癌或导管原位癌。幼年型或细胞性纤维腺瘤显示间质细胞种类多，并伴有上皮增生，也有将其称为巨型纤维腺瘤。

（3）鉴别诊断：病变较大纤维腺瘤可具有间质细胞丰富、形成上皮裂隙等特征，应与叶状肿瘤相鉴别。也有一些乳腺错构瘤形态类似于纤维腺瘤，需要鉴别。

2. 良性叶状肿瘤

最多见的叶状肿瘤类似纤维腺瘤，但具有更富于细胞的间质，无异型性，也可混合脂肪组织称为脂肪叶状肿瘤。可局部复发，但罕见远处转移。

（1）肉眼形态：边界清楚、质硬、灰白色切面，可见裂隙样间隙类似树叶状；大小不定，可继发出血、坏死、囊性变。

（2）组织形态：推挤式生长，边缘较清楚，间质高密集细胞（尤其邻近上皮），核分裂 0 ～ 4/10HPF，间质类似成纤维细胞和肌纤维母细胞；腺管成分呈良性，可有成簇多核巨细胞，也可呈现出血和坏死，化生脂肪、骨、软骨和骨骼肌；上皮成分为上皮细胞和肌上皮更长，可显示增生和鳞化。

（3）免疫表型：上皮细胞：PR、GCDFP-15 阳性，1/3 病理 ER 阳性；间质细胞：Vim、CD34、Bel-2 阳性。

（4）鉴别诊断：富于细胞纤维腺瘤和平滑肌瘤。

二、良性间叶病变与肿瘤

（一）血管源性肿瘤

1. 良性血管肿瘤

乳腺良性血管瘤比较少见，系一种成熟血管畸形，很少表现为可触及的肿块。乳腺影像学检查检测出越来越多的不可触及的乳腺血管瘤。

（1）肉眼形态：病变边界较清楚，大小在 0.5 ～ 2cm 之间，呈红褐色海绵状。

（2）组织形态：分为海绵型、毛细血管型和静脉型。海绵型最常见，由扩张的薄壁血管构成，血管衬以扁平的内皮，血管腔充血；毛细血管型由小血管形成的结节，丛状围绕较大血管，血管之间间质纤维化，内皮细胞具有明显深染的核，少见梭形细胞；静脉型由厚壁血管构成，伴血管平滑肌层增生。良性血管瘤通常缺乏相互吻合的血管、乳头状增生的内皮及核分裂象，如果出现以上表现，应高度怀疑血管肉瘤。

2. 血管瘤病

称为弥漫性血管瘤，由形态良好的弥漫性增生血管构成，片状累及邻近组织。其肉眼形态和组织形态与其他部位的血管瘤病相同。此类出血性海绵状病变通常由薄壁的大血管或淋巴管构成，在乳腺实质中弥漫性扩展分布。

3. 血管外皮细胞瘤

为卵圆形至梭形细胞增生，围绕分枝状和鹿角状血管形成的一种局限性病变。

（1）肉眼形态：肿瘤呈圆形或卵圆形，境界清楚，大小为 1 ～ 19cm，质硬，切面为实性，黄褐色至灰白色。大的肿瘤可出现明显的出血和坏死。

（2）组织形态：形态特征和免疫表型与其他部位的血管外皮细胞瘤相同。瘤细胞呈卵圆形或梭形细胞，围绕呈不规则分枝状血管弥漫增生，分枝的血管呈"鹿角"状。

（二）肌纤维性肿瘤

1. 肌纤维母细胞瘤

肌纤维母细胞增生形成的一种良性乳腺间质梭形细胞肿瘤。

（1）肉眼形态：表现为界限清楚的有包膜肿瘤，大小在 0.9 ～ 10cm 之间。

（2）组织形态：肿瘤膨胀性生长，向周围组织挤压。病变可见梭形至卵圆形细胞排列成杂乱交叉的短束状，细胞间夹杂着鲜红色嗜酸性胶原纤维。病变通常无坏死，核分裂象少见（＞2/10HPF）。肿瘤中含有被病灶包围的乳腺导管或小叶，间质中可见数目不等的肥大细胞，但一般无炎性细胞。少数病例肿瘤中可出现脂肪组织、平滑肌、软骨或骨成分。

（3）免疫组化：瘤细胞呈 vimentin、desmin 和 α-SMA 阳性表达，CD34、bcl-2、CD99 及 ER、PR 表达程度不一。

（4）鉴别诊断：本病应与结节性筋膜炎、炎性肌纤维母细胞肿瘤、纤维瘤病、良性外周神经鞘瘤、血管外皮瘤和平滑肌瘤相鉴别，可依据免疫表型进行鉴别诊断，但对一些病例来说仍非常困难。

2. 纤维瘤病

为一种乳腺局部浸润性纤维性肿瘤，来自乳腺实质中成纤维细胞和肌纤维母细胞，该病变不具有转移潜能。

（1）肉眼形态：肿瘤表现为界限不清，大小在 0.5～10cm 之间（平均2.5cm），切面质地坚硬，呈灰白色。

（2）组织形态：由增生的梭形成纤维细胞和肌纤维母细胞组成，瘤细胞交叉束状排列或均匀散存在。病变周围可见包绕乳腺导管和小管的特征性指状突起。

（3）鉴别诊断：本病应与发生乳腺的多种梭形细胞病变和肿瘤鉴别，包括纤维肉瘤、梭形细胞癌、肌上皮癌、脂肪型肌纤维母细胞瘤、结节性筋膜炎、术后梭形细胞结节等。

（4）免疫组化：梭形细胞呈 Vimentin、β-catenin 阳性，少数细胞 actin 阳性。

3. 炎性肌纤维母细胞瘤

过去称为炎性假瘤和浆细胞肉芽肿，为一种伴大量炎性细胞浸润的肌纤维母细胞分化的梭形细胞肿瘤。

（1）肉眼形态：肿块边界清楚，质地较硬，呈白至灰色。

（2）组织形态：瘤细胞为增生梭形细胞，具有肌纤维母细胞形态和免疫组化特征，束状排列或杂乱分布，瘤细胞间混杂淋巴细胞、浆细胞和组织细胞。此瘤应与其他发生于乳腺的良恶性梭形细胞病变相鉴别，其显著特征是存在明显的炎性细胞成分。

（三）其他

1. 脂肪瘤

乳腺内脂肪瘤很少见，常表现为皮脂腺脂肪瘤。

（1）肉眼形态：呈圆形或扁圆形，直径常小于5cm。

（2）组织形态：表现为成熟的脂肪细胞被呈分枝状的小血管间隔开，瘤细胞与周围脂肪组织无明显区别，可因存在纤维组织而发生一些变化，如玻璃样变或黏液样变。乳腺其他类型脂肪瘤包括梭形细胞脂肪瘤、冬眠瘤和软骨脂肪瘤。

2. 颗粒细胞瘤

瘤细胞由嗜酸性颗粒状胞浆的细胞组成，此瘤不太常见，目前多认为系施万细胞起源。

（1）肉眼形态：肿瘤界限清楚或呈浸润状，质地较硬，大小为2～3cm或更小，切面呈灰白至黄色，或是褐色。

（2）组织形态：虽然肉眼观察肿瘤边界清楚，但往往呈浸润性生长。瘤细胞呈圆形至多角形细胞，胞浆丰富，嗜酸性，呈粗颗粒状，排列实性巢状、簇状或索状。PAS反应阳性（抗消化酶）。

（3）免疫组化：S-100阳性对其具有诊断价值，CK阴性可排除乳腺癌。

3. 假血管瘤样间质增生

为一种假血管腔样良性病变，假血管相互吻合呈裂隙样，管腔无细胞，也可衬以细长的梭形的间质细胞。

（1）肉眼形态：通常与纤维腺瘤相似，大小为1～17cm。切面呈较淡的红褐色至黄色。

（2）组织形态：此病可见于正常的乳腺或其他良性乳腺病变，表现为小叶及小叶之间相互吻合的裂隙样空腔，形成小叶周围同心圆结构。空腔被胶原纤维分隔开，可呈无细胞性或衬以与上皮细胞类似的梭形细胞。缺乏核分裂、丛状生长、不典型性和多形性。不破坏正常的乳腺结构，也无坏死和脂肪浸润存在。空腔周围无基底膜，空腔之间的间质常为致密的玻璃样变胶原纤维和梭形细胞。低倍镜下与低级别血管肉瘤相似，但生长模式与细胞学特征与血管肉瘤不同。

（3）免疫组化：假血管腔周围的梭形细胞可呈CD34、Vimentin、actin、calponin阳性表达，但内皮细胞标志物Ⅷ因子、UEA-1和CD31表达阴性。

三、乳腺癌

（一）非特殊性乳腺癌

1. 浸润性导管癌

也称非特殊性乳腺浸润性导管癌（NOS），为乳腺癌中最常见的组织学类型。过去认为浸润性导管癌源自乳腺导管上皮，新近研究认为大部分乳腺癌应被认为是源自终末导管—小叶单位（TDLU）。有些分类仍保留导管的概念，因此加上了"非特殊性"术语，而其他的分类则倾向使用"非特殊型"来强调其与特殊类型浸润癌的区别。后一种观点逐渐被国际上接受。由于"导管"概念仍广泛使用，因此浸润性导管癌、非特殊性或非特殊型，更易于从学术语言方面被接受。浸润性导管癌中过去命名的硬癌、单纯癌已不再使用。

（1）肉眼形态：缺乏特异的肉眼特征，肿瘤大小变化较大，直径从小于1cm至超过10cm，肿瘤边缘通常不明显，缺乏明确界限。经典型浸润性导管癌质地较硬，触摸有奇特的砂砾感，切面灰白色，有黄色条纹或斑点。

（2）组织形态：形态学差异很大，缺乏特殊类型乳腺癌的结构特点。①癌细胞特点：形态差异变化较大，胞质丰富嗜酸性，核规则一致或为常具有多个明显核仁的多形性核，核分裂多少不一。②组织结构：瘤细胞可呈索状、簇状和小梁状排列；有些缺乏间质，呈显著的特征性实性或合体细胞样浸润方式；有些呈腺性分化表现，瘤细胞群中具有中心空腔的小管结构；有时瘤细胞呈单行排列或呈靶环状，与浸润性小叶癌难以区别。③其他表现：约80%的病例伴有灶性原位导管癌，且常为高级别粉刺型；间质成分变化明显，呈明显的细胞性成纤维细胞增生、结缔组织成分缺乏或明显的透明变性。④变异型浸润性导管癌：混合型癌要求其非特异成分必须超过肿瘤的50%。多形性癌特征表现为多形性和怪异的瘤巨细胞成分超过瘤细胞的50%，核分裂>20个/10HPF，核分为3级。伴破骨巨细胞的癌肿瘤间质中存在破骨巨细胞，常与炎症性、成纤维细胞性、血管丰富的间质有关。癌组织大部分为高中分化的浸润性导管癌，预后与肿瘤中癌的特征相关，不受间质巨细胞存在的影响。伴绒癌特征的癌患者可能会有血清β-HCG水平升高，虽然60%的浸润性导管癌中发现有表达β-HCG的细胞，但组织学有绒癌分化证据的病例极其罕见。伴色素细胞分化的癌表现为导管癌和恶性黑色素瘤复合存在，可能存在两种细胞间的移行，诊断时还须区分伴黑色素细胞分化的肿瘤与伴明显胞质脂褐素沉积的乳腺癌。

2. 基底细胞样癌

占浸润性导管癌的2%～18%，发生于绝经前后，年轻者提示存在遗传性乳腺癌和卵巢癌综合征，为一种新的组织学和分子新类型。

（1）组织形态：瘤细胞高级别3级，推挤性、非浸润生长，无管状结构；肿瘤地图样坏死，无细胞"瘢痕样纤维区带"和（或）肿瘤性坏死；可有透明细胞、梭形细胞或鳞状细胞化生，可见间质淋巴细胞反应。

（2）免疫组化：特征"三联阴性"（ER、PR、HER-2），表达基底细胞角蛋白（如CK5/6、CK14/17和34βE12）。可表达肌上皮标志物和HER-1（EGFR-1）、c-kit、vim和p53等。

（3）鉴别诊断：乳腺基底细胞样癌主要应与典型髓样癌和伴基底细胞样特征的硬化性变异型腺样囊性癌相鉴别。

（二）特殊性乳腺癌

1. 浸润性小叶癌

浸润性小叶癌占乳腺浸润性癌的第2位常见肿瘤，表现为在纤维性间质中，由单个散在或呈单行线状分布的癌细胞所构成的一种浸润癌，常伴有小叶原位癌。

（1）大体形态：多为不规则、界限不清的肿块，因癌细胞弥漫性浸润，有时难以肉眼识别。有研究报道浸润性小叶癌的平均直径略大于浸润性导管癌。

（2）组织形态：经典性形态是以缺乏黏附性的小细胞增生为特征。小细胞呈单个散在分布于遍布的纤维结缔组织中，或呈单行条索状浸润间质，特征表现为浸润癌细胞条索围绕正常导管呈同心圆分布。肿瘤缺乏宿主反应或背景结构紊乱。癌细胞核圆或有切迹的卵圆形，胞质沿胞膜呈窄环状分布，核分裂通常较少。90%以上的经典型浸润性小叶癌伴有小叶原位癌。浸润性小叶癌还有以下几种不同组织学亚型：实性型，具有小叶形态学特点的、大小一致的小细胞呈片状分布，较之经典型，该型细胞间缺乏黏附，更具有多形性，核分裂较常见；腺泡型，至少20个以上细胞球状聚集，细胞的形态和生长方式属于非特殊型小叶癌；多形性小叶癌，较经典型癌细胞更具非典型性和多性形，常呈印戒细胞或多形性细胞，多形性小叶癌可有大汗腺化生或组织细胞样分化；小管-小叶癌（TLC），表现为小管的生长方式和形态一致的小细胞所组成的线样生长方式混合存在。在1/3的小管-小叶癌中可见小叶原位癌，小管-小叶癌较单纯小管癌更常见腋窝淋巴结转移，ER阳性率较高。

（3）免疫表型：70%～95%的小叶癌表达ER，60%～70%的小叶癌表达PR。ER在经典型和其他亚型均表达，其中腺泡型100%，多形性小叶癌较经典型低10%，可过表达erb-B2，但较浸润性导管癌低。

2. 小管癌

由高分化小管结构所组成的特殊类型乳腺癌，预后极好。

（1）肉眼形态：小管癌体积小，大体检查难以与浸润性导管癌或混合型乳腺癌相区分。小管癌的肿瘤直径在0.2～2cm，大部分≤1cm。

（2）组织形态：小管癌的组织学特征为存在开放性小管，即由单层上皮细胞围绕形成的清楚的空腔。这些小管通常呈圆形或卵圆形，部分小管外形呈鹿角状。上皮细胞小且规则，缺乏核多形性与核分裂。另一重要特征是伴随小管结构的细胞性促纤维增生性间质。小管癌可分为两个亚型，即单纯型和硬化型。当瘤组织存在核复层分布，有显著的核多形性时，此时即使存在显著的小管结构，也不可诊断为单纯性小管癌。小管周缺乏肌上皮细胞。对于诊断小管癌所要求小管结构所占的比例尚缺乏统一标准，目前多数观点认为小管结构达 90% 应为诊断标准。若肿瘤组织中，小管占 50% ~ 90% 与其他类型相伴存，应归类为混合型癌。

（3）免疫表型：小管癌几乎总是表达 ER 和 PR，增殖指数低，不表达 erb-B2 和 EGFR。

（4）鉴别诊断：硬化性腺病，具有全部的小叶结构，明显挤压和扭曲的腺管，存在肌上皮细胞，有别于小管癌；微腺腺病，因腺管随意分布、腺管缺乏肌上皮细胞易与小管癌相混淆，但前者小管更圆且规则，常含有胶样分泌物，还可见基底膜环绕小管。放射状瘢痕，病变中心纤维化和弹性变性，含有少量小且扭曲、有肌上皮细胞的腺管，病灶周围腺管不同程度扩张，伴有导管上皮细胞增生。

第二节　乳腺癌临床分期与预后

一、乳腺癌的临床分期

乳腺癌临床 TNM 分期：

T——原发肿瘤。

Tx 原发病灶无法评估（已被切除）。

T_0 无原发病灶证据。

T_{is} 原位癌（导管内癌，小叶原位癌，无肿块的乳头 Paget 病）；Paget 病如扪及肿块者，依照肿块大小分类。

T_1 原发病灶最大直径≤ 2cm。

T_{1mic} 微小浸润性癌，最大径≤ 0.1cm。

T_{1a} 肿瘤最大径≥ 0.1cm，≤ 0.5cm。

T_{1b} 肿瘤最大径≥ 0.5cm，≤ 1.0cm。

T_{1c} 肿瘤最大径≥ 1.0cm，≤ 2.0cm。

T_2 肿瘤最大径≥ 2.0cm，但≤ 5.0cm。

T_3 肿瘤最大径≥ 5.0cm。

T_4 肿瘤任何大小，但直接侵犯胸壁或皮肤。

T_{4a} 肿瘤直接侵犯胸壁（包括肋骨、肋间肌、前锯肌，但不包括胸肌）。

T_{4b} 肿瘤表面皮肤水肿（包括橘皮征），乳房皮肤溃疡或卫星结节，限于同侧乳房。

T_{4c} 包括 T_{4n} 及 T_{4h}。

T_{4d} 炎性乳腺癌。

N——区域淋巴结。

N_x 区域淋巴结无法评估（已被切除）。

N_0 无区域淋巴结转移。

N_1 同侧腋淋巴结转移，可活动。

N_2 同侧腋淋巴结转移，互相融合，或与其他组织固定；或无临床证据显示腋淋巴结转移的情况下，存在临床明显的内乳淋巴结转移。

N_{2a} 同侧腋淋巴结转移，互相融合，或与其他组织固定。

N_{2b} 无临床证据显示腋淋巴结转移的情况下，存在临床明显的内乳淋巴结转移。

N_3 同侧锁骨下淋巴结转移；或有临床证据显示腋淋巴结转移的情况下，存在临床明显的内乳淋巴结转移：或同侧锁骨上淋巴结转移，伴或不伴腋淋巴结或内乳淋巴结转移。

N_{3a} 同侧锁骨下淋巴结转移。

N_{3b} 同侧腋淋巴结及内乳淋巴结转移。

N_{3c} 同侧锁骨上淋巴结转移。

M——远处转移。

M_0 临床及影像学检查未见远处转移。

cM_0（i+）临床及影像学检查未见远处转移证据及征象，而组织学或分子技术检测到骨髓、血液或其他器官中发现 $\leqslant 0.2mm$ 的转移灶。

M_1 临床及影像学检查有远处转移，或组织学发现 $\geqslant 0.2m$ 的转移灶。

二、乳腺癌的预后指标

与乳腺癌预后因素相关的因素很多，其中主要包括传统意义上的肿瘤侵犯范围、病理生物学特性、临床分期及激素受体，以及新近研究较多的乳腺癌分子分型、21 基因检测和 70 基因检测等。

传统的肿瘤解剖病理分期（如 TNM 分期，包括肿瘤大小、淋巴结转移数目、远处转移情况）对于预测肿瘤的复发转移价值不可低估，是临床上较成熟的风险评估指标。但由于乳腺癌是一种异质性肿瘤，其在组织形态、免疫表型、生物学行为及治疗反应上存在着极大的差异，传统病理 TNM 分期相同的患者对临床治疗的反应及预后可能会有很大差别。近年来，基于 DNA 微阵列技术和多基因 RT-PCR 定量检测的方法对乳腺癌进行的分子分型来预测乳腺癌的复发转移风险及其对治疗的反应，目前常将基因芯片技术的分子亚型和免疫组织化学结合起来，临床上通常应用 ER、PR、HER-2 及 Ki-67 可将乳腺癌划分为 4 类分子亚型。由于不同分子亚型乳腺癌的临床治疗反应和生存截然不同，研究乳腺癌分子标志及分子分型对于指导临床治疗与判断预后有重要意义。比如临床上处理起来比较棘手的"三阴乳腺癌"（指 ER、PR 及 HER-2 均阴性；Triplenegat Ⅳe breast cancer）的乳腺癌，相当于分子分型的 Basal-like 型分子表达（特征为基底上皮分子标志物 CK5/6 或 17，EGFR 高表达，以及 ER 或 ER 相关基因及 HER-2 或 I-IER-2 相关基因低表达），占全部乳腺癌的 10% ～ 15%。三阴乳腺癌 5 年生存率不到 15%，临床上往往作为一种预后差的乳腺癌类型代表。三阴乳腺癌多见于绝经前年轻患者，内脏转移、脑转移概率较高，病理组织学分级较差，多为 3 级，细胞增殖比例较高，且多伴 P53 突变，p53、EGFR 表达多为阳性，基底细胞标志物 CK5/6、CK17 也多为阳性。三阴乳腺癌预后与肿瘤大小和淋巴结状况关系不大，复发迅速，1 ～ 3 年是复发高峰，5 年内是死亡高峰，脑转移发生率高，迅速出现远处转移而导致死亡。

21 基因检测和 70 基因检测从基因水平对乳腺癌进行危险分层，分子分型从病理学角度对乳腺癌进行预后评估。尽管检测方法不同，二者对预后预测都表现出较好的相关性。

（一）肿瘤侵犯范围

1. 肿瘤大小

在没有区域淋巴结转移及远处转移的情况下，原发灶越大和局部浸润越严重，预后越差。

2. 腋淋巴结转移

腋淋巴结无转移时预后好，有转移时预后差，且转移数目越多预后越差。

3. 远处转移

多于 1 年左右死亡。

（二）肿瘤的病理类型和分化程度

肿瘤的病理类型、分化程度，肿瘤的侵袭性以及宿主对肿瘤的免疫能力是影响预后的重要因素。特殊型乳腺癌的预后较非特殊型好，非特殊型癌中非浸润性癌比浸润性癌预后好，分化好的肿瘤预后比分化差的好。有些肿瘤恶性程度高，在生长迅速时可出现坏死，肿瘤坏死严重说明肿瘤的侵袭性强，预后较差。

（三）激素受体与预后

激素受体测定不仅可作为选择激素治疗的参考，也可作为估计预后的一个指标，受体阳性患者的预后较阴性者好，二者的预后相差约10%，尤其在淋巴结转移阳性的病例中更明显。在雌激素受体和孕酮受体中，孕酮受体更为重要，两项都是阳性者的预后较单一项阳性或两项都是阴性者预后好。

（四）乳腺癌分子分型

1.Luminal A 型

此型是乳腺癌最常见的分子亚型，预后最好。内分泌治疗效果最佳。常采用内分泌治疗（±化疗）。绝经前常选择三苯氧胺、药物性去势药物诺雷德，绝经后常选择芳香化酶抑制药如阿那曲唑、来曲唑等。

2.luminal B 型

此型内分泌治疗仍有效，预后较好。部分 Luminal B 型乳腺癌由于 HER-2 表达阳性，对他莫昔芬的反应性低于 luminal A 型，但改用其他作用机制的内分泌治疗仍有效。治疗常采用化疗＋内分泌治疗＋靶向治疗。

3.HER-2 过表达型

此型内分泌无效，化疗效果较好，并且是 HER-2 靶向治疗药赫赛汀治疗的适应病例，HER-2（+）型乳腺癌对于环磷酰胺联合蒽环类（AC）化疗方案的疗效明显优于 luminal 型，前者的临床缓解率可达 70%，而后者为 47%。该型虽然对化疗较为敏感，但临床预后较差。常采用化疗＋靶向治疗，使用 1 年赫赛汀治疗能使复发相对风险降低 52%，3 年无病生存增加 12%。

4.Basal-like 型

此型内分泌无效，化疗效果好，预后最差。三阴性乳腺癌患者无论淋巴结状态如何，均更易出现早期复发、S 阴性乳腺癌的复发高峰出现于最初 3 年，并且尽管三阴性乳腺癌组有更多患者接受了化疗，无论是入组至随访阶段，还是随访的最初 5 年内，其远处转移、死亡、乳腺癌特异死亡风险都显著高于非三阴性乳腺癌患者，但在 5 年后差异不明显。其转移多发生于内脏及中枢神经系统。基底样乳腺癌（三阴性居多）相对于其他亚型，对含蒽环类的 AC 方案的近期疗效较好，但并没有转化为总生存期获益，在乳腺癌的分子分型中，其预后仍最差。

第三节　乳腺癌的外科治疗概述

乳腺癌是严重危害妇女生命和健康的恶性肿瘤之一。过去的数十年间，随着医学生物学研究的不断深入，人类对乳腺癌的认识有了全新的概念。而与此同时，20 世纪 80 年代兴起发展的循证医学及大量重要的临床研究报道，则为乳腺癌患者采用合理的个体化治疗提供了科学的依据。乳腺癌的治疗理念从应用"可耐受的最大治疗"向应用"有效的最小治疗"转变，外科治疗方式的变迁是这一转变的最好写照，从以局部解剖学为基础的追求手术彻底性的 Halted 根治术、扩大根治术，向全身生物学改变为指导理论的个体化、多学科综合治疗方向发展。

一、乳腺癌外科治疗的现状

在外科治疗领域，最重要的进步则是乳腺癌保乳手术及腋前哨淋巴结活检技术的广泛应用。

（一）保乳手术的广泛开展

乳腺癌外科治疗的最大变化之一，就是保乳手术的开展和推广。乳腺癌是一种全身性的疾病，原发灶和区域淋巴结的处理方式都不影响患者的生存率，这为保乳手术提供了理论依据。而随着乳腺癌知识宣传和普查工作的开展以及乳腺 B 超和乳腺 X 线摄影广泛运用，越来越多的乳腺癌患者获得早期诊断。与此同时，化疗、内分泌治疗、靶向治疗等新药的不断问世，辅助治疗方案的改进，尤其是新辅助治疗的运用，使原发灶缩小，增加了保乳手术的机会。更重要的是，患者对乳腺癌术后生活质量及形体美观的需求，使要求保乳的患者不断增多。以上众多因素都为保乳手术的实施提供了充分的条件。

既往，乳腺癌外科治疗的同时，都是以切除乳房为代价的，这更加深了不幸罹患乳腺癌的患者内心的痛苦。而保乳手术在保留乳房外形完整性的同时，又兼顾了术后的功能恢复，具有创伤小、痛苦小的特点，提高了患者的生活质量，并可以获得与改良根治术的"传统"方法相同的长期生存率。随着我国经济、文化水平快速发展，乳腺癌知识的普及，患者对生活质量的要求提高，我国保乳手术比例将逐步增加。

（二）前哨淋巴结活检能有的放矢行腋淋巴结清扫

腋淋巴结状况是乳腺癌患者重要的预后因素。虽然腋淋巴结清扫（ALND）手术显著降低了乳腺癌腋淋巴结的复发，但也可能带来一些术后并发症。腋淋巴结清扫的主要目的是提供分期和预后信息以指导全身治疗，次要目的是减少局部复发及其可能带来的生存获益。

前哨淋巴结（SLN）活检减少了腋淋巴结清扫带来的诸多并发症，其价值被大量循证医学证据证实，应用日趋广泛。

SLN 活检技术简便、安全、可靠，可以避免 ALND 带来的各种并发症，对有 SLN 活检术适应证患者的腋淋巴结分期应首选 SLN 活检。对于前哨淋巴结活检结果阴性的患者，可以安全地避免腋淋巴结清扫。进一步的腋淋巴结清扫并不能改善患者的生存。

前哨淋巴结活检技术有活性染色示踪法和核素示踪法。研究表明，联合应用染料与核素示踪剂相比，单用 1 种可以提高前哨淋巴结检出率。而关于前哨淋巴结个数的讨论，研究结果显示，前哨淋巴结取 3 ～ 4 枚时，98% ～ 99% 的腋淋巴结转移可被检出，较为理想。

当然，前哨淋巴结活检的运用中仍存在诸多问题。对于前哨淋巴结假阴性率、导管内癌的前哨淋巴结活检、前哨淋巴结微转移，以及 1 ～ 2 枚前哨淋巴结转移的预后意义及采取何种适当的局部治疗与全身治疗，目前尚存在争议。而新辅助化疗以后，部分患者腋淋巴结由阳性转为阴性、行前哨淋巴结活检的时机选择等问题，也有待进一步研究。

总之，随着对乳腺癌认识的进展及早期诊断技术的进步，使乳腺癌的治疗模式发生了变化。乳腺癌的治疗日益需要外科医师与病理科医师、影像诊断科医师、肿瘤放化疗科医师，以及整形美容科医师的通力协作，从而优化手术方案。保乳手术与 SLN 活检的广泛运用便是这一理念的良好诠释。

二、乳腺癌外科治疗的进展与展望

进入 21 世纪以来，人类对乳腺癌的认识不断加深，治疗理念向"有效的最小治疗"变迁，乳腺癌的手术范围继续呈现逐步缩小的趋势，但外科手术仍是乳腺癌治疗的重要手段。

近年来，外科治疗领域取得了巨大的进展。大量高质量的临床试验围绕着既往困扰外科医师许久的问题，如浸润性癌保乳手术的安全切缘、前哨淋巴结微转移及 1 ～ 2 枚前哨淋巴结转移的预后意义及导管内癌的保乳手术等，试图给出答案，这些基于大样本人群研究的临床试验和荟萃分析的循证医学证据，将会使外科治疗更加有据可依。

与此同时，乳腺癌诊治已从单一的外科解剖生物学模式，发展至今已涉及诸多领域的综合治疗模式，多学科协作的精神显得尤为重要。外科医师需要与来自肿瘤内科、放射诊断科、病理科、整形美容科、核医学科医师，以及统计学与遗传学领域的专业人员通力协作，制定更加合理的临床决策。

第四节　浸润性乳腺癌的外科治疗

浸润性乳腺癌的治疗中，手术是最重要的组成部分，按照治疗目标可分为预防性手术、诊断性手术和治疗性手术。后者又包括根治性手术、整形美容手术，以及以减少肿瘤负荷、缓解患者症状为目的的姑息性手术。除非存在明显的手术禁忌证，原发性乳腺癌患者的初始治疗均应包含外科治疗。对肿块较大的局部晚期乳腺癌，可先予新辅助治疗缩小肿瘤后再行手术。浸润性乳腺癌的根治性手术治疗包括乳房手术和腋窝手术两个部分，是本节讨论的重点内容。其中乳房的手术方式为保留乳房手术、全乳房切除术和全乳房切除加乳房重建手术 3 种。前哨淋巴结（SLN）活检可以准确地评估腋淋巴结的状况，SLN 阴性的患者不再需要做进一步的腋窝处理。淋巴结清扫术目前仍作为 SLN 阳性患者的标准治疗手段。乳腺癌根治术（Halsted 手术）和扩大根治术目前已很少应用，在此不再介绍。

一、适应证及手术方式的选择

（一）保留乳房手术

保乳手术加放疗获得了与乳房切除术相同的生存率，已经成为早期（Ⅰ、Ⅱ期）乳腺癌患者外科治疗的首选。较低的同侧乳房复发率和较好的美观效果是保留乳房手术两个重要的目标。保乳手术中，切缘状况不明或切缘阳性是引起术后同侧乳房复发的重要原因。只有切除足量的乳腺组织，才能保证肿瘤的完全切除，达到切缘阴性。然而，过多地切除周围正常的乳腺组织会降低所保留乳房的美观效果。因此，肿块相对于患侧乳房而言，体积较小是保留乳房手术最重要的先决条件。只有这样，才能在保证切缘阴性的同时，获得良好的术后美观效果。此外，患者有较强的保留乳房的愿望、有条件接受术后放疗和定期随访也是进行保乳手术的重要前提。而患者的年龄和肿瘤的生物学特征，如激素受体状况、组织学分级和有无淋巴结转移等并不影响选择保留乳房的手术方式。过去曾一度认为病灶中存在广泛导管内癌成分（EIC）时不宜保乳，而现有的数据显示，此类患者手术切缘阳性率较高，只要能够达到切缘阴性，EIC 本身并不增加保乳术后的局部复发率。

乳房内弥漫的微小钙化或经多次扩大切除后切缘仍为阳性是保乳手术的绝对禁忌证。多中心病灶因肿瘤位于乳房的不同象限，术后复发率较高且很难获得满意的美观效果，故不适合保留乳房手术。保留乳房手术的绝对禁忌证还包括患者不能接受术后放射治疗的情况，如既往因霍奇金淋巴瘤曾接受过乳房区域的斗篷野照射等。妊娠是乳房放疗的禁忌证，患者可于妊娠期后 3 个月行保乳手术，分娩后再行放疗。保留乳房的相对禁忌证为某些结缔组织疾病，如全身性硬皮病、系统性红斑狼疮、多发性肌炎和皮肌炎等，这些患者如接受放疗，发生后期并发症的风险加大。而已有研究显示，风湿性关节炎患者可以安全地接受放疗，并不在保乳禁忌证之列。

（二）乳腺癌改良根治术

虽然多数的早期浸润性乳腺癌患者可以选择保留乳房，但仍有部分患者更适合行全乳房切除手术。这部分临床 I、II 期的乳腺癌患者中，如果前哨淋巴结活检显示腋窝阴性，单纯乳房切除术加前哨淋巴结活检是最常见的手术方式；而前哨淋巴结阳性者则应接受改良根治术，即全乳切除加腋淋巴结清扫。此外，改良根治术同样适用于临床III期的乳腺癌患者。

常规腋淋巴结清扫只需清除 Level I 和 II 的淋巴结，通常选用同时保留胸大、小肌的 Auchincloss 手术。若出现术中肉眼下发现 Level II 淋巴结存在转移或者锁骨下（Level III）淋巴结可扪及肿大的情况，则可采用切除胸小肌、保留胸大肌，从而使暴露更清晰的 Patey 术式或者分开胸大肌间沟，经前方锁骨下入路对 Level III 淋巴结进行清除。

（三）乳腺癌术后乳房重建术

对于由于各种原因不适合行保乳手术的患者，在行全乳切除手术以后即刻或二期乳房再造多数是可行的。对行保留乳房手术的，如局部缺损大也可以进行乳房重建。乳房重建的方法包括假体植入及自体肌皮瓣移植。

（四）预防性对侧乳房切除

对于已患一侧浸润性乳腺癌的患者，预防性对侧乳房切除可减少对侧乳房癌症的发病率，其受益程度取决于患者的担心程度及所患疾病的因素。对已知携带 BRCA1 或 BRCA2 突变基因、存在高危家族史、多中心病灶或对侧乳房内高危病变，如不典型增生和小叶原位癌的患者，可以慎重考虑后实施。

二、浸润性乳腺癌手术的基本步骤和注意事项

（一）乳腺癌改良根治术

1. 设计切口

尽量取横梭形切口，必要时根据肿瘤的大小和位置也可选择斜行或纵行切口。原则上切口距离肿瘤边缘应超过3cm，并将原活检切口包含在拟切除的皮瓣内。切口的内侧缘不可超过前正中线，外侧止于腋前线。注意两面皮瓣宽度和皮缘长度应一致，皮肤张

力适当，并可平缓对合。

2.游离皮瓣

在保持皮瓣张力的情况下，直视下使用电刀于皮肤与浅筋膜层之间分离皮瓣。皮瓣的厚度应不留有任何乳腺组织，留下薄层的皮下脂肪和浅表的血管。游离范围内侧到胸骨缘，外侧达背阔肌缘，上至锁骨下，下达肋弓处腹直肌上缘。所留皮瓣上的脂肪层，从切口边缘向外3～4cm后依次增厚为斜形，避免形成"台阶"，以利于术后美观。

3.切除乳腺及胸肌筋膜

皮瓣剥离结束后，自锁骨部暴露胸大肌筋膜，沿肌纤维走行方向切离筋膜，注意不要切入肌肉。用力牵拉乳腺组织，使筋膜保持张力，将电刀放平，易于操作。靠近胸骨侧，切除胸大肌筋膜时，常可见2～3条胸骨内动脉的穿通支，应妥善处理，必要时予以分离后切断和结扎。注意确保彻底切除癌床附近的筋膜，筋膜已被切破或怀疑存在肌肉浸润的，应盆状切除部分胸大肌。下方在肋弓附近不要损伤腹直肌前鞘和腹外斜肌，切离腹直肌筋膜后，由此将乳腺向上方牵拉，再向外侧进行剥离。于外下缘第4、5肋间腋中线位置寻找到背阔肌前缘作为外侧边界的标志。

切除胸肌筋膜到达胸大肌外缘时，应将胸大肌外缘向正中侧牵引，避免损伤其下方的下胸肌神经和与其伴行的胸大肌外缘血管。当该血管周围淋巴结或胸肌间淋巴结有转移而不能予以保留时，须在胸大肌外侧缘血管和神经进入肌肉的部位切断结扎，中枢侧在腋动脉的高度切除。

4.清扫胸肌间淋巴结

由助手使用2个肌肉拉钩向内上牵拉胸大肌外缘，分别沿胸小肌表面和胸大肌背面分离胸肌间的脂肪及淋巴组织后，用无齿镊子夹起，沿脂肪中的血管分两层进行分离廓清。注意保护穿过胸小肌，走行在胸大肌内面的1～2根神经即中胸肌神经。

5.切除胸小肌清扫锁骨下淋巴结（限Patey术式）

分离胸小肌的内侧缘后，用示指伸入胸小肌的后方并挑起，在靠近喙突的附着部切断胸小肌。在中胸肌神经穿过胸小肌处辨认其末梢，切断胸小肌肌束游离出此神经。切断胸小肌的肋骨附着处，切断胸小肌。沿锁骨下动、静脉向下清扫锁骨下区的脂肪淋巴组织（即Level Ⅲ淋巴结），包括锁骨下脂肪的胸骨侧及腋窝尖部组织。

6.清扫腋淋巴结

将乳房向外侧牵拉，沿前锯肌表面筋膜向背侧胸壁分离，保护胸背血管和胸长神经向前锯肌的分支，显露此间隙背侧深处的胸长神经。在其表面锐性切开筋膜，将胸长神经主干释放回胸壁，继续向头侧进一步切开此间隙，充分游离胸长神经。

将胸大、小肌向内上牵拉，在喙肱肌下缘切开喙锁胸筋膜，显露腋静脉的前面和下缘。

小心切开腋静脉鞘，向外解剖分离周围脂肪淋巴组织，确认肩胛下动静脉后，切断结扎经胸小肌外缘下行的较粗的胸外侧动、静脉及腋静脉下方其余小的血管分支。注意切断、结扎腋前小血管应在腋静脉的前、下方进行，不要在腋静脉的上方切断血管。

沿腋静脉向内侧分离，剥离胸小肌的背面，注意不要损伤胸小肌内侧的胸肩峰动静脉的胸肌支和伴行的上胸肌神经，廓清 Level II 腋淋巴结。在内侧经胸小肌后方，向深部继续解剖分离至腋静脉的高度，胸背神经和胸长神经以锐角相连接的腋窝顶部为止。

进一步显露旋肩胛动静脉，注意保护沿肩胛下肌向下斜行的胸背动静脉和胸背神经，显露大圆肌和肩胛下肌到胸壁侧。在肩胛下脉管束的主干外侧找到白色的背阔肌肌腱，在此处，保留肩胛下肌的筋膜，将腋窝深处的脂肪一并向下剥离。此过程中，除非腋窝多发淋巴结肿大而担心肿瘤的残余，否则原则上应尽量保留自胸小肌下方第 2、3 肋间发出至前臂下方横行的肋间臂神经。

注意辨认胸背动、静脉下方的"Y"形分支，主干进入背阔肌，而桥状血管分布到前锯肌。将外翻的乳房和腋淋巴结一并整块切除。

7. 创腔冲洗、止血、引流与缝合

42℃蒸馏水及生理盐水分别冲洗创腔，将创面上所有活动性出血点仔细结扎或电凝止血。创腔内胸骨旁和腋窝各置引流管 1 根，自手术切口外下方创腔的最低处另戳口引出。

将两侧皮瓣向中央牵拉，用 1 号丝线对位、间断缝合。皮下脂肪和表皮两层缝合，可预防皮缘张力过高而导致皮肤坏死和瘢痕形成。如张力过大，则植皮修复。关于植皮的来源，小的皮肤缺损可以取距肿块 5cm 以上的乳房皮肤，大的皮肤缺损则取下腹壁全厚皮片。缝合结束后，可用无菌胶条贴平切口缘。吸引器抽吸引流管，吸尽创腔内的空气和冲洗液，使皮瓣紧贴胸壁。用无菌纱布填压腋窝，弹力绷带加压包扎。

（二）保留乳房手术

1. 乳房肿块切除

乳房上半部肿块可取平行于乳晕的横弧形切口，下半部则做放射状切口，一般不必切除乳房表面的皮肤。切开皮肤、皮下组织，切口两侧分别用纱布垫保护、固定。向两侧潜行分离皮肤至肿块周边正常组织处 1cm 以上，向下切开正常腺体组织至胸肌，将肿块及部分周围腺体组织、胸大肌筋膜整块切除。标本离体前，对标本的各个方向用不同的方式进行标记。术中对切缘行冰冻病理检查，如有癌细胞残留则再扩大切除，再次送检，直至无癌细胞残留。蒸馏水冲洗残腔并仔细止血后，根据残余乳腺腺体情况决定是否缝合或利用腺体瓣技术进行局部乳房重建。创腔内放置钛夹，以利术后放射治疗时瘤床定位。

缝合皮下组织和皮肤，一般不放置引流管。

2. 腋淋巴结清除

腋窝处沿皮纹走向做弧形切口切开皮肤、皮下组织，上达胸大肌外缘，下至背阔肌外缘，其余手术操作步骤同改良根治术。术毕，腋窝放置一根引流管。

（三）浸润性乳腺癌外科治疗的注意事项

乳腺癌肿块切除术往往在行根治术之前施行，是以快速获取病理学诊断为目的的一种手术。肿块切除活检过程中，切口的大小与方向应兼顾根治性手术切口，包含在根治术切除的皮肤范围内。术中应注意无瘤原则，在周围正常乳腺组织中进行切割，避免切破腺体背面的胸肌筋膜，彻底止血，防止肿瘤脱落发生种植性转移。对拟行保留乳房手术的患者，肿瘤切除活检的手术操作应同保留乳房手术中的肿块切除部分。我们推荐术前通过粗针穿刺活检获得病理诊断。这样不仅可以缩短手术时间，亦可减少因肿块切除活检术中冰冻不能确诊病变性质而须二次手术的情况。

第五节　原位癌的外科治疗

一、小叶原位癌的外科治疗

小叶原位癌（LCIS）是一种有争议的组织学病变，有发展成浸润性乳腺癌的危险。

（一）LCIS 的临床特点

通常 LCIS 没有临床症状，隐匿存在，很少形成可触及的肿块，常常在由于其他原因进行乳腺组织活检时偶然发现。

由于缺少与疾病相关的临床和乳腺 X 线摄影特征，对准确计算发病率造成了困难。既往基于良性疾病乳腺活检的数据显示 LCIS 相对较低的发病率（0.5%～4.3%）。而两个研究报道对于高危女性进行的预防性乳房切除标本病理检查中伴随 LCIS 的患病率较高（4%～25%）。

大量增加的 LCIS 患者多见于 50～59 岁女性，可能的原因包括基于普查的活检数量增多，以及绝经后激素替代疗法应用的增加。研究显示，与无乳腺非典型性增生的普通人群的女性相比，具有 LCIS 的女性发展为乳腺癌的相对危险为 6.9～12，LCIS 切除后同侧乳腺癌发生率为 11%～22%，而对侧发生乳腺癌的危险性相近。这些研究阐述了

LCIS 不需要手术的主要原因：LCIS 唯一合理的手术治疗是双侧乳腺切除，但这对 80% 的患者是不必要的。

（二）外科治疗

LCIS 患者对于双侧乳腺癌的风险接近均等，任何一合理的处理策略都应当针对这种双侧的风险。因此，处理原则应当包括观察、化学预防和预防性乳房切除。

1. 预防性乳房切除

对于 LCIS 患者，双侧预防性乳房切除（乳房再造或不再造）可以减少高危女性（例如，广泛的家族史者）近 90% 发展成乳腺癌的风险。但同时也有数据显示，实施观察的 LCIS 患者有 16.4% 发展为乳腺癌，其疾病相关死亡率为 2.8%，与预防性双侧乳房切除的患者的死亡率相比，仅高 0.9%。

因此，一般来说，LCIS 不需要手术，唯一合理的手术方式是双侧乳腺切除，但相对于 LCIS 的轻度危险而言，这一治疗也许过于激进，所以在采取预防性手术切除时，应向患者充分告知并提供医疗及心理方面的咨询服务，并提供充足的时间让患者做出适合个人情况的决定。

2. 空芯针活检发现的 LCIS

空芯针活检发现非典型增生后切除活检已成为标准的做法，以便将遗漏共存的 DCIS 或浸润性癌的风险降到最小。

研究显示，空芯针穿刺诊断的 LCIS，切除活检发现恶性病灶的概率为 19%～33%。

而对于切除活检发现的 LCIS，目前认为不需要进一步处理，通过广泛切除以获得切缘阴性是没有必要的。

3. 浸润性癌与 LCIS 共存的保乳治疗

LCIS 和浸润性癌共存并非保乳手术的禁忌证。相关试验表明，无论浸润性癌是否伴有 LCIS，局部复发率和生存率是相同的。

4. 多形性 LCIS 的处理

多形性 LCIS（PLCIS）是一种相对特殊的 LCIS，这种组织病理学类型与 DCIS 相似，仅由于 E- 钙黏蛋白染色阴性，所以提示该病变起源于乳腺小叶上皮而不是导管上皮。与此同时，其临床特性也与普通型小叶原位癌有所不同。

多形性 ILC 与 IDC 一样浸润性较强，而多形性 LCIS 可能是其前驱病变，与典型 LCIS 相比，需要采取不同的治疗方法。NCCN 指南建议，对于切除活检或空芯针穿刺诊断的 PLCIS，外科处理策略不同于普通型 LCIS，医师应考虑完整切除并达到切缘阴性。

对于多形性 LCIS，需要更多的结论性数据来指导其外科处理，但就目前的数据，可以推测 PLCIS 与普通型 LCIS 相比，临床特性更倾向于浸润性癌的癌前病变。因此，其临床处理策略应尤为谨慎。

二、导管原位癌的外科治疗

（一）概述

导管原位癌（DCIS）是指原发肿瘤局限于乳腺导管内，主要是中小导管，未侵犯基膜和周围间质。DCIS 的细胞生长方式多种多样，不同类型 DCIS 的生物学行为明显不同，有的可长期保持"原位"，有的则可发展为浸润癌，并非所有的 DCIS 都进展为浸润性癌。

在乳腺 X 线摄影广泛用于临床之前，DCIS 一般均是由体检发现的可触及的乳房包块，现在则多是经乳腺 X 线摄影发现的触不到肿块的病灶，多表现为簇状密集的微小钙化影。又因其病变位于导管内，部分病例会出现乳头溢液，随其发展会出现肿块。

DCIS 是一组异质性病变，不同类型的 DCIS 生物学行为有很大区别，部分可以长期停留在原位状态，而部分可以很快发展为浸润癌。因其自然病程、生物学行为多样，加之患者的个体情况复杂，没有一种术式适合所有的 DCIS 患者。DCIS 治疗的根本是提高治愈率，手术原则是保证局部控制不再复发。选择何种恰当的手术方式既能阻止自然病程的发展，又可避免过度治疗对患者的损害是外科医师面临的一个难题。

（二）导管原位癌的外科治疗

目前，针对 DCIS 原发病灶的治疗手段包括乳房切除术、单纯肿瘤切除术及单纯肿瘤局部切除辅以放疗。

1. 乳房切除术

对于多数 DCIS 患者，乳房切除术通过切除了几乎所有可能发生乳腺癌的组织而提供了良好的局部控制率。大量研究结果显示，DCIS 患者乳房切除术后中位随访 6～11.5 年后，局部复发率在 0～2.1%，很好地证实了乳腺切除术对于 DCIS 的治疗是非常有效的。

应用乳房切除术治疗 DCIS 有一些普遍接受的适应证，包括多灶性、多中心病灶、弥漫性微小钙化和多次手术切除后切缘阳性。肿瘤大小不是绝对的指征，但是对于乳房较小、肿瘤大于 4cm 的 DCIS 患者，保留乳房的手术后美观效果可能较差，可考虑乳房切除手术。

（1）多灶性、多中心性问题：多中心性是指乳腺不同象限分别发生 DCIS，各病灶间必须是正常乳腺组织所间隔。多灶性是指在同一象限发现各不相连的癌灶，往往是某一病灶的导管内播散。多灶性或多中心性生长的现象在 DCIS 患者中普遍存在。对于这部分患者，保乳手术很难达到局部的彻底清除。

（2）保留乳头 - 乳晕复合体的乳房切除术：随着乳腺癌新技术的发展，实施乳房切除术时美观效果变得重要起来。既往作为手术的一部分，乳头 - 乳晕复合物（NAC）总是被切除的，因为乳腺组织向心性淋巴引流至 Sappy 乳晕下丛，它可能被未检测到的肿瘤细胞累及。

因此，对于保留 NAC 的乳房切除术，我们可以给予那些病变位于周围区且病变范围较小的患者相关建议。对于巨大多灶性病变、弥散性钙化、切缘持续阳性的 DCIS 患者，实施乳房切除术缺乏相关的研究证明保留乳头乳晕会有很好的预后。

（3）保乳手术及术后放疗：乳房切除术对于 DCIS 的疗效是肯定的，但在保乳手术盛行的时代，即便浸润性癌都进行保乳手术，很难判断乳房切除是否正当。尤其有研究报道，与保乳手术相比，乳房切除术在总生存率上差异无统计学意义。

2. 单纯肿瘤切除手术

已发表的关于 DCIS 单纯肿瘤切除治疗的临床研究，大多数的结果显示出高的局部复发率，特别是增加局部浸润性癌的复发风险。

面对临床的争议，依据 3 个因素：肿瘤大小、手术切缘宽度和组织学分类建立的 van Nugys 预后指数（VNPI），试图简化 DCIS 患者制定治疗决策。它根据不同分值界定了 3 个风险级别：3 分或 4 分为低危；5 ~ 7 分为中间级别；8 分或 9 分为高危。van Nugys 预后指数（USC/VNPI）则增加了第 4 个因素：患者年龄，并认为 4 ~ 6 分为低危，适合单纯肿块切除；7 ~ 9 分为中危，需要附加放射治疗；10 ~ 12 分为高危，需要进行乳房切除术。

但是，至今它未被前瞻性对照研究验证，因此，VNPI 至今仍不能被确定为对 DCIS 患者在接受乳腺局部治疗选择时的一个直接有效的评价及预测风险的工具。

保乳手术的切缘问题：DCIS 保乳手术中安全切缘的距离目前仍没有广为接受的标准。大量事实证明，切缘阳性会明显地增加保乳手术的局部复发率。但如果切除范围广，也会影响保乳手术的美观效果。

三、原位癌外科治疗的进展

乳腺原位癌是一类乳腺导管或小叶上皮细胞异常增生但不超过基底膜的病变，包括两大类：导管内癌（DCIS）和小叶原位癌（LCIS）。乳腺原位癌作为浸润性乳腺癌的前驱病变或者高危因素，人们对其自然病程知之甚少，更缺乏高级别循证医学证据的临床研究数据。导致在针对乳腺原位癌这特殊人群患者的治疗路径上，一直存在争议，故本节对争议最大的问题及外科治疗领域的相关进展做一介绍。

（一）多形性小叶原位癌的外科处理

多形性 LCIS（PLCIS）是一种相对特殊的 LCIS，这种组织病理学类型与 DCIS 相似，且临床特性也与普通型小叶原位癌有所不同。多形性 LCIS 发展成为 ILC 的危险性高，尤其是多形性 ILC，且伴有相应 LCIS 的多形性 ILC 预后较差。与典型 LCIS 相比，需要采取不同的治疗策略。

对于 PLCIS，外科处理策略不同于普通型 LCIS，医师应考虑完整切除并达到切缘阴性。对于多形性 LCIS，需要更多的结论性数据来指导其外科处理。但就目前的数据，可以推测 PLCIS 与普通型 LCIS 相比，临床特性更倾向于浸润性癌的癌前病变，因此其临床处理策略应尤为谨慎。

（二）DCIS 治疗中保乳手术的选择

大量研究结果显示，DCIS 患者乳房切除术后，局部复发率在 0～2.1%。乳房切除术通过切除了几乎所有可能发生乳腺癌的组织而提供了良好的局部控制率。但在保乳手术盛行的时代，即便浸润性癌都进行保乳手术，很难判断乳房切除是否正当。尤其研究报道，与保乳手术相比，乳房切除术在总生存率上差异无统计学意义。

（三）DCIS 保乳手术术后放疗的作用及地位

面对针对 DCIS 的单纯局部肿块切除治疗带来的可能的高复发率，21 世纪初期的三个里程碑式的前瞻性随机临床研究——NSABP B-17、EORTC 10853 及 UK 试验，给出了肯定的答案：尽管联合放疗未显示出总生存的优势，DCIS 患者术后应用放射治疗比单纯肿块切除治疗患者减少复发风险 50%～60%。而最新的随访资料进一步加强了先前的结论，局部切除联合放疗组与单纯局部切除组 DCIS 患者同侧浸润癌或非浸润癌复发率降低分别为：45%（NSABP，HR=0.56，95%CI 为 0.44～0.73），47%（EORTC，HR=0.53，95%CI=0.40～0.70），10 年无复发生存率显著提高（EORTC，85% 比 74%，$P < 0.0001$）。强有力的数据决定了，至今为止局部肿块切除联合放疗是 DCIS 患者最常选择的局部治疗方式。

DCIS 治疗过程中最重要的问题之一就是什么样的患者保乳术后需要放疗。NSABP B-17 及 EORTC 10853 中，亚组分析并未发现无法从术后放疗中获益的亚组人群，放疗对切缘阴性或阳性患者均有益处。

第六节　前哨淋巴结活检

腋淋巴结状态是乳腺癌患者重要的预后因素之一。腋淋巴结清扫（ALND）被视为评价腋淋巴结状态的唯一标准而广泛开展，但可引起患侧上肢淋巴水肿、肩关节活动障碍等诸多并发症，这对于无腋淋巴结转移的患者是不必要的。近年早期乳腺癌腋淋巴结阴性患者发现增多，所以采用损伤最小的方法来获取腋淋巴结状态的 SLNB 已成为乳腺癌治疗中的热点。

一、前哨淋巴结活检术的适应证及禁忌证

（一）适应证

临床早期浸润性乳腺癌（T_1 和 T_2 期）、临床腋淋巴结阴性、单发肿瘤，以上条件同时具备。患者年龄、性别及肥胖不受限制。

（二）绝对禁忌证

组织学或细胞学已证实腋淋巴结阳性、对示踪剂（蓝染料和硫胶体）过敏和炎性乳腺癌。

（三）相对禁忌证

T_3 期肿瘤、患侧乳腺或者腋已接受过手术或放疗、多中心或多灶性肿瘤、妊娠期乳腺癌。

二、前哨淋巴结活检方法的选择和优缺点

前哨淋巴结活检方式可根据示踪剂不同分为 3 种：以放射性核素作为示踪剂，以蓝色染料作为示踪剂，以及同时运用上述两种方式的方法。如果用核素法，外科医师则以手提 γ 探测器定位前哨淋巴结的方式，成功率为 91% ～ 98%；如果单用蓝染料法确定前哨淋巴结成功率为 65% ～ 93%。两种方法联合使用的成功率可达 98.3%。由于乳腺癌前哨淋巴结活检是一项操作性很强的技术，其成功率与经验的积累密切相关，即存在所谓的"学习曲线"，绝大部分的操作失败出现在研究者进行该项研究的早期。一项相关的研究显示：由高年资外科医师实行，活检的成功率明显高于低年资者（94% 比 86%），且随着经验的积累，假阴性率都有下降趋势。

如果采用核素法，患者术前 2～24h 接受核素注射在肿块四周，术前用 γ 计数器探测腋窝和内乳区域放射性核素热点的分布情况，活检切口通常近热点附近的合适部位，术中在 γ 计数器的导引下找到核素放射性浓聚的淋巴结，即前哨淋巴结，予以摘除。如果选用蓝染法，则术前 5～15min 注射蓝色染料于肿块或乳晕周围，立刻加以按摩5～10min，这样可以增加乳房局部压力，促进淋巴引流。手术切口一般选在腋窝下方，做凹面向上的弧形切口，找到蓝染的淋巴结，即为前哨淋巴结。联合法则为上述两种方法叠加。

三、前哨淋巴结状态的术中评估

目前，术中快速冰冻切片（FS）及印片细胞学（TIC）单独或联合检查已被广泛应用于 SLN 术中诊断。但二者存在明显的不足，主要是对 SLN 微转移灶检测的灵敏度欠佳。FS 和 TIC 这两种方法各有优缺点，就灵敏度、特异度、准确率等方面来说没有很大的差异，而且两种方法均对较大的转移灶更敏感，假阴性和微转移与小叶癌相关。

联合应用 FS 及 TIC 进行 SLN 术中诊断可以提高 SLN 术中诊断的灵敏度和特异度，能够在一定程度上满足临床需求，避免二次手术。但其均存在灵敏度较低、主观性强、非标准化、检测组织量少（远小于 5%）等缺点，需要寻求更为准确的术中快速分子诊断技术。鉴于 SLN 的术中分子检测尚未在中国获准临床应用，在目前的临床实践中大多采用传统的 FS 检测 SLN 的转移。

近年来，灵敏度和准确率更高且更客观的分子诊断在 SLN 诊断中显现出巨大的优势。通过检测在乳腺组织和癌组织中高表达而在正常淋巴结中不表达的基因蛋白，可以快速、准确、客观地检测 SLN 转移。随着乳腺癌 SLNB 技术的广泛应用，逆转录聚合酶链反应（RT-PCR）用于检测淋巴结转移灶的研究日益受到重视。

第七节 乳腺癌术后重建

乳房是女性身体上的重要组成部分，是女性第二性征的标志性器官之一，是女性的象征。它不仅有泌乳、哺育功能，还是体现女性形体曲线美感所必不可少的，也是绘画、诗歌等多种艺术形式表现和赞美的对象，具有泌乳和美体两方面的特性。乳房缺失不仅影响女性体态完美，而且对患者的身心造成严重的影响，甚至影响到周围的人际关系和家庭的稳定，给社交、工作和生活带来许多不便。随着乳腺癌治疗的进展，乳房再造技术日臻完善。对于因肿瘤切除后的变形、放射线照射后的萎缩，以及先天性畸形等，从解除患者的精神痛苦，提高生存质量出发，以整形为目的，需要进行乳房再造手术。

乳房再造术是指利用自体组织移植或乳房假体重建因患乳房疾病行乳房切除术后的胸壁畸形和乳房缺损。最常见的乳房缺损见于乳腺癌切除术后。目前，乳房再造的手术方法有乳房假体植入和自体组织移植两大类。应用自体组织移植再造乳房成为主流，其中以下腹部横形腹直肌肌皮瓣（TRAM）和扩大背阔肌肌皮瓣应用最广。

一、乳房再造时机

临床实践证明，在乳腺癌根治手术的同时进行乳房再造（即时乳房再造），手术安全可行，乳腺癌复发率及死亡率等方面与单纯乳腺癌根治术相比并无明显差异。因此，近年来即时乳房再造成为一种趋势。即时乳房再造优点是：即时乳房再造患者无乳房缺损所造成的心理上的磨难；即时乳房再造乳房下皱襞比较自然，局部皮瓣比较柔顺；总手术费用和总的住院时间比后期乳房再造少。缺点是：潜在手术并发症的发生率较单纯乳腺癌切除术有增加。

后期再造的优点是：患者对乳房缺损有着切身的体验，对是否要求乳房再造能够做出理性的判断，术后满意度较高；有报道称后期再造乳房可减少上肢淋巴水肿的发生。缺点是：需要两次手术，所需费用也较即时再造高。

传统上认为，乳腺癌手术后 1～2 年，无局部复发和远处转移者可进行乳房再造。现在一般认为化疗结束后 3 个月后即行后期乳房再造。

二、乳房再造方法的选择

乳房再造方法的选择应根据患侧和健侧乳房的情况决定。首先应检查患侧乳房切除后瘢痕的形态、方向与增生程度，皮肤的松紧度和质地，胸大肌是否保留，其质量如何，锁骨下区及腋窝部组织缺损情况，腋前襞形态是否完整等。同时应检查健侧乳房的丰满和下垂程度，以及患者的年龄、一般身体状况、腹部和背部以前的手术瘢痕等。此外要考虑患者对健侧乳房是否有增大、缩小以及下垂矫正的要求。一般情况下，大部分患者拒绝对健侧乳房进行任何的手术操作。

TRAM 乳房再造手术可以满足几乎所有类型的乳房再造要求，其组织量大，再造乳房的形态自然，有一定的丰满和下垂度，可以达到和健侧对称，特别是乳腺癌根治术后或扩大根治术后，组织需要量较大时。缺点是手术创伤较大。

扩大背阔肌肌皮瓣适合于乳房良性肿瘤或保乳治疗手术后乳房部分缺损，以及胸大肌保留的改良根治术后或保留皮肤根治术后，健侧乳房中等大小的患者。

应用乳房假体或先行皮肤扩张后再植入乳房假体乳房再造术适用于保留胸大肌的改良根治术后，乳房体积中等或较小，无明显下垂者，特别是不愿或不能接受较大手术创伤者。

三、TRAM 乳房再造术

应用 TRAM 皮瓣再造乳房已成为乳房再造最常用的一种手术方式，被称为乳房再造的"标准术式"。

腹直肌肌皮瓣的血液供应主要来自腹壁上、下动脉与伴行静脉。单蒂 TRAM 皮瓣按照血供的优劣分为 4 个区域：Ⅰ区位于腹直肌肌肉蒂表面，血供最好；Ⅱ区相当于蒂部对侧腹直肌肌肉表面，血供次之；Ⅲ区位于蒂部同侧腹直肌外方，血供又次之；Ⅳ区位于蒂部对侧腹直肌外方，血供最差。

一侧腹壁上血管为蒂的 TRAM 皮瓣的安全供血范围约为皮瓣的 60%，即第Ⅰ、Ⅱ区和部分 E 区，应根据组织量的需求选择应用。对于下腹部正中瘢痕的患者，蒂部对侧的血液供应受到影响，阑尾切口瘢痕不影响皮瓣血供，腹直肌横断切口瘢痕则不能行带蒂转移。因此，保留胸大肌的乳腺癌改良根治术后，无阑尾切口以外瘢痕的患者是带蒂 TRAM 皮瓣的良好适应证。

有下腹部正中瘢痕的病例，乳腺癌根治术后或扩大根治术后组织需要量大，单蒂 TRAM 皮瓣可利用组织量不足，需要选择双蒂 TRAM、VRAM 或附加血管吻合，游离移植等术式。

（一）单蒂 TRAM 再造

术前站立位做出标记线：①前胸部组织缺损的范围，大范围的组织缺损需要从锁骨下开始充填；②与健侧对称的乳房下皱襞；③剑突正中点；④阴毛上部正中点。由于脐部周围的血管穿支最为粗大和丰富，TRAM 皮瓣的上缘位于脐上 0.5～1cm。下缘通过阴阜的稍上方，要考虑到供区能够直接缝合。皮瓣呈纺锤形，范围限制在两侧髂前上嵴内，即限制在腹壁下血管和腹壁浅血管供血的范围内，超出该范围，会将旋髂浅血管的供血区域带进皮瓣，成为皮瓣部分坏死的原因。为了皮瓣转移时，减少蒂部的扭曲，选择再造侧的对侧腹直肌作为肌肉蒂。

首先切除胸部瘢痕，分离前胸部皮瓣，上至锁骨下，外到腋中线，内为胸骨旁，向下分离至乳房下皱襞，于胸部正中向腹部做皮下隧道。

切开肚脐周围，将脐部从皮瓣分离。然后切开 TRAM 皮瓣上缘，于腹直肌鞘膜表面向头侧分离围裙样皮瓣，越过肋弓边缘，向胸部创面做皮下隧道。切开 TRAM 皮瓣下缘，于蒂部对侧自外侧开始在筋膜表面剥离至腹部正中，然后在蒂部同侧从外向内剥离至显露腹直肌外侧皮肤穿支血管为止。形成以腹直肌为蒂的 TRAM 肌皮瓣，经皮下隧道转移到胸部，加以塑形，腹部供区逐层缝合。

根据乳腺癌切除术式的不同，乳房的塑形方法有所差异。胸部的重建需要充填锁骨下和腋窝部的凹陷和塑造乳房球形体，重点突出腋前襞和乳房的弧线。胸部组织严重缺损的患者，需要将皮瓣固定于上臂内侧，模拟胸大肌的止点和形态。

术后3个月，皮瓣肿胀消退稳定后，应用局部星状皮瓣门诊手术进行乳头乳晕再造，以后文身着色，完成乳房再造的整个过程。

（二）双蒂 TRAM 皮瓣

双蒂 TRAM 对有腹部瘢痕和根治术后需要整个 TRAM 皮瓣再造的患者是一种切实可行的治疗方法。双蒂 TRAM 皮瓣血供更加可靠，但切取两侧腹直肌，对腹壁影响较大，容易形成腹壁软弱或腹壁疝。术中切取部分腹直肌鞘膜，采用肌肉内分离技术显得格外重要。对腹直肌鞘膜和腹直肌切除过多者，应用筋膜、真皮组织或人工补片（涤纶网）等加强腹壁。

术前设计和手术操作基本上和单蒂 TRAM 相同。自皮瓣两侧向内分离，找到腹壁下动静脉，确认血管走行后，劈分外侧腹直肌和内侧腹直肌，剪开腹直肌内侧鞘膜，逐步向头侧分离，脐上部分仅切取中间 2～3cm 宽的腹直肌前鞘和内侧 2/3 腹直肌，保留外侧 1/3，脐下部分仅切取中间部分腹直肌，保留内外两侧部分鞘膜和肌肉。

皮瓣转移到胸部后多为横形设计，去除多余表皮，充填锁骨下凹陷，塑造腋前襞形态和乳房外形。

（三）游离移植

以腹壁下动静脉为蒂 TRAM 皮瓣游离移植，一方面保持了腹壁下血管为下腹部皮肤皮下组织的主要供血血管，TRAM 皮瓣血供良好，和带蒂移植相比较少发生脂肪变性硬结；另一方面皮瓣仅脐下切取部分腹直肌，减少了腹壁肌肉的损伤。掌握熟练显微外科技巧者，皮瓣坏死的发生率为 1%～3%。近年来，TRAM 皮瓣游离移植进行乳房再造有增加的趋势，不足之处是和带蒂移植相比，手术时间延长 1～2h，要求有熟练的显微外科操作技术，皮瓣坏死是全或无的关系。

手术操作和带蒂移植基本相同。分离皮瓣是要求尽可能长地保留腹壁下血管。受区血管一般选用胸背血管、胸廓内血管和腋动静脉的分支血管等。

（四）腹壁下血管穿支皮瓣（DIEP flap）

DIEP 皮瓣是以腹壁下血管为血管蒂，以其在脐周的主要血管分支为滋养血管的下腹部皮瓣。皮瓣形状和设计与 TRAM 皮瓣相同。手术中在腹直肌后面找到腹壁下血管，沿其走行分开腹直肌，追踪到穿出腹直肌前鞘为止。为了保护供血穿支血管，可以在血管周围保留少许肌肉组织。皮瓣形成后与胸部受区血管在显微镜下吻合。

该方法的优点是最大限度地保留了腹直肌的形态与功能，将腹壁的损伤程度降到最低水平；缺点是手术操作相对烦琐，手术时间延长，分离血管时易损伤穿支血管，特别是完全不带腹直肌时，增加了皮瓣失败的概率。

（五）并发症

TRAM乳房再造术后的最主要并发症是皮瓣坏死以及供区腹壁疝形成。与乳房假体再造手术不同，手术并发症取决于假体本身的组织生物学特性，TRAM乳房再造术后的并发症主要取决于适当的病例选择，以及手术者的操作方法和经验。绝大多数TRAM术后并发症是可以避免的。

1.皮瓣坏死

处理皮瓣坏死的最佳方法是避免发生。临床实践证明，单蒂TRAM所能安全携带的面积约占整个皮瓣的60%，选用单蒂TRAM时，应将皮瓣的Ⅳ区和部分Ⅲ区切除。术中预计会发生皮瓣坏死时应将腹壁下血管与腋部血管吻合。皮瓣坏死发生后，如果坏死界限明显，应彻底清创，去除坏死组织，重新塑形。

2.腹壁软弱和腹壁疝

腹壁软弱表现为腹壁整体膨隆，腹壁疝则因腹壁局部张力过低，腹内组织经此部位疝出。TRAM皮瓣应用早期，强调注意皮瓣的血供，过多将肌肉和鞘膜组织带入皮瓣，腹壁疝的发生率较高，随着皮瓣血供的研究和操作技术的改进，发生率已显著降低。腹壁软弱或腹壁疝发生后，患者应佩带加强型弹力绷裤，直到二期手术矫正。

3.脂肪硬结液化

TRAM皮瓣携带大量的脂肪组织，而脂肪组织脆弱，血供较差，因血供不良或组织液化，易于发生缺血变性或坏死液化。

四、扩大背阔肌肌皮瓣乳房再造

（一）术前检查

术前除了常规进行有关肿瘤全身复发的检查外，重点检查健侧乳房和供区的情况。①背部可以利用的组织。将示指和拇指置于背阔肌前缘，将皮肤捏起，估测可以利用的脂肪厚度。注意观察髂嵴上方脂肪厚度与范围。背部瘦削者仅能再造体积较小的乳房，体态中等者可以用来再造中等大小的乳房，脂肪肥厚者可以再造较大的乳房。②测量背阔肌的功能。患肢外展，检查者用手托起患肢，嘱其内收，观察背阔肌肌腹收缩情况，背阔肌收缩功能丧失表明胸背神经受损，同时也意味着胸背血管遭到损伤。乳腺癌根治手术时，损伤胸背神经，背阔肌失神经萎缩，背阔肌肌皮瓣的组织量缩小，应采用TRAM

皮瓣等其他方法进行乳房再造。背阔肌功能良好者意味着胸背血管神经保持完整，未被损伤。

（二）皮瓣设计

皮瓣部分的设计有 3 种方法：横形、外上内下的斜形，以及内上外下的斜形。由于横形的瘢痕为胸罩所遮盖，瘢痕不明显，较为常用。外上内下的斜形皮瓣造成背部纵形瘢痕，有碍美观，但方便手术操作，特别是易于五区脂肪的切取；内上外下的皮瓣设计符合背部的皮纹方向，既便于皮瓣的切取又有助于术后瘢痕的美观。

患者站立位或坐位标画出胸部分离范围腔隙和背部脂肪皮瓣的切取范围。皮瓣部分呈新月形，向头侧弯曲，新月形皮瓣内侧离背部正中线 3cm，外侧到腋前线皮瓣宽度 7cm 余，以能直接拉拢缝合为度。皮瓣过宽增加的脂肪组织量有限，反而会造成供区严重并发症。

患者取坐位或站立位，做手术前标志线：①与健侧对称的乳房下皱襞；②手术侧的背阔肌轮廓；③肌皮瓣设计，首先在背部大致标出胸罩轮廓，在胸罩下缘设计椭圆形皮瓣。皮瓣位于背阔肌上缘肌质部位，呈横形或斜形。皮瓣大小要求既满足乳房再造要求，供区又能直接拉拢缝合。如果采用保留皮肤的乳腺癌根治术，则只需要很少的皮肤。

（三）手术操作

取患侧在上的侧卧位。胸部瘢痕切除和皮瓣游离均可在此体位下进行。术区消毒铺巾后，患侧上肢用无菌单包扎，便于术中移动。

切除胸部瘢痕，在皮瓣下胸大肌表面分离腔隙至术前的表画范围，止血后盐水纱布填塞备用。

沿背部标志线做皮瓣切口，切开皮肤后，保留皮下 0.5cm 厚的脂肪，其余脂肪保留在肌肉表面，潜行剥离肌肉、脂肪瓣的切取范围。潜行剥离时，应保持一定的皮下脂肪厚度，保护真皮下血管网，防止供区皮肤部分坏死。于皮瓣前缘在肌筋膜表面分离，显露背阔肌前缘。在背阔肌前缘底面确认血管走行。按所需肌肉的多少切断背阔肌的起点，采用由远及近的皮瓣切取方法，在肌肉深层分离包括胸背血管，将肌皮瓣掀起，向腋窝方向分离。胸背血管在进入背阔肌以前，发出分支进入前锯肌。特殊情况下，肩胛下血管遭到破坏时，背阔肌肌皮瓣依靠该分支可以维持血供。因此，一方面应尽可能保留前锯肌的血管分支，一般情况下保留该分支不影响背阔肌肌皮瓣的转移，必要时可以适度游离血管分支的周围组织，增加该分支的长度；另一方面，即便肩胛下血管良好，保留前锯肌的分支也有助于背阔肌的血供。背阔肌的止点可以保持完整、部分切断或切断后重建腋前襞。一般情况下背阔肌的止点全部切断，这样可以防止再造乳房由于肌肉收缩引起的变形。

在胸前、后两切口间，靠近腋窝做皮下隧道，将背阔肌肌皮瓣经此皮下隧道转移到胸前，暂时固定。供区创缘两侧游离后，放置负压引流，直接拉拢依次缝合皮下、皮内及皮肤。

调整患者于仰卧半坐位，进行皮瓣塑形。将背阔肌置于分离的胸前腔隙，皮瓣折叠，将脂肪瓣置于皮瓣下。首先将肌皮瓣尽量靠下，与胸部肌肉、肋软骨膜和乳房下皱襞皮瓣固定，然后将背阔肌止点分别与锁骨内侧、胸骨旁线缝合固定。在腋前线处肌瓣与侧胸壁固定，缝合在前锯肌筋膜上。胸大肌部分缺如时，将肌瓣与胸大肌缝合固定。调整与健侧对称，去除多余的表皮，沿乳房下皱襞放置引流管，缝合皮肤切口。术后当时再造乳房体积应稍大于健侧，术中保护胸背神经，减少以后肌肉失神经萎缩。伤口包扎时防止蒂部受压，术后上肢局部制动 72 ～ 96h。

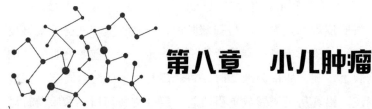

第八章　小儿肿瘤

第一节　软组织肿瘤

一、血管瘤及血管畸形

血管瘤及血管畸形是一种先天性脉管发育异常，病理学属于错构瘤而非真性肿瘤。近 20 年来，医学界对血管瘤及血管畸形的病因、病理、分类及诊断进行深入研究，临床疗效显著提高。学术术语的使用、分类原则以及诊断治疗标准逐渐规范。

（一）临床表现

1. 发生时间

约 30% 血管瘤出现在新生儿时期，绝大多数血管瘤在新生儿出生后最初几周出现。斑点状病变形成后经过 3～6 个月的增生，瘤体迅速长大，随后 6～18 个月瘤体增长缓慢进入相对稳定期。其中近 30% 病例残留色素沉着，皮肤角化，极少数萎缩甚至纤维化形成瘢痕。

2. 病变部位

真性血管瘤最常见部位是头颈部及面部，约占 60%，其次是躯干、四肢。约 20% 病例为多发性血管瘤，位于内脏的血管瘤不易被发现，体检时偶然发现或伴出血出现相应临床症状时被确诊。

3. 血管瘤消退时间与残留病变

50% 真性血管瘤在 5 岁以前自然消退，瘤体消退与体积大小、发生年龄、瘤体部位及生长速度无关。瘤体消退越早并发症越少，如果在 3 岁以前消退很少并发皮肤残留病变，甚至可完全恢复正常皮肤。如反复出血感染伴溃疡形成，则色素沉着明显并伴有局部纤维化或瘢痕形成。

4. 血管瘤伴发综合征

绝大部分血管瘤独立存在，其发生机制、病理及临床表现为单一疾病，仅少部分病例合并其他畸形或异常形成各种综合征。

（1）血小板减少综合征（K-M综合征）：临床表现为迅速扩大的毛细血管内皮瘤伴血小板减少，凝血异常及广泛出血，瘤体呈恶性增生但不转移，严重病例可导致死亡。目前，发病机制尚不清楚，大量出血消耗凝血因子还是凝血因子减少而引起广泛出血尚无定论，但研究证明部分K-M综合征病例有骨髓造血障碍。

（2）K-T综合征：静脉曲张性骨肥大伴血管痣综合征，与胚胎期中胚层发育异常有关，临床表现为典型三联症：葡萄酒色斑、浅静脉曲张、骨和软组织增生。

（二）并发症

1. 局部并发症为最常见并发症

（1）皮肤破损，溃疡形成：血管瘤由于局部刺激、摩擦、抓损引起局部皮肤破溃，反复损伤引起溃疡，常见部位如颈部、腋窝、腹股沟、臀部及会阴。

（2）感染：经久不愈的皮肤缺损及溃疡常引起感染，进一步发展形成蜂窝组织炎，严重时可引起败血症。

2. 全身严重并发症

（1）管腔阻塞：血管瘤的快速增生可导致局部管腔阻塞，引起严重并发症。口腔、舌根咽喉部血管瘤增生引起气道阻塞，呼吸不畅，严重时引起呼吸困难。腮腺及耳部血管瘤导致耳道阻塞等。

（2）出血：大面积血管瘤出血及内脏血管瘤外伤大出血可出现休克，严重时影响生命，反复出血消耗血小板，纤维蛋白原等凝血因子使出血难于控制。

（3）重要器官损伤：眼眶血管瘤影响视力，严重时可导致失明，颅内血管瘤可引起癫痫及占位性病变，四肢广泛血管瘤可影响运动功能，面部血管瘤影响外观，严重时可毁容。

（三）诊断及鉴别诊断

血管瘤病变常位于皮肤及皮下组织，形态特征明显，独特，诊断并不困难。通过临床观察、物理检查，穿刺、超声、CT、MRI对软组织、深部组织及内脏出血做出诊断并与相应病变进行鉴别诊断，多普勒超声可检测皮下及深部组织肿块大小、质地、囊实性及血流情况，从而做出精确诊断，辅以穿刺可与淋巴管瘤、表皮囊肿以及脂肪瘤、纤维瘤等鉴别。对位于颅内、颈深部、纵隔、肝脏、肾脏、消化道、盆腔脏器血管瘤可通过CT、MRI及血管造影做出明确鉴别诊断。采用腔镜技术能够对鼻腔、口腔、咽喉、消化道、胸腔、腹腔血管瘤进行直接观察做出准确诊断及鉴别诊断。

（四）治疗

血管瘤临床表现各具特点，瘤体部位、大小、生长方式、是否伴有并发症以及瘤体毗邻组织器官特点差异很大，很难有一种或数种固定治疗模式。血管瘤治疗应遵循以下原则：控制瘤体生长，促进瘤体消退，减少并发症，保留器官功能，保护面容美观。

1. 观察

90% 以上真性血管瘤可以自行消退，因此多数血管瘤可观察，随访。血管畸形不可能自行消退，应积极治疗。婴儿草莓状血管瘤、海绵状血管瘤、混合血管瘤如面积较小，位于非重要部位是观察随访的主要适应证。观察不是消极等待而应是定期、主动随访，评估。如果经过数周观察随访瘤体变大，发展迅速，逐渐累及面部及重要组织或器官或伴出血，有明显出血倾向应采取积极治疗。

2. 糖皮质激素治疗

作用机制不完全清楚。主要作用为糖皮质激素引起局部皮肤血管收缩，对抑制血管生成有协同作用，抑制雌激素分泌，能竞争性地与雌激素受体活性物质结合，抑制雌激素生物活性等。

适应证：草莓状血管瘤、海绵状血管瘤和混合血管瘤以及各种伴有毛细血管内皮细胞增生的真性血管瘤，以及 K-M 综合征，特别是对处于增生期的血管瘤效果更好。

给药途径：①口服：泼尼松 2mg/（kg·d），用药 1～2 周可见肿瘤生长缓慢，停止，逐渐消退，1～3 个月为一疗程。②瘤内注射糖皮质激素：醋酸确炎舒松、缩丙酮确炎舒松等。缩丙酮确炎舒松 40mg（4mL）加倍他米松磷酸钠 5mg（1mL）混合注入瘤内组织，瘤体多点注射。注射前回抽无血缓慢推注，药物不直接进入血液而进入瘤体间质。一般注射后次日瘤体停止生长，1～2 周体积明显缩小，药物作用时间可维持 4～6 周。6 周左右重复注射，3 次为一疗程，多数病例 1～2 个疗程即可治愈。

糖皮质激素瘤内注射疗效明显，不良反应为激素引起的库欣综合征。巨大瘤体治疗时，分步多次治疗，避免药物一次用量过大。眼眶附近注射治疗时，确保药物不直接进入血液并要缓慢推注，可避免视网膜中央动脉栓塞损害视神经。

3. 抗癌药物局部治疗

研究证明平阳霉素可促进真性血管瘤内皮细胞凋亡，抑制瘤体增生，促进血管瘤消退，现已被广泛地用于临床治疗血管瘤，临床经验证明平阳霉素与糖皮质激素合用疗效更好。国内外学者应用博来霉素、长春新碱等治疗血管瘤也有一定疗效。但由于抗癌药物治疗良性病变在理论上还有争议，其应用也相应地受到一定限制。

4. 硬化剂局部注射

硬化剂瘤体注射疗法历史久远，硬化剂种类繁多，无水酒精，5%鱼肝油酸钠，奎宁乌拉坦、消痔灵等，但由于最佳剂量难于控制，常常引起组织广泛坏死，溃烂，最终形成瘢痕，所以使其应用明显受到限制。尿素瘤体内注射治疗较传统硬化剂有明显优点。尿素注射后经代谢形成人体正常代谢产物，毒性、不良反应小，注射方法简单，药物价格便宜，大量病例显示疗效满意。治疗方法：30%～40%尿素，每次1～10ml，局部注射，注射使瘤体颜色变浅即可。2～3次/周，大面积病变者1～2次/日，分部位注射，10～20次为一个疗程，间歇一个月进行第二疗程。

5. 激光治疗

CO_2激光及YAG激光刀手术切除血管瘤可减少出血，瘤体小的表皮血管瘤是较好的适应证，激光治疗主要不足是治疗后留下明显瘢痕组织。瘤体较大病例不宜行激光治疗。新型激光治疗仪不断用于临床，针对性更强，疗效更好。

6. 手术治疗

手术治疗主要适应证：①血管畸形不会自行消退，药物治疗及局部注射治疗效果不佳，手术治疗是最佳选择；②对注射治疗效果不佳，瘤体不大，不影响美容的真性血管瘤选择手术治疗；③注射治疗效果不佳，严重影响功能的真性血管瘤宜采用手术治疗。较小血管瘤期待观察随访，面部血管美容要求甚高，巨大血管瘤有多种方法可供选择，手术治疗血管瘤的病例受更多限制。

7. 其他方法

冷冻治疗、放射治疗、微波治疗、高能超声波治疗、中医中药治疗都曾应用于临床，由于治疗方法本身的缺陷，临床应用受到限制。近年生物治疗逐渐兴起，如γ-干扰素，白细胞介素-12等。针对血管发生及血管内皮细胞增生的机制，采用内皮细胞生长因子的抑制因子治疗真性血管瘤，动物实验疗效显著，有潜在临床价值。

二、淋巴管瘤

淋巴管瘤是儿童常见良性肿瘤，发病率仅次于血管瘤位居第二。淋巴管瘤是因胚胎淋巴组织发育异常所致错构瘤，具有先天畸形及肿瘤双重特性。儿童淋巴管瘤好发于颈部、肩及腋下、纵隔及腹膜后，这些部位与胚胎淋巴管形成有密切关系。

（一）临床表现

1. 毛细淋巴管瘤

比较少见的先天性淋巴管瘤，病变位于皮肤、皮下组织或黏膜，常见于头皮、肢体、胸壁及会阴部，也可发生在唇、口腔及舌。外表呈小泡状颗粒，压迫时可溢出有黏液的淋巴液。大面积出现在舌面时可形成巨舌。

2. 海绵状淋巴管瘤

海绵状淋巴管瘤是常见的淋巴管瘤，多见于四肢、颈部、腋窝、口腔、口唇及舌部。海绵状淋巴管瘤瘤体较大，常伴功能障碍，侵犯口腔、舌及咽部可引起饮食、发音甚至呼吸困难。四肢瘤体较大，表现为柔软的肿块，肿瘤表皮常增厚，有时可见扩张的血管。

3. 囊性淋巴管瘤

新生儿期最常见的淋巴管瘤，肿瘤体积大，囊腔可见内皮细胞，可为单囊，多囊更常见。50%～60%囊性淋巴管瘤在新生儿期出现，80%～90%出现在2岁以前，约75%位于颈部之颈后三角，肿瘤可在锁骨后延伸至上纵隔，甚至到达胸腔，形成巨大瘤体。腋窝、胸壁及腹膜后也是囊性淋巴管瘤常见发生部位。瘤体表面光滑，一般张力不高，伴出血时可呈淡蓝色。巨大瘤体及特定发生部位是囊性淋巴管瘤临床主要特点，如囊腔出血或伴感染，囊肿可突然增大，张力增高，出现对周围组织、器官的压迫症状。

4. 弥散性淋巴管瘤

是由胚胎期原始淋巴管胚芽发育异常所致。主要发生在四肢，从肩部到手指，或从腹股沟区延伸至足趾。弥散性的淋巴管瘤占据整个肢体，多数病例病变还累及肌肉组织甚至深达骨膜，严重影响肢体外观及功能。

（二）诊断

淋巴管瘤诊断并不困难。毛细淋巴管瘤少见，小泡状透明颗粒是其特征。海绵状淋巴管瘤常见，囊性肿块穿刺抽出淋巴液即可确诊。婴幼儿颈部、腋窝巨大囊肿多为囊性淋巴管瘤。四肢弥散性淋巴管瘤特征明显，不难确诊。

位于皮下、肌层、胸腔、纵隔、腹腔淋巴管瘤超声检查可确定部位，鉴别囊性还是实体肿块，彩色多普勒还可显示瘤内血供与血管瘤鉴别。CT、MRI在确诊淋巴管瘤时还可了解巨大囊腔内部结构及分隔，以及囊肿与周围组织、器官的关系。

近年采用超声技术可以对妊娠小于30周的胎儿囊性淋巴管瘤做出准确诊断，了解相关并发畸形，为生后早期治疗提供依据。

（三）治疗

淋巴管瘤不会自行消退，原则上应采取积极治疗措施。

1. 药物注射治疗

近20年采用药物注射治疗淋巴管瘤疗效明显，主要药物为OK-432及抗癌药物，常用抗癌药物有博来霉素、平阳霉素及多西环素等。也有采用抗癌药物加糖皮质激素治疗。

抗癌药物局部瘤体注射治疗淋巴管瘤机制与药物抑制淋巴管内皮细胞生长，刺激肿瘤间质纤维有关，适合各种明显囊腔的淋巴管瘤。对于位于深部组织或较小的淋巴管瘤可在超声引导下穿刺。具体方法：穿刺尽量抽吸囊腔内淋巴液，然后注射药物。博来霉素浓度 1mg/ml，按每次 0.2～0.3mg/kg 注入瘤体内，3～10 次为 1 疗程，总剂量不得超过 5mg/kg。平阳霉素浓度 1mg/ml，每次剂量 2～6mg，2～4 周 1 次，反复注射总剂量不超过 5mg/kg。糖皮质激素及缩丙酮确炎舒松与平阳霉素有协同作用，联合用药效果更好。配制方法是将缩丙酮确炎舒松 2～4mg 加入平阳霉素溶液中，注射方法相同。抗癌药物主要不良反应是注射后出现低热，偶见腹泻、呕吐，最严重并发症是肺纤维化，文献报道极少发生。

OK-432 是一种经青霉素 G 钾盐处理，失去溶血性链球菌 S 产物性能而取得的人源性 A 群链球菌Ⅲ型，低毒 Su 菌株的冻干培养混合物。注射方法：0.1mg OK-432 溶于 10ml 生理盐水，对囊性淋巴管瘤抽出多少淋巴液即注入等量 OK-432 溶液。对海绵状淋巴管瘤分点注射，总量不超过 0.3mg，3～5 周重复 1 次。

2. 外科手术

颈部囊性淋巴管瘤压迫气道导致呼吸困难是绝对手术指征，有时还须急诊手术。淋巴管瘤在注射治疗效果不佳时或影响器官功能明显时应选择手术治疗。手术年龄半岁左右，手术创伤较大病例可适当延后。手术基本原则是完整切除肿瘤，对颈部、纵隔、腹膜后、盆腔及四肢巨大分隔囊性淋巴管瘤难以完全切除或重要器官有残留组织，应对残留囊腔及创面进行药物注射或涂擦。特别巨大的囊性淋巴管瘤、弥散性淋巴管瘤可采取分期手术方法。

第二节 甲状腺肿瘤

甲状腺肿瘤是儿童及青少年较常见的内分泌肿瘤，儿童甲状腺肿瘤为各年龄组甲状腺肿瘤总数的 5%，约占儿童实体瘤的 1.5%，占儿童头颈部肿瘤的 7%。甲状腺肿瘤可分为良性和恶性两种。良性肿瘤包括甲状腺腺瘤、甲状腺畸胎瘤、甲状腺囊性肿瘤等。恶性肿瘤为甲状腺癌，其中分化良好的乳头状腺癌和滤泡状腺癌约占 90%，甲状腺髓样癌约占 10%，甲状腺未分化癌罕见，恶性程度高。甲状腺肿瘤好发于 10 岁以上年长儿童及青少年，随年龄增长发病率呈增高趋势，女孩发病率较高。儿童甲状腺肿瘤在甲状腺结节病例中恶性比例较高，在成人甲状腺结节病例中约 5% 为恶性肿瘤，在儿童甲状腺结节病例中近 40% 为恶性肿瘤。儿童甲状腺癌确诊时近 70% 病例有周围组织及局部淋巴结浸润，其中 20% 病例伴有远处转移，这一比例也明显高于成人患者。

一、病因及流行病学

经过长期临床研究及流行病学调查，儿童甲状腺肿瘤发病原因比较明确。

（一）电离辐射作用

电离辐射在儿童甲状腺肿瘤的发生中起重要作用。来自原子弹实验基地太平洋马绍尔群岛、日本广岛、长崎原子弹爆炸及苏联切尔诺贝利核事故资料显示，核辐射使上述地区儿童甲状腺肿瘤发病率增加了数十倍。20 世纪 60 年代中期以前采用放射治疗某些非恶性病变，如胸腺增生、扁桃体肥大、头颈部血管瘤等导致了甲状腺癌发生率较正常儿童增高了 53 倍。

（二）遗传因素

甲状腺髓样癌有家族性发病倾向。约 30% 的甲状腺髓样癌伴多发性内分泌肿瘤（MEN）。

（三）免疫功能异常

抑制性 T 细胞功能缺陷，可引起慢性淋巴细胞性甲状腺炎（Hashimoto 甲状腺炎），也可引起甲状腺癌，甚至两者同时出现。

（四）碘摄取不足

长期饮食中碘缺乏，特别是在碘缺乏地区，由于摄入碘不足，长期刺激 TSH 分泌，可诱发甲状腺癌。

二、病理

甲状腺癌发展缓慢，病理改变有如下特点：肿瘤质地较硬，呈灰白色，常伴有出血、坏死、钙化。甲状腺癌向附近浸润及向肺、骨髓等器官转移比例较高。儿童甲状腺很少成为胸、腹部恶性肿瘤转移器官。儿童甲状腺癌分为四种病理类型：

（一）乳头状腺癌

发病率约占儿童甲状腺癌的 70%，发病年龄偏小，分化良好。镜下可见大量乳头细胞和纤维血管组织。乳头状腺癌不分泌甲状腺激素，组织结构可含有滤泡细胞，即形成混合型的乳头状甲状腺癌，以血行弥散为主要转移方式，远处转移以肺和上纵隔为主。

（二）滤泡状腺癌

发病率约占儿童甲状腺癌 20%，分化良好，肿瘤细胞分泌 T_3、T_4。病理特征是肿瘤细胞内滤泡形成。进一步发展甲状腺腺泡及血管受累，转移方式以周围组织及局部淋巴结转移为主。

（三）髓样癌

约占总数的 10%，可发生于任何年龄，肿瘤细胞可分泌降钙素，肿瘤细胞含有大量的细胞质，伴有淀粉样结缔组织、纤维结缔组织及钙沉淀，含有梭状细胞并伴核分裂象，恶性程度高，可浸润周围淋巴组织，可向远处肺、骨、肝脏转移。

（四）未分化癌

罕见，分化程度低，生长速度快，因此恶性程度较高，具有很强的侵袭性和转移特点。

三、临床表现

（一）颈部肿块

甲状腺肿瘤，即使是恶性肿瘤，因其生长缓慢，较长时间内无自觉症状。颈部包块常常由父母无意中发现，或由儿科医生常规体检时发现。不述疼痛，压痛不明显，包块随吞咽上下移动。随着包块逐渐增大，质地变硬，表面不光滑可扪及结节。包块进一步发展，可压迫气管和咽部出现呼吸不畅，甚至呼吸困难。压迫食管可出现异物感或吞咽困难，肿块累及喉返神经和颈交感神经节可出现声音嘶哑及 Homner 综合征。

（二）甲状腺功能异常

毒性弥散性甲状腺肿及慢性淋巴细胞性甲状腺炎都可发展成为甲状腺癌。早期临床上可表现为甲状腺功能亢进。

（三）转移

儿童及青少年甲状腺癌确诊时近 70% 已有局部组织浸润及淋巴结转移，其中 20% 有以肺为主要脏器的远处转移。临床表现为颈淋巴结肿大的症状及体征，远处转移灶早期无症状。

四、诊断

（一）病史

是否接受过头颈部放射治疗，是否生活在碘缺乏地区，是否患有甲亢或甲低疾病。家庭成员中是否患甲状腺疾病，有无患多发性内分泌肿瘤。

（二）临床表现

甲状腺肿块及相应临床表现。

（三）影像学检查

（1）超声学检查：超声学检查是评估甲状腺形态、大小、质地、囊实性的精确方法，安全，便宜无损伤，重复性好。甲状腺结节小于 1cm 临床体检不易发现的病例是超声学检查的明确适应证。彩色多普勒超声可精确评估甲状腺及肿块的血流情况，鉴别是热结节还是冷结节。

（2）CT、MRI 检查：对高度怀疑恶性肿瘤病例可通过 CT、MRI 了解肿瘤及其他微小病灶，以及颈部淋巴结肿大情况，评估肿瘤组织对气管、食管上纵隔及肺部转移情况。有利于进行患儿 TNM 肿瘤分级评估以指导治疗。

（3）核素扫描：放射性 ^{131}I、^{125}I、^{99m}Tc 扫描是甲状腺肿瘤诊断及鉴别诊断的重要工具，评估甲状腺肿瘤的位置、异位甲状腺肿瘤转移及术后残留组织部位，判断是热结节还是冷结节。

（4）实验室检查：T_3、T_4、TSH 检查不能诊断甲状腺腺瘤和甲状腺癌，但在甲状腺肿瘤的鉴别诊断中有一定的价值。抗甲状腺球蛋白有助于诊断 Hashimoto 甲状腺炎。甲状腺球蛋白升高提示高分化性甲状腺癌。甲状腺髓样癌常伴有降钙素的增高。DNA 分析，原癌基因 RET 检测可筛选 Ⅱ 型多发性内分泌瘤。

（5）细针穿刺活组织检查（FNA）：是近年广泛开展并被认为是确诊甲状腺癌最具诊断价值的方法之一，在超声引导下穿刺效果更好，可显示针尖精确位置、靶组织及最佳穿刺途径。获取组织进行病理检查具有诊断价值。

五、治疗

（一）手术治疗

甲状腺癌对化疗放疗不敏感，手术是主要的治疗措施。

甲状腺腺瘤：较小甲状腺良性肿瘤可行肿瘤切除术，较大甲状腺腺瘤行甲状腺腺叶次全切除手术。

甲状腺癌：乳头状甲状腺癌及滤泡状甲状腺癌，行一侧腺叶切除、峡部切除及对侧可疑病灶切除。

甲状腺髓样癌及未分化癌：行甲状腺全切术及颈淋巴结清扫术。

（二）放射性碘治疗

术后放射性碘治疗是通过残留癌组织对放射碘的吸收，采用治疗剂量的放射碘达到治疗及清除残留病灶的目的。治疗前两周须停用甲状腺素，以促进 TSH 的大量分泌。

（三）内分泌治疗

是甲状腺全切及次全切除术后不可缺少的治疗措施。补充甲状腺素可维持甲状腺的正常功能，此外，甲状腺切除术后 TSH 分泌增高，诱发残留正常甲状腺组织癌变，补充甲状腺素可抑制 TSH 分泌。

儿童甲状腺癌预后良好，主要原因是：①儿童分化良好的甲状腺癌占总数 90%；②儿童甲状腺癌远处转移治愈率较成人患者高；③儿童甲状腺癌对治疗反应敏感而快速。大宗病例 20 年随访生存率达 90% 以上。

第三节　纵隔肿瘤

纵隔肿瘤是指胚胎组织残余所形成的异常组织或是来自纵隔组织的原发性或转移性肿瘤。纵隔肿瘤可以发生于各年龄组。儿童最常见的有神经源性肿瘤、淋巴瘤、原发性囊肿及生殖细胞瘤。

一、临床表现

纵隔肿瘤的临床表现多样，从 X 线检查偶然发现时的无症状，到与侵袭和挤压有关的症状及一些全身性症状。婴幼儿因胸腔容量间隙小，故较成人易出现症状。纵隔肿瘤常见症状是胸痛、咳嗽和发热。肿瘤侵入骨骼或神经引起剧烈疼痛；肿瘤及其产生的胸腔积液压迫气道可发生咳嗽、喘鸣、呼吸困难等，破溃入气管可产生咯血；如合并感染可出现发热。肿瘤也可以压迫上腔静脉，引起颈部静脉怒张，面颈和上胸部水肿；交感神经受压时可有霍纳综合征；喉返神经受压或被侵入时则发生声嘶；于脊椎椎间孔部的哑铃形肿瘤可引起脊髓压迫，而出现下肢麻木或瘫痪；食管受压发生咽下困难。

二、辅助检查

（一）X 线透视及正侧位平片

透视主要观察肿块有无搏动，能否随吞咽而上下移动，肿块与横隔的关系，以及肿块形态改变与呼吸的关系等。正侧位平片查看肿瘤阴影的部位、形状和大小。寻找肋骨、胸廓、脊柱有无骨质破坏，椎孔有无增大等表现。一般囊肿密度均匀，畸胎瘤及结核性淋巴结有时可出现钙化斑点、牙齿或骨性阴影。

（二）食管钡餐检查

可以明确肿块与食管的关系。

（三）CT 检查

能清楚地显示纵隔组织的相互关系并发现可疑病灶，明确病变部位、范围、解剖层次及密度。能根据组织密度鉴别囊肿、脂肪性、血管性、骨性及钙化点，从而对肿块定性。可确定有无恶性浸润及淋巴转移，有利于手术切除可能性的估计。

（四）超声波检查

有助于了解肿瘤的部位、大小、囊性或实性、与周围组织关系，必要时可在 B 超检查引导下做穿刺活检。

（五）MRI

可进一步肿瘤定位、定性诊断，明确肿瘤与心脏胸内大血管的关系，也有助于与胸内血管病变的鉴别。明确肿瘤与椎管的关系。

（六）活组织检查

疑恶性肿瘤转移时应做锁骨上淋巴结或颈淋巴结活组织病理切片检查或骨、肿瘤的穿刺活检。也可用胸腔镜及纵隔镜取活组织检查。

（七）被射性核素检查

疑纵隔内肠源性囊肿时，可采用 ^{99} 锝扫描检查，半数以上的胸腔内消化道重复畸形含有胃黏膜组织。

（八）其他检查

疑及神经母细胞瘤时可进行尿液（24h）VMA（香草扁桃酸）检查，有特异性诊断价值。疑及畸胎瘤，血清甲胎蛋白（AFP）的定量检查有一定价值。疑及畸胎瘤伴性早熟者，可做尿妊娠试验，明确畸胎瘤有无混合恶性绒毛上皮组织。

三、外科治疗

（一）治疗原则

肿瘤确诊后，原则上应尽快手术治疗，手术目的不单是摘除肿块，而且要通过组织学检查进一步明确肿块的性质。部分估计难以切除或侵蚀重要器官、血管的恶性肿瘤，可考虑先做活体组织检查，根据病理结果应用化疗或放疗，待肿瘤缩小后，再行手术治疗。恶性肿瘤切除后，应按其病理种类，加用化疗和（或）放疗。

（二）手术方法

手术在气管插管麻醉下进行，一般均采用后外侧切口。少数前纵隔肿瘤用胸骨正中切口。囊性的和较小的实性肿瘤可应用胸腔镜行肿瘤切除。

（三）预后

原发性纵隔肿瘤的手术切除率超过 90%，手术死亡率 0 ~ 4.3%。一般良性肿瘤效果良好，但也有部分患者食管、气管穿孔，神经损伤或术后复发需再次手术或分期手术。恶性肿瘤早期效果好，中、晚期效果较差。

四、常见纵隔肿瘤

（一）胸腺瘤

胸腺位于前上纵隔，下缘紧附于心包，胸腺对人体免疫功能有较密切的关系。婴儿胸腺均较大，此属正常生理状态，无须治疗，随年龄增长胸腺将逐渐缩小。胸腺瘤是来源于胸腺上皮的肿瘤，伴有各种反应性淋巴细胞浸润。小儿胸腺瘤以良性多见。胸腺瘤通常具有完整包膜，呈球形或分叶状。胸腺瘤的良、恶性诊断不是完全根据显微镜检查，也靠术中所见。手术中如发现肿瘤已侵犯到包膜以外，即可判定为恶性肿瘤。在胸腔内，胸腺瘤通常直接侵犯纵隔脂肪以及胸膜，远处转移很少见。胸腺瘤患者可无症状，部分患者因为肿瘤压迫或侵犯相邻的组织结构而出现症状，包括呼吸困难、胸痛、咳嗽等。胸腺瘤一经发现应立即手术切除，恶性胸腺瘤对化疗不敏感，可手术与放射综合治疗。

（二）畸胎瘤

可发生于纵隔的任何部位，但多位于前纵隔。分为囊性、实性及囊实性，由外、中，内三胚层组织构成，内有软骨、平滑肌、支气管、肠黏膜、神经血管等成分。畸胎瘤可分为成熟型、未成熟型两种。畸胎瘤在婴幼儿和儿童可引起疼痛、咳嗽、呼吸困难和反复肺炎。偶尔可破溃至气管支气管引起咳嗽，破溃至心包引起心包填塞，破溃至胸腔引起脓胸，甚至破溃至大血管。X 线片见肿瘤边缘清楚，内含骨骼或牙齿阴影为其特征，有时可见肿瘤钙化影。CT 是最好的检查手段，能显示出不同的脂肪、肌肉、骨和囊性结构以确定诊断。良性畸胎瘤的治疗是手术切除，儿童和青少年一般都比较局限，有完整包膜，多能完整切除。纵隔恶性畸胎瘤在确诊时就已发生广泛转移者虽少见，但预后很差。治疗是手术切除辅助化疗、放疗。

（三）淋巴瘤

淋巴瘤属于网状内皮组织恶性肿瘤，淋巴瘤可分为霍奇金病和非霍奇金淋巴瘤。儿童常见的是非霍奇金淋巴瘤。少数淋巴瘤患者可没有任何症状，多数出现与局部病变有关的症状，包括胸痛、咳嗽、呼吸困难、吞咽困难、声音嘶哑、面部或上肢肿胀。

常见的体征包括胸部饱满、气管移位、上腔静脉梗阻，肺不张或实变，胸腔积液或心包积液。有时可触及颈部淋巴结肿大。CT 和 MRI 检查可用于描绘病变范围，确定相邻结构的浸润，跟踪治疗效果和诊断复发。纵隔淋巴瘤的手术干预仅限于获取足够的组织标本以确立诊断。

（四）支气管囊肿

较多见，可见于任何年龄，位于中、上纵隔，多紧靠气管支气管，常位于肺门旁或隆突下，也可完全位于邻近支气管的肺实质内，偶见与小支气管腔相通。支气管囊肿的患者可以没有临床症状。也可以压迫气管或支气管影响呼吸功能，支气管压迫可导致支气管狭窄，反复发作的肺炎，甚至出现肺气肿。其中，隆突下的支气管囊肿因为与心影重叠，通常在 X 线胸片上看不到囊肿，当气管或支气管受压，见肺气肿或肺不张时才被发现。CT 极大地提高了支气管囊肿的确诊水平。支气管囊肿应选择外科手术治疗。

（五）心包囊肿

一般为良性单房性病变，位于心膈角附着于心包上，也可与心包相通，构成心包膨出的一部分，囊肿内含透明液体。心包囊肿多无症状，常由于其他原因拍胸片时被发现，其 CT 的特征是：心包的膈角位置出现近似于水的衰减值和光滑的边界。囊肿如压迫邻近器官可手术切除。

（六）肠源性囊肿

也叫食管重复畸形，肠囊肿胃源性囊肿或神经管原肠囊肿，是一种后纵隔肿块。囊肿大多数紧邻食管。这类囊肿是由平滑肌和食管、胃或小肠的黏膜上皮构成。症状通常有食管被压迫后出现的吞咽困难，累及气管、支气管树引起的咳嗽、呼吸困难，反复发作的肺部感染，也可引起胸痛。如果囊肿存在胃黏膜，那么可能发生消化性溃疡，穿孔至食管或支气管腔，导致咯血和呕血；若溃烂至肺实质，可能导致出血和肺脓肿形成。食管重复畸形通常与食管相连，但很少与食管腔相通。吞钡检查可证实食管的外压性表现，CT 或 MRI 扫描能清楚地显示病变的囊性性质，并能与后纵隔脊柱旁沟中更常见的神经源性肿瘤相鉴别。肠囊肿中的胃黏膜可通过 [99] 锝扫描技术辨认。当肠囊肿与脊柱畸形同时出现时，它们被称为神经管原肠囊肿，这类囊肿可与脑膜或硬膜腔直接交通。神经管原肠囊肿行 MRI 检查可清楚地显示囊肿突入椎管范围的同时，也可显示并存的脊柱畸形。后纵隔肠囊肿有时可穿过膈肌至腹腔后呈盲端状，或与十二指肠、空肠相通，检查时可看到囊腔内有气体或钡剂。早期切除为肠源性囊肿有效的治疗方法。

（七）神经源性肿瘤

为后纵隔最常见之小儿肿瘤，神经源性肿瘤按组织结构一般分为三种：良性的神经节瘤、神经纤维瘤和恶性的神经母细胞瘤。

（1）神经母细胞瘤：神经母细胞瘤起源于交感神经系统，因此可发生在任何有交感神经组织存在的部位。神经母细胞瘤最常见于腹膜后，但有10%～20%的肿瘤可原发于纵隔。这类肿瘤有高度浸润性，通常转移的部位有区域淋巴结及骨、脑、肝、肺。这类肿瘤大都发生于儿童，75%的病例发生在4岁以下儿童。多数病例无症状，于胸部X线检查时偶然发现。最常出现的症状是咳嗽、呼吸困难、吞咽困难、胸或背痛以及与反复肺部感染有关的症状。部分纵隔神经母细胞瘤的患儿可出现截瘫和其他与脊髓压迫有关的神经源性症状。对有后纵隔包块的患儿，查24h尿液中的儿茶酚胺增高情况，有助于对病情做出诊断。X线可见骨质破坏及肿瘤钙化。CT和MRI可以显示脊柱内的病变。肿瘤常浸润邻近组织，也可侵蚀肋骨和椎体，不易完整切除。有时肿瘤大部分切除后，可能静止或消退；术后常须辅以化疗或放射治疗，胸腔内神经母细胞瘤，预后较其他部位好，其中，以纵隔的神经母细胞瘤预后为佳。发病年龄愈小，成活率也愈高。

（2）神经节瘤：包膜完整，易被切除，有时伸入椎管内呈哑铃状。组织切片多见典型神经节细胞和纤维组织细胞，表示肿瘤来自交感神经链和神经节，有时可发现神经节母细胞，如遇此情况，摘除肿瘤后应予以化疗。

（3）神经纤维瘤：可来自肋间神经、膈神经、迷走神经或交感神经，可以单独存在或为家族性神经纤维瘤病，伴有皮肤色素斑。神经纤维瘤缺乏包膜并有散在的梭形细胞，外科切除可治愈，但易复发。少数患儿可因肿瘤伸入椎管出现脊髓压迫症状。

第四节　神经母细胞瘤

神经母细胞瘤是小儿颅外最常见的恶性实体肿瘤，也是婴幼儿最常见的恶性肿瘤，占儿童肿瘤7%～10%。神经母细胞瘤起源于肾上腺髓质及交感神经节的原始神经端细胞。男性发病率稍高。约60%原发瘤位于腹膜后，其次位于纵隔、盆腔及颈交感神经节。12%神经母细胞瘤合并有其他系统畸形。

一、病理学

（一）大体标本及组织学改变

Ⅰ期、Ⅱ期病例有完整包膜，Ⅲ期、Ⅳ期肿瘤突出包膜。早期包块形态规则、光滑，晚期多呈结节状，可向椎间孔浸润形成哑铃状肿块，可见出血、坏死、钙化等病理改变。镜下肿瘤细胞呈染色较深的小圆形或卵圆形细胞，细胞质少，细胞核大而深染，有数个核仁，常见有丝分裂。形态学上这种小圆细胞是多种儿童恶性肿瘤细胞的特征性改变，可以通过波纹蛋白（VIM）、白细胞共同抗原（LCA）、神经元特异性烯醇化酶（NSE）及S-100

等免疫组织化学方法与尤文瘤、非霍奇金淋巴瘤、软组织肉瘤等进行鉴别诊断。镜下神经母细胞瘤常围绕嗜酸性神经纤维网形成 Harner-Wright 假性玫瑰花结，在病理学上具有诊断意义。电镜下可见含有纵行排列的微小管的外围齿状突起，其特点是含有致密的有包膜的小圆颗粒，即细胞质内蓄积的儿茶酚胺。

（二）肿瘤扩散及转移

神经母细胞瘤恶性程度高，常在短期内突破包膜，侵入周围组织与器官。肾上腺肿瘤将肾脏推移至下方，如肿瘤来自交感神经链，则将肾脏推向外侧，肿瘤常浸润肾脏。腹膜后神经母细胞瘤破裂时沿腹膜后大血管迅速生长，超越中线，并包绕大血管。脊柱旁的肿瘤可沿神经根蔓延，从椎间孔侵入椎管，形成哑铃状肿块。肿瘤沿淋巴管转移到局部淋巴结或远处淋巴结，如锁骨上淋巴结。肿瘤进入血液循环，可见骨髓、颅骨、眼眶、脊柱及长骨转移，少见肺转移。新生儿转移常波及肝脏和皮肤。临床上可见转移瘤巨大而原发肿瘤很小，甚至极难发现的情况。

（三）病理分类（Shimada 分类）

（1）预后良好型：

基质丰富，见各年龄组，包块无结节。

基质缺乏，年龄1.5～5岁，瘤细胞分化良好，MKI 指数＜100；基质缺乏，年龄＜1.5岁，MKI 指数＜200。

（2）预后不良型：

基质丰富，见各年龄组，包块呈结节状；基质缺乏，年龄＞5岁。

基质缺乏，年龄1.5～5岁，瘤细胞未分化或细胞分化良好，MKI 指数＞100；基质缺乏，年龄＜1.5岁，MKI 指数＞200。

注：MKI 指数，显微镜下，每5 000 个细胞中的核分裂及核碎裂数。

二、临床表现

（一）非特异性全身症状

低热、食欲缺乏、面色苍白、消瘦、体重下降、局部包块、疼痛等。

（二）与肿块发生部位相关症状

（1）头颈部：发现一侧颈部肿块，局部淋巴结肿大，Horner 综合征。

（2）眼眶：眼眶出血，眼球突出，上睑下垂。脑部受损可出现视网膜出血，动眼肌肉轻度淤血，出现斜视等。

（3）胸部：上胸部出现肿块可发生呼吸困难、吞咽困难，诱发肺部感染。若包块出现在下胸部，常无症状。

（4）腹部：腹痛、食欲缺乏、呕吐，可触及腹部包块，压痛。新生儿期神经母细胞瘤常导致肝脏转移，可出现膈肌抬升，引起呼吸困难、呼吸窘迫等。

（5）盆腔：尿潴留、便秘，直肠指检可触摸到骶前肿块。

（6）椎旁：背部局部疼痛及触痛，下肢软弱无力，跛行，肌张力减低，大小便失禁。

（三）其他临床表现

（1）儿茶酚胺代谢（VMA/HVA）异常及相应并发症状，如面色苍白，多汗，头痛、心悸，肾素分泌增多所致的高血压。

（2）血管活性物质增多引起的难治性水样腹泻，消瘦，低血钾。神经母细胞瘤分泌胃肠激素（血管活性肠肽）。

三、诊断

在临床诊断及体格检查基础上，还必须结合临床实际进行下列检查：

（一）血和尿检查

血细胞计数、电解质、肝功肾功等变化是预后相关因素。血清乳酸脱氢酶（LDH），神经元特异性烯醇化酶（NSE）和铁蛋白三项指标升高，预后较差。约95%的神经母细胞瘤伴尿儿茶酚胺代谢产物异常，高香草酸（HVA）和香草扁桃酸（VMA）增高有诊断意义，有助于治疗疗效评估及预后预测。也有学者提出尿中VMA可作为神经母细胞瘤的筛查指标。

（二）影像学检查

（1）超声检查：精确度高，可为95%的原发肿瘤进行精确定位，测量大小。超声检查重复性好、快捷、方便，应当成为神经母细胞瘤诊断的常规。

（2）CT检查：在超声初步定位基础上，可对患者进行从颈部到盆腔的扫描，可提供详细信息，包括肿块、淋巴结肿大及周围组织浸润、远处转移等。

（3）MRI：可提供血管受累及肝转移精确信息。在原发肿瘤、淋巴结及周围组织浸润，及转移病灶的检查比CT更为准确。

（4）近年在神经母细胞瘤的诊断及鉴别诊断中应用^{131}I标记的间碘苄胍（MIBG）扫描及正电子发射体层扫描技术（PET）是对原发性及继发性肿瘤特异性很强的检查。

（三）穿刺活检

细针穿刺活检术（FNA）是一项损伤小、效率高的检查技术，如在B超引导下进行该项技术，可对神经母细胞瘤的诊断、疾病分期做出具有决定意义的判断。

四、治疗

神经母细胞瘤主要治疗方法是手术治疗及化疗，必要时行放射治疗。

（一）手术治疗

（1）完整切除肿瘤是神经母细胞瘤最佳治疗方法。Ⅰ期、Ⅱ期病例应行肿瘤完整切除，不残留肉眼可见的肿瘤组织。Ⅲ期病例若能切除 90% 以上瘤体，应进行一期手术切除。若不能行一期切除手术，可术前给予 2～3 个疗程化疗，肿瘤血管抑制，减少，肿瘤体积缩小，易于手术分离，为二期完整切除肿瘤创造条件。

（2）原发器官处理：如有可能在不危及生命的前提下切除原发肿瘤器官，例如病变累及一侧肾脏，原则上应予以切除。

（3）切除肿瘤组织进一步明确诊断和临床分期，顺利完成治疗。

（二）化疗

Ⅰ期、Ⅱ期病例：手术治疗＋术后化疗。

Ⅲ期、Ⅳ期病例：术前 2～4 个疗程化疗＋手术治疗＋术后化疗。

影响化疗危险因素：神经母细胞瘤分期，确诊时患儿年龄，MYCN 基因拷贝数，Shimada 组织学病理分类及 DNA 指数五项指标。根据以上五项指标将神经母细胞瘤分为低危组、中危组及高危组。

各组治疗原则如下：

低危组：以完整切除肿瘤为治疗手段，仅在复发时化疗。化疗药物：环磷酰胺、阿霉素。

中危组：手术切除原发肿瘤后采用温和化疗方案。

高危组：大剂量巩固化疗方案。

中危组及高危组采用下列化疗药物：顺铂、依托泊苷、环磷酰胺、阿霉素。

（三）放疗

肿瘤完整切除的病例，不做放疗。肿瘤未完全切除或有淋巴结浸润应做放疗。对骨转移的患儿放疗剂量应根据病情适当加大。

五、预后

主要取决于以下因素：

（1）年龄：小于 1 岁婴儿预后最好，肿瘤完整切除率高。

（2）原发肿瘤部位：横隔以上较少扩散，预后好；肾上腺以外肿瘤较肾上腺肿瘤为好。

（3）临床分期：Ⅰ期、Ⅱ期、Ⅳs期预后好，Ⅲ期、Ⅳ期预后差。

（4）MYCN基因高表达，预后差。

（5）Shimada组织病理学分类：预后良好型，疗效较好。

（6）DNA指数：异倍体，预后良好。

第五节　肾母细胞瘤

肾母细胞瘤或称肾胚胎瘤，是儿童最常见的恶性肾脏肿瘤。由Wilms首先报告，故又称Wilms瘤。近20年，由于手术、化疗和放疗等综合治疗措施的开展，以及美国肾母细胞瘤研究组（NWTSG）和欧洲国际儿童肿瘤协会（ISPO）等多中心研究成果的推广应用，疗效显著提高，低危患者并发症逐步减少，高危患者的长期生存率也进一步得到提高。

一、临床表现

（一）腹部肿块

腹部肿块或腹大为最常见表现，肿块较小，无明显症状而易被忽视，常在换衣服或洗澡时偶然发现，约95%患者在首次就诊时触及肿块。肿块位于上腹季肋部一侧，表面光滑，中等硬度，无压痛，早期可有一定活动性，迅速增大后可越过中线。肿瘤巨大时产生压迫症状，可有气促、食欲缺乏、消瘦、烦躁不安等表现。

（二）腹痛

约1/3患儿出现腹痛，程度从局部不适，轻微疼痛到剧烈疼痛、绞痛，如果伴有发热、贫血、高血压常提示肿瘤包膜下出血。很少发生瘤体腹腔内破裂所致的急腹症。

（三）血尿

约25%患儿有镜下血尿，10%～15%患儿有肉眼血尿。血尿出现多半由于轻微外伤波及肿大的肾诱发，或与肿瘤侵入肾盂有关，不为肿瘤的晚期表现。

（四）高血压

约30%病例出现血压增高，可能是由于肿瘤细胞产生肾素，或电子肾血管栓塞或肾动脉受压缺血造成高肾素——血管紧张素所致。肿瘤切除后，血压常恢复正常。

（五）并发症

可合并急性肾衰、精索静脉曲张、低血糖等。红细胞增多症罕见，原因可能与肿瘤产生红细胞生成素有关。合并肾病综合征，则称为 Wilms 肾炎。

（六）转移症状

下腔静脉梗阻可导致肝大及腹水，如侵入右心房可致充血性心力衰竭。血行转移可弥散至全身各部位，以肺转移为最常见，可出现咳嗽、胸腔积液、胸痛、低热、贫血及恶病质等。

（七）全身症状

发热、疲力、烦躁、食欲缺乏及体重下降等。

二、诊断

（一）临床表现

熟知该病的临床特点"虚弱婴幼儿腹部有大肿块""罗汉肚"应考虑肾母细胞瘤。

（二）实验室检查

血、尿常规，尿儿茶酚胺代谢物、肾功能检测。不易与神经母细胞瘤区别者可行骨髓穿刺检查。

（三）影像学检查

IVP、B 超、CT、MRI 在诊断 Wilms 瘤方面具有重要作用。

（1）B 超：B 超可分辨囊性或实质性肿块，易与肾积水、多囊肾等鉴别，同时也可明确对侧肾脏及肝脏是否受累。Wilms 瘤呈杂合性回声，反映多种组织来源或合并坏死、出血。此外，B 超也可对肾静脉、下腔静脉或右心房进行评估，如疑有下腔静脉瘤栓、下腔静脉造影可进一步确诊。如下腔静脉内发现瘤栓，提示可能已累及右心房、上腔静脉及右心导管检查可帮助确诊。先进的 B 超检查可取代腔静脉造影和心导管检查。

（2）静脉尿路造影（IVP）：仍是一种重要诊断手段，能了解对侧肾脏的形态及功能。患儿患肾 IVP 常表现为肾盂肾盏被挤压、移位、拉长或破坏。若患肾被压缩，肾盂被肿瘤充满或肾血管栓塞可致显影延迟或不显影。约 10% 病例 IVP 不显影，提示泌尿道完全梗阻、肾静脉严重侵犯或残留肾实质太少。钙化少见，出现"蛋壳"样钙化多提示陈旧性出血。

（3）CT：可判断肿块性质及原发瘤的侵犯范围，判断肿瘤与周围组织、器官的关系，有无双侧肾病变，有无肝转移等，根据肿块包含成分不同，可帮助与错构瘤相区别。

（4）MRI：可更明确评估肿瘤的大小、范围。

（5）血管造影：有助于确定瘤体太小的肾内性肿瘤和决定双侧肾母细胞瘤行肾部分

切除的范围。

（6）其他检查：肺是肾母细胞瘤最常见的转移部位，应常规行胸部 X 线检查；对疑有骨转移（局部疼痛、压痛及肿块）的患者应行骨 X 线和（或）骨扫描检查。患者血尿中透明质酸、透明质酸酶、血浆肾素、尿基质成纤维细胞生长因子较正常人不同程度升高。术后 1～6 个月，如果有肿瘤残存或复发，血浆肾素水平可再度升高。

三、鉴别诊断

腹膜后常见肿物除肾母细胞瘤外，还有肾积水、畸胎瘤和神经母细胞瘤。通过 B 超检查、IVP，肾肿瘤易与非肾脏肿瘤鉴别。尿 VMA（3- 甲氧 -4- 羟苦杏仁酸）检查及骨髓穿刺可协助区别神经母细胞瘤；B 超、CT 可协助鉴别畸胎瘤及错构瘤。

四、肿瘤分期

肾母细胞瘤的分期是对肿瘤扩散状态的评估，可作为选择治疗方式，判断预后的依据。目前被广泛采用的是 NWTSG 制定的标准，主要根据肿瘤浸润肾包膜程度，淋巴结受累情况，镜下切缘肿瘤残留多少，术前术中肿瘤是否破裂，以及是否双侧肿瘤来决定。

Ⅰ期：单侧肿瘤。肿瘤局限于肾包膜内，肾包膜未受侵犯，手术完整切除，切除边缘无肿瘤残留。无活体检查史。术前或术中无包膜破裂。

Ⅱ期：单侧肿瘤。肿瘤扩散于肾包膜外，肾包膜受侵犯，手术完整切除，切除边缘无肿瘤残存。有活体检查史，或曾有肿瘤溢出，但仅局限于腰部。无淋巴结转移。

Ⅲ期：单侧肿瘤。局限于腹部的非血行转移性肿瘤，手术未完整切除，有肿瘤残留。术前或术中包膜破裂，肿瘤明显溢出。腹部或盆腔的淋巴结有肿瘤转移。

Ⅳ期：血行转移（肺、肝、骨骼、脑等），腹部或盆腔以外的远处淋巴结转移。

Ⅴ期：双侧肾脏肿瘤。

五、治疗

肾母细胞瘤是最早应用手术、化疗、放疗综合治疗措施，而且疗效最好的实体瘤之一，两年无瘤生存率可达 80%～90%，工期病例的生存率可达 90% 以上。

（一）手术

患侧抬高 30°，一般采用经腹部横切口，少用胸腹联合切口。首先评估肿瘤大小，累及范围，检查对侧肾、肝脏。肾门、主动脉旁如有重大淋巴结，须取活体组织检查。如肾静脉或腔静脉内有瘤栓，应取出瘤栓再结扎肾静脉。手术过程中注意避免肿瘤破溃污染手术野而增加肿瘤复发机会。

（二）术后化疗

手术切除后，进一步的治疗需要根据肿瘤分期和病理分类施行。术后化疗对肾母细胞瘤预后有重要影响。首选一线药物是长春新碱（VCR）、放线菌素 D（ACTD）及阿霉素（ADR）。

化疗方案联合应用两种或两种以上药物，肿瘤分期为Ⅰ、Ⅱ期，选择两种化疗药物，首选长春新碱，放线菌素 D；Ⅲ、Ⅳ期则须在应用以上 2 种药物的同时加用阿霉素；对于高危或对以上药物反应差的患儿可选用依托泊苷、顺铂、卡铂、环磷酰胺及异环磷酰胺等。

（三）术前化疗

目的在于以药物的手段使肿瘤缩小，包膜增厚，使肿瘤切除更简便，显著减少术中肿瘤破裂弥散的机会，提高完整切除率。术前化疗可能干扰病理组织分型，影响对肿瘤分期的判断。常应用于手术切除困难的巨大肿瘤。肾母细胞瘤术前化疗以联合应用长春新碱、放线菌素 D 为最理想方案，疗程以 4～6 周较合理。

（四）放射治疗

肾母细胞瘤对放射线敏感，可分为术前及术后照射两种。随着化疗水平的进步，术前照射现较少应用。凡Ⅰ期预后良好组织型者可不行术后照射，未分化组织型术后 1～3d 即开始照射，Ⅱ、Ⅲ期肿瘤术后照射 20Gy。Ⅲ期有腹内扩散者行全腹照射，应保护好对侧肾。如有残留肿瘤，则局部追加 5～10Gy。1 岁以内患儿照射 10Gy，以免影响发育。

（五）介入治疗

介入肿瘤血管化疗或栓塞，能使化疗药物直接进入肿瘤进行局部化疗。

（六）复发及转移肿瘤的治疗

治疗包括手术、化疗及放疗。化疗方案应加用依托泊苷、顺铂等。肺转移者行肺野照射 12Gy。肝转移者必须由细胞学证实，行 3～4 周内照射 30Gy。

（七）双侧肾母细胞瘤的治疗

双侧肾母细胞瘤占患者总数的 5%～7%，其中 45% 患者伴其他发育异常。双侧同时发病患者的预后较先后发病者好，同时发病者生存率达 80%，前后发病者则为 40%。双侧肾母细胞瘤治疗原则：完整切除肿瘤，尽量保留肾实质；肾衰竭，对特殊病例选择肾移植也是一种方法。

第六节 肝母细胞瘤

肝母细胞瘤是儿童最常见的肝脏原发性恶性肿瘤，在肝脏原发性恶性肿瘤中占50%～60%；在腹腔肿瘤中发病率仅次于神经母细胞瘤及肾母细胞瘤，居第三位。肝母细胞瘤男性多于女性，比例为3：2到2：1；大宗病例显示，发病年龄平均为1.6岁，3岁以下病例占88%。肝母细胞瘤是一种胚胎性实体性恶性肿瘤，右叶多于左叶，约30%病例病变累及肝脏左右两叶，少数病例可同时并发数个肿瘤病灶。

一、病因及发病机制

肝母细胞瘤病因不清，一般认为是一种胚胎性肿瘤，与胚胎发育时期肝脏细胞的增生与分化异常有关。

（一）染色体异常及遗传因素

肝母细胞瘤在11号染色体11p11.5出现异常。肝母细胞瘤多数为散发病例，但也有家族性发病的报道，在某些综合征中发病率较高，如家族性腺瘤样息肉病，Beckwith-wiedemann综合征、Li-Fraumeni综合征、Alagille综合征等。

（二）其他因素

母亲妊娠期大量饮酒导致胎儿酒精综合征，低体重婴儿较正常体重出生儿发病率高。

二、病理及分类

（1）根据所含组织成分肝母细胞瘤可分为上皮型及混合型。上皮型又可分为四个亚型。①胎儿型。最常见，分化良好的肿瘤细胞，排列成束，类似于胎儿肝细胞。②胚胎型。较常见，细胞较小，很少分化良好的细胞，排列不规则，常见核分裂象。③巨小梁型。可见胎儿及胚胎细胞位于小梁结构。④小细胞未分化型。肿瘤可以有胎儿和胚胎型上皮成分，还可以有间叶成分混入。

（2）根据分化成熟程度可分为三种类型。①高分化型肝母细胞瘤。细胞核呈圆形，核仁量中等，核分裂象较少，细胞形成肝小叶，该型与胎儿型相当。②低分化型肝母细胞瘤。核仁量增加，常见核分裂象，细胞不形成肝小叶，该型相当于胚胎型。③未分化型肝母细胞瘤。细胞浆缺乏，完全没有产生糖原和胆汁的细胞，细胞核仁丰富，核分裂象较少。

三、临床表现

（一）主要症状

上腹膨隆，腹围增大，食欲下降，呕吐，体重减轻或不升。

（二）腹块

初期腹块不典型，腹块多在无意中发现。随着疾病发展，上腹膨隆，食欲下降，呕吐，体重减轻，后期随着腹块增大，腹部静脉曲张，包块压迫胸腔可出现呼吸困难，较少出现黄疸。体检肝脏呈弥散性或结节性肿大，质地较硬。

四、诊断

根据病史、临床表现及体格检查对中晚期肝母细胞瘤的诊断及治疗并不困难，而早期诊断还须做进一步检查。

（一）影像学检查

可进一步确诊包块大小，单个还是多个病灶，与周围组织关系。

B 超检查：明确肿块位置、大小及性质。可了解门静脉或肝静脉是否有瘤栓存在。

CT 检查：CT 是肝母细胞瘤诊断与鉴别诊断的精确方法。平扫可确定肝肿瘤密度、结节性质及与周围组织的关系。增强扫描肿瘤组织内部结构，肝母细胞瘤常见坏死区，因血管消失造影剂较少吸收，CT 片可见大片低密度区域，常见钙化影。

MRI：主要优点是三维成像可以明确肿瘤与肝内血管和胆管关系，肿瘤对周围组织器官的浸润，对选择手术方式、切除手术范围有指导意义。

（二）实验室检查

血清 AFP 测定，AFP 是肝母细胞瘤重要生物标记，因此测定血清 AFP 浓度，特别是动态监测对肝母细胞瘤诊断、治疗效果及预后判断有重要价值。AFP 可由胎儿肝脏及卵黄管分泌，因此在分析 AFP 含量的临床意义时必须考虑年龄因素。新生儿 AFP 平均 62.7ng/ml，生后 1 个月达到高峰，平均值为 1200ng/ml，3 个月后降至 3.15ng/ml，达到正常成人水平。

五、治疗

（一）手术治疗

能否完整切除肿瘤是肝母细胞瘤治疗的决定性因素。大宗病例表明，不能手术完整切除肿瘤或仅做病理学组织检查的病例几乎不能长期存活。

手术治疗原则：①可一期手术切除的病例，肝脏肿瘤切除及术后化疗；不能一期切除的巨大肿瘤、肿瘤长在门脉区以及肿瘤累及左右肝叶等情况应术前化疗，之后手术切除以及术后化疗。②手术应完整切除肿瘤，小儿肝脏再生能力强，只要保留20%以上肝脏即能维持生命，2个月再生肝脏可恢复到正常水平。③根据肝脏肿瘤大小可选择适当手术方式，根据术中发现选择肿瘤切除范围，采取肝叶切除，半肝切除或肝脏多叶切除。术前应有肝脏血管胆道明显的影像学资料；术中精细解剖第一、第二、第三肝门，对难以完整切除的肿瘤、少量残留肿瘤组织，术后辅以积极化疗。

（二）化疗

全身化疗：顺铂、长春新碱及氟尿嘧啶，是肝母细胞瘤化疗常规用药，一般2～5个疗程。对Ⅲ/Ⅳ期一期切除困难病例可采用异环磷酰胺、顺铂及阿霉素，术前化疗2～4个疗程。手术切除肿瘤后再行2～4个疗程化疗。

肝动脉插管化疗：手术探查不能切除肿瘤病例可经肝动脉插管化疗，常用药物为氟尿嘧啶等，每日或隔日经导管灌注一次。

（三）肝动脉栓塞治疗

经皮穿刺股动脉插管到肝固有动脉，选择患侧分支进行栓塞治疗，栓塞剂是碘油和明胶，加上化疗药物效果更好。反复多次栓塞，可以提高疗效。栓塞治疗适用于巨大难以切除的肝母细胞瘤。

（四）免疫治疗

采用卡介苗、免疫核糖核酸、自体或异体瘤苗以及转移因子、干扰素、白细胞介素-2、左旋咪唑等，作为免疫刺激因子，提高机体免疫力。在给予免疫治疗时，应给予相应支持治疗，作为综合治疗的一部分更好发挥疗效。

（五）高强度聚焦超声治疗肝母细胞瘤

高强度聚焦超声（HIFU）利用聚焦后的高能量切除肿瘤。低能量照射肿瘤的边缘组织，破坏肿瘤细胞膜及耐药蛋白，术后化疗敏感性增加。临床应用于肝癌治疗已取得显著疗效，有较好的应用前景。

（六）肝移植

近10年采用肝脏移植治疗，不能切除的肝母细胞瘤患者已经取得成功，其中包括第Ⅳ期肝母细胞瘤患者。化疗后行肝移植手术，5年存活率已高达85%。

六、影响肝母细胞瘤预后因素

（1）能否完整切除肿瘤。

（2）胎儿型肝母细胞瘤的预后较好。

（3）肿瘤切除后 AFP 明显下降或已达到正常标准，提示预后较好。

（4）不能一期切除肿瘤化疗后能二次切除提示预后较好。

第七节　横纹肌肉瘤

横纹肌肉瘤是来源于原始骨骼肌细胞的恶性肿瘤，是儿童软组织肉瘤中最常见的类型，约占 60%。男性常见，男女之比为 1.3∶1～1.5∶1。横纹肌肉瘤可发生在除骨骼之外的任何组织，常见发生部位有头颈部、躯干、四肢、盆腔、泌尿生殖系统。横纹肌肉瘤恶性程度高，受累组织及器官广泛，病变早期即可经血液循环及淋巴系统远处转移。因此，需要多学科联合，协同进行临床诊断、治疗和研究工作，现横纹肌肉瘤的 5 年生存率从 20 世纪 70 年代的 25% 左右上升到 90 年代末期的 60% 以上。

一、病理学

横纹肌肉瘤分类复杂，通常分类方法有两种。

病理组织学分类。根据病理组织可分为四类。①胚胎型，约占 65%，主要发生部位有头颈部及泌尿生殖系统，主要由横纹肌母细胞和小圆细胞组成。葡萄状横纹肌肉瘤和梭形细胞横纹肌肉瘤是胚胎型横纹肌肉瘤的两个亚型。②腺泡型，约占 20%，以躯干、四肢及会阴部为好发部位，由大圆细胞和横纹肌母细胞组成。③混合型，约占 15%，由胚胎型和腺泡型混合组成。④多形型或成人型，儿童罕见。

按预后与病理关系分类。根据预后与病理关系可将横纹肌肉瘤分为预后良好、预后中等和预后不良三种类型。预后良好的组织类型包括葡萄状和梭形细胞胚胎型横纹肌肉瘤；预后中等类包括一般胚胎型和多形型；预后不良包括腺泡型和未分化型肉瘤。

不同病理类型与发病年龄也有一定关系。胚胎型两个亚型：包括葡萄状和梭形细胞胚胎型横纹肌肉瘤，发病常见于 0～15 岁，平均年龄 8 岁；腺泡型常见于 15～20 岁年龄组，平均年龄 16 岁。

横纹肌肉瘤可发生于不同组织及器官，可标记横纹肌肉瘤的抗体主要有结蛋白、肌肉特异性肌动蛋白（MSA）、平滑肌肌动蛋白（SMA）、肌原细胞基因（MyoD）以及肌细胞生成素等，可用于横纹肌肉瘤的鉴别诊断。

二、临床表现

横纹肌肉瘤发生部位不同，临床表现差异也就很大。大宗临床病例统计资料显示，原发肿瘤位于泌尿生殖系统占24%，四肢占19%，鼻咽、耳、口腔、腭及唇舌等占16%，腹膜后占11%，头颈等部位占10%等。

（一）泌尿生殖系统横纹肌肉瘤

绝大多数为胚胎型，腔道器官肿物常为葡萄样脱垂或突入腔内，可引起梗阻、出血、腐烂、组织脱落。原发肿瘤位于膀胱可导致膀胱出口部位阻塞，梗阻常伴尿路感染，甚至急性尿潴留。女孩膀胱横纹肌肉瘤，肿块可自尿道口脱出。阴道子宫横纹肌肉瘤多见2岁以下婴幼儿，肿瘤可位于近端靠近子宫颈的阴道壁，也可位于靠近阴唇的阴道壁。肿瘤罕见累及直肠，而浸润膀胱及尿道较常见。患儿常以阴道分泌物增多伴出血甚至肿物突出阴道就诊。

（二）头颈部横纹肌肉瘤

眼眶部位肿瘤可引起突眼，颅内神经压迫症状；鼻腔肿瘤可引起鼻塞，流脓涕，伴出血，如出现头痛、呕吐，甚至高血压，提示肿瘤向颅内扩散。

（三）其他部位

胆道横纹肌肉瘤，初期出现乏力、发热、黄疸，进一步发展可出现腹块，梗阻性黄疸进一步加重；四肢肿瘤可出现局部红肿、胀疼及触痛等症状，进一步发展肿瘤可沿筋膜扩散，使四肢活动受限。胸腔、纵隔及后腹膜的横纹肌肉瘤，发生部位较隐匿，诊断时肿块已十分巨大，由于浸润甚至包裹大血管，给外科治疗带来很大困难，易于复发。

三、诊断

在临床症状基础上，采用影像学、实验室检查、病理学等方法确定原发肿瘤的部位、临床分期及病理学类型。

（一）原发肿瘤病变部位，淋巴结浸润及远处转移

临床体格检查通过触诊对体表肿块大小、性质做出诊断，对会阴、直肠、阴道、子宫肿块可采用直肠指检、双合诊明确肿块位置、大小、性质。B超、CT、MRI可针对肿块部位检查，以明确肿块的部位、大小、性质、组织结构、周围组织及器官浸润、受累情况。

X线平片可了解有无肺、骨的转移；胃肠钡餐、钡灌肠、静脉肾盂造影、膀胱排泄性造影可以了解肿块位置及与邻近组织器官的关系。多种窥镜、内镜可发现口腔、鼻咽、耳道、膀胱、尿道及阴道的肿块。CT及MRI可准确显示肿瘤大小及形态，肿瘤与神经、血管及重要脏器的关系，对明确诊断指导手术有重要意义。通过以上检查可初步评估横纹肌肉瘤的临床病理分型和TNM分期。

（二）病理学诊断

采用小切口活组织检查、细针穿刺活检、腔镜检查后活组织检查等方法获取肿瘤组织进行病理学诊断是横纹肌肉瘤手术、化疗的基础。

四、治疗

软组织肉瘤发生部位广泛，病理类型复杂，因此治疗遵循综合治疗原则，根据肿瘤部位、临床分期及病理特点制订个体化治疗方案。

（一）外科手术

1. 一期根治手术

彻底切除原发病灶及转移病变是外科手术主要目的，也是评估预后最重要的依据。临床Ⅰ期和Ⅱ期病例，病变仅局限于器官和局部组织浸润，可行一期根治手术，如肿瘤孤立，局限应切至正常组织，以保证肿瘤完整切除；肿瘤较大时，沿肿瘤包膜、假包膜切除，达到完整切除，不留肉眼残留肿瘤组织，但可能有镜下残留肿瘤组织。

2. 延期手术

临床Ⅲ期、Ⅳ期病例，因肿瘤巨大，局部扩散以及远处转移，难以一期彻底切除病灶，应延期手术。经过2～4个疗程化疗，待肿瘤缩小，血管萎缩，血供减少与正常组织明显分离行延期手术，应彻底切除肿瘤，做到保护器官，维持正常功能。

3. 二次探查手术

在紧急手术时对临床诊断和分期不明确的病例可行探查手术，目的是探查并取病灶组织供病理检查，进一步明确诊断，临床分期及病理特点。根据临床分期可在术后一个月内再次手术，彻底切除肿瘤。

（二）放疗

横纹肌肉瘤对放疗敏感。放疗是控制局部肿瘤扩散的重要措施。放疗对儿童和青少年损伤大，可造成局部骨骼生长停滞及第二肿瘤的发生，远期生活质量也可能受到很大影响。因此，放疗应遵循以下原则：①单用放疗预后不佳，应与手术、化疗等方法联合应用；②能完整切除肿瘤的病例原则不再放疗治疗；③发生在四肢，年龄较大儿童肿瘤往往大于5cm，其病理类型往往为腺泡型，放疗效果较好。

（三）化疗

1. 术前化疗

又称新辅助化疗。临床Ⅲ期、Ⅳ期，肿瘤巨大，局部扩散，甚至远处转移，化疗应优先选择。常用药物有长春新碱、环磷酰胺、阿霉素、放线菌素D、顺铂等。

2. 术后化疗

是消灭手术残留病灶及转移病灶的重要治疗手段。主要有两种方案：长春新碱、环磷酰胺、阿霉素及长春新碱、环磷酰胺、放线菌素D，每两周交替使用，疗程12个月。如有必要，12个月治疗后停用阿霉素改用拓扑替康，可获得较好无瘤生存率。

3. 局部灌注治疗

常用于保肢手术的术前化疗，在X线B超的引导下，手术显露供应肿瘤的动脉，局部灌注药物浓度可增高数十倍，使肿瘤体积迅速缩小，为彻底切除肿瘤，减少损伤，保留肢体提供了保证。由于插管技术改进，可长期保留，从而大大提高了灌注治疗效果。

第八节　畸胎瘤

畸胎瘤是由三种原始胚层（内胚层、中胚层、外胚层）的胚细胞异常发育形成的胚胎性肿瘤，是婴幼儿期常见的实体肿瘤，好发部位为身体的中线及其两旁，如骶尾部、腹膜后、纵隔。年长儿童可发生在睾丸或卵巢。畸胎瘤约80%为良性，20%为恶性，可表现为实体瘤，或以囊性为主，或囊实性混合性畸胎瘤。

一、病因

畸胎瘤确切的病因尚不清楚。学者曾用不同理论解释，其中被广泛接受的理论是原始生殖细胞学说。在正常胚胎发展过程中，具有全能发展潜能的组织或细胞可发展或分化成各个胚层的成熟细胞，如果这些组织和细胞逃逸机体的调节和监控出现分化异常可发生肿瘤。全能分化细胞分化成胚内型即成为畸胎瘤。发生部位为从骶尾部至颅内的中线部位，身体中线组织可发生畸胎瘤的部位为松果体、颈前部、前纵隔、膈下、腹膜后、盆腔及骶前直到尾骨部。由于尾骨的亨森结是多能细胞集中部位，因此骶尾部畸胎瘤最为常见。卵巢和睾丸有始基组织，也是畸胎瘤常见部位。如果分化成胚外结构则形成内胚窦瘤，属于恶性肿瘤。

在骶尾部畸胎瘤患儿的家族中，双胞胎的发生率明显增高，因此部分学者认为肿瘤可能来源于异常发育的双胞胎。

二、骶尾部畸胎瘤

骶尾部是畸胎瘤最常见的发病部位。可发生于任何年龄，以新生儿及婴幼儿最多见，女性发病多于男性。骶尾部畸胎瘤伴双胞胎家族史的比例显著高于正常人群。

根据肿瘤与骶尾骨的关系，骶尾部畸胎瘤可分为四大类型：

Ⅰ型肿瘤体积绝大多数突出于骶尾部，仅有极小部分位于骶前，约占总数46%。

Ⅱ型瘤体骑跨于骶骨前后，主要部分位于骶骨外，骶前部分未进入腹腔，占34%。

Ⅲ型瘤体骑跨于骶骨前后，以骶前瘤体为主，并可由盆腔延伸至腹腔，约占总数9%。

Ⅳ型肿瘤多位于骶前，较少见，体表外观未见肿瘤。

（一）临床表现

1.骶尾部肿块

为Ⅰ、Ⅱ、Ⅲ型最主要临床表现，出生时即可发现骶尾部肿块，巨大肿块可引起难产，肿块把肛门推向前下方，导致肛门向前下方移位造成肛管外翻，黏膜显露。肿块边界清楚，呈结节状，肿块常为实性与囊性混合。

2.排尿、排便困难

这是所有骶尾部畸胎瘤都可能发生的症状。直肠中路受压迫可引起排便困难，大便呈扁平状。压迫尿道可引起排尿困难、尿线细、滴沥，甚至出现尿潴留。

3.直肠指检

于直肠后壁能扪及巨大肿块，可检查肿瘤大小、质地、结节状改变及活动度等，如能触及瘤体上极可能为Ⅱ型，对诊断有帮助。

4.常见并发畸形

骶尾部畸胎瘤常伴有运动系统畸形、泌尿系统畸形、神经系统畸形、消化系统及心血管系统畸形，约有20%的髓尾部畸胎瘤有伴发畸形。

（二）诊断

约60%的骶尾部畸胎瘤在出生时获得诊断，近6%左右病例在2岁后出现临床症状。Ⅰ、Ⅱ、Ⅲ型骶尾部畸胎瘤，骶尾部包块为主要诊断依据。Ⅳ型骶尾部畸胎瘤，包块主要位于骶前，外观未见肿块，以大便形状改变为主要症状，主要诊断依据是直肠指检扪及肿块。

1.X 线检查

骨盆正侧位平片可见骶骨前后的软组织影，以及点状或片状钙化灶，提示含有牙齿及骨骼。在恶性畸胎瘤，组织及细胞分化不全，钙化灶相对少见。骶骨若有缺损，常提示肿瘤侵犯椎管。

2.超声检查、CT及MRI

对肿瘤可精确定位，明确肿瘤大小、结节、囊实性、附近组织侵犯，以及与附近组织器官的关系，对诊断及鉴别诊断有重要价值。

3.血清 AFP 水平

常作为评估畸胎瘤恶性程度的重要指标。血清 β-HCG 的异常升高可用来判断肿瘤组织内含有绒毛膜成分，以及术后有这种成分的恶性畸胎瘤残存或复发。

4.产前诊断

目前 25% 以上骶尾部畸胎瘤采用超声检查可以确诊，为肿瘤早期诊断治疗提供有利条件。

骶尾部畸胎瘤应与脊膜膨出、骶尾部脂肪瘤、淋巴管瘤等鉴别。体积小的骶尾部畸胎瘤易与骶尾部囊肿和瘘管鉴别。

（三）治疗

骶尾部畸胎瘤一经确诊，应尽早手术切除。新生儿畸胎瘤 90% 以上为良性肿瘤，随年龄的增长肿瘤恶变的可能性也随之上升。新生儿期肿瘤早期切除能获治愈，减少病死率。

1. 手术治疗

术前对体检资料，X 线检查及 CT、MRI 资料进行分析、评估。明确肿瘤的性质、范围及与直肠等器官的位置关系，选择手术进路。

手术要点：切口选择，骶尾部肿瘤多选用倒"V"切口，对Ⅲ、Ⅳ型多选用经腹骶联合切口。术中必须彻底切除肿瘤，常规切除尾骨尖，以免残留 Hensen 结节的多能细胞而致肿瘤复发。游离肿瘤时，范围不宜过大，避免损伤骶神经，保护排尿、排便功能。骶尾部畸胎瘤瘤体常与直肠壁粘连，当分离有困难时，手术助手把手指伸入直肠或放置肛管作为引导，避免肠壁损伤。

2. 化疗

恶性畸胎瘤术后化疗是重要治疗措施。术前判断能一期完整切除肿瘤者，应先行手术治疗，再行术后化疗。若不能一期完整切除肿瘤，应先行化疗促使肿瘤缩小，血管萎缩，肿瘤边界清楚以利二期完整切除。化疗药物多采用博来霉素、长春新碱、顺铂和VP-16。

3. 放疗

恶性畸胎瘤对放疗较敏感，但放疗对骨盆生长及生殖器均有较大影响，临床慎用放疗。

三、腹膜后畸胎瘤

腹膜后畸胎瘤生长在膈下，腹膜后间隙的上部，多位于脊柱旁一侧，有的跨越脊柱，甚至位于正中线，常为实体与囊性混合体。腹膜后畸胎瘤多为良性肿瘤，组织学结构多为分化较好的三个胚层组织。

（一）诊断

（1）腹部肿块

肿瘤早期不引起任何症状，不易被发现，大多数因无意发现腹部肿块就诊。70%以上可在2岁内确诊。腹膜后包块与肾脏、胰腺等器官毗邻。肿块常局限于一侧，左侧多于右侧，随肿块增大，有向对侧延伸的趋势，对肾脏、胰腺、肠曲有推移、压迫，产生相应消化道症状，如食欲下降、呕吐、消化障碍，甚至出现营养不良，生长发育受到影响。腹膜后畸胎瘤边界清楚、规则，表面光滑，无结节改变。包块迅速增大是肿瘤恶变的信号。包块突然增大提示瘤体出血可能。腹膜后畸胎瘤应与肾母细胞瘤、腹膜后神经母细胞瘤等鉴别。

（2）影像学检查

腹部X线平片可见肿块内有骨骼、牙齿及钙化阴影或斑块；CT、MRI可精确显示肿块位置、大小、囊实性，以及肿瘤与周边组织及肾脏、胰腺、消化道关系；静脉肾盂造影可显示肾脏被推向下方，引起肾外形的移位变形。

（3）腹膜后畸胎瘤恶变可引起血清AFP升高，有时瘤体内合并存在卵黄囊组织。

（二）治疗

腹膜后畸胎瘤约30%可发生恶变，明确诊断后应及时手术切除，腹膜后恶性肿瘤常与周围组织粘连，术中应精细分离血管，应注意防止误伤肾动静脉。

良性畸胎瘤完整切除，预后良好。如术后病理证实为恶性畸胎瘤应术后化疗。腹膜后畸胎瘤位于脊柱两侧应尽量避免放射治疗。

第九节 脑肿瘤

一、概述

脑肿瘤是儿童实体性肿瘤中最常见的类型。儿童肿瘤引起的死亡中，约 20% 由脑肿瘤引起，仅次于白血病。全年龄组患病率为 15% ～ 20%，15 岁以下儿童组肿瘤中 40% ～ 50% 为脑肿瘤。

儿童期各年龄段均可发生脑肿瘤，好发年龄为 10 岁之前，高发年龄为 5 ～ 8 岁。2 岁以下最常见幕上肿瘤，多为侧脑室及第三脑室肿瘤；3 ～ 10 岁常见幕下肿瘤，多为先天性及松果体区肿瘤；10 岁以上则幕上肿瘤增多，以各类胶质瘤和血管网状细胞瘤为主。除脉络丛乳头状瘤外，1 岁以下脑肿瘤患儿预后不佳。

性别分布大致相当，男女比可达 1.02：1 ～ 1.06：1。男性多见松果体区肿瘤、脉络丛乳头状瘤、畸胎瘤、髓母细胞瘤、室管膜瘤和垂体瘤，女性多为鞍区生殖细胞瘤。

（一）组织学特点

脑肿瘤可源于神经系统内各类细胞。中枢神经系统由神经元、胶质细胞构成，后者包括星形细胞、少突胶质细胞及室管膜细胞。胶质细胞发生胶质瘤，包括星形细胞瘤、少突胶质细胞瘤、胶质母细胞瘤、室管膜瘤等。由神经元及胶质细胞共同构成的肿瘤为神经节细胞肿瘤，主要有神经节神经胶质瘤、促纤维增生性婴儿型节细胞胶质瘤、神经节细胞瘤及胚胎发育不良性神经上皮瘤。胚胎性肿瘤包括婴儿期的髓母细胞瘤、髓上皮瘤、神经母细胞瘤、黑色素神经外胚瘤及非典型畸胎瘤样／横纹肌样瘤等。

儿童脑肿瘤最多见神经胶质瘤，其次为颅咽管瘤。胶质瘤中最常见者依次为髓母细胞瘤、星形细胞瘤、多形胶质母细胞瘤、室管膜瘤及松果体区肿瘤等。

（二）病因

脑肿瘤病因复杂，以下是根据研究推测的病因：

1. 胚胎残余组织

在胚胎发育过程中，部分原始细胞未分化或发生异常转化增生而产生肿瘤，如畸胎瘤、颅咽管瘤等。

2. 基因遗传

基因的结构功能异常，原癌基因的激活或过表达，抑癌基因的缺失或失活均可发生肿瘤。22 号染色体异常与神经纤维瘤病 2 型有关，此类患儿多伴发脑膜瘤、听神经瘤；此外，22 号染色体还与非典型畸胎瘤样／横纹肌样瘤有关。神经纤维瘤病 1 型与儿童胶质瘤，特别是下丘脑、脑干，视交叉等处胶质瘤有关。致病基因可能位于 17q1（1）2，它编码神经纤维瘤蛋白。N-MYC 基因的扩增与神经母细胞瘤有关。

3. 环境因素

多种化学致肿瘤物质，如苯并芘、苯并蒽，甲基亚硝脲类烷化剂，肼类等与肿瘤发生有关。环境污染、高激素食物等被认为与垂体瘤等肿瘤发生有关。此外，高放射性环境也可能诱导肿瘤发生。

4. 与其他癌症的关系

视网膜母细胞瘤患儿患松果体母细胞瘤的概率较高。恶性肾脏横纹肌样瘤与颅内肿瘤有关。某些恶性肿瘤的放疗可能导致高级别星形细胞瘤。

（三）临床症状及体征

儿童脑肿瘤的临床特点是：①进展快，病程多仅数月；②多见呕吐症状；③病史初期多见体温升高，容易和感染混淆；④头围增大，幕上及幕下深处肿瘤可见头围对称增大，大脑半球肿瘤可见不对称局部增大；⑤丘脑、大脑半球肿瘤可见显著的共济失调，易误认为小脑肿瘤。

常见头痛、恶心呕吐、嗜睡、共济失调、复视、性格改变以及在校表现不佳等。婴儿期常表现生长迟缓、食欲不振、癫痫、头围增加或倦怠嗜睡。其他不典型症状包括内分泌异常，如体重改变、尿崩、身材矮小、向心性肥胖、青春期延迟等，多因肿瘤侵及下丘脑－垂体轴所致。可见于松果体区肿瘤、鞍区生殖细胞瘤等。

（四）影像学检查

主要为 CT 及 MRI 检查。MRI 检查具有更高的分辨率，可以提供更翔实的神经解剖及病变信息。对比增强后，对肿瘤的显示效果更佳，且有助于判断肿瘤的组织学类型。

3D-CTA 及脑血管造影对动脉瘤、血管畸形等脑血管异常的诊断很有帮助。此外，新兴的 MRI 弥散成像技术、灌注及波谱成像技术、功能 MRI 等检查手段，能更全面地显示肿瘤的形态及定位，更清晰地显示中枢神经系统解剖结构，对脑肿瘤的类型、级别判断有帮助。

（五）诊断及鉴别诊断

儿童脑肿瘤诊断应注意：①是否有脑肿瘤；②肿瘤的部位、范围；③肿瘤分类。主要根据患儿的临床症状、体征并结合影像学检查得出诊断。详细的病史采集、查体也很重要。

儿童脑肿瘤症状不及成人典型，局灶性神经系统体征不明显。加之病史叙述及症状描述能力差，查体不配合，临床诊断困难。易被误诊为消化道疾病、压力、在校焦虑、偏头痛、鼻窦炎或眼镜佩戴不适等。应与脑炎、消化道疾病、视神经炎、先天性脑积水、原发性癫痫、特发性头痛、先天发育异常及儿童心理异常、儿童期精神疾病相鉴别。

（六）治疗原则

与成人类似。目前儿童脑肿瘤的治疗原则仍以外科手术切除为主，辅以放化疗等治疗措施。

外科手术的目的是：尽可能切除肿瘤；充分减压以解除脑组织压迫；重建脑脊液循环通路或进行分流；提供病理诊断。放射治疗主要针对手术无法完全切除或术后复发、恶性度高的肿瘤，如生殖细胞瘤、髓母细胞瘤等。

二、儿童常见颅脑肿瘤及临床特点

（一）髓母细胞瘤

最常见的儿童恶性脑肿瘤。占儿童胶质瘤的 6% ～ 10%，约占颅内肿瘤的 7%。平均发病年龄为 14 岁，大部分发生于 12 岁以下。男女比为 2 ∶ 1。位于小脑蚓部，可突入第四脑室，偶见位于小脑半球。

临床表现为头痛、呕吐、倦怠。呕吐多发生于晨起，常伴有过度换气，之后症状缓解。体征为向后倾倒，行走、站立不稳及共济失调。婴儿可为食欲缺乏，萎靡，头围增大。

CT 表现为小脑蚓部均一的高或等密度病变，界限清楚。可见第四脑室被推挤，梗阻性脑积水，少有钙化。MRI 呈多种变化，T_1 为低，稍低信号，T_2 为低或高信号，明显强化。弥散像呈高信号。

治疗为手术切除。易随脑脊液沿蛛网膜下腔弥散转移，常见部位是脊髓，其次为大脑半球，个别通过血行转移至颅外。易复发，术后应结合放化疗。术后平均 5 年生存率为 30% ～ 70%。综合治疗可延长生存期。

（二）低级别幕上星形细胞瘤

额叶或颞叶的低级别星形细胞瘤及神经节胶质瘤为难治性疾病。CT 为低密度，MRI T_1 低信号、T_2 高信号，增强效果不明显。治疗应争取全切，但肿瘤呈浸润生长，全切困难。对颞叶肿瘤常采用颞叶切除，以尽可能切除肿瘤。术后残留或复发应再次手术或放疗。全切病例预后较好，远期生存率可达 70%。

（三）颅咽管瘤

为仅次于胶质瘤的第二多发颅内肿瘤，为儿童最常见的鞍区肿瘤。占脑肿瘤的

4%～7%。可发生于任何年龄。发病年龄高峰为 7～13 岁、20～25 岁、50～60 岁，但 60% 以上发生于 15 岁以下，组织学为良性。

主要临床表现为：①视神经、视交叉受压迫产生的视力及视野障碍；②内分泌功能障碍，主要为压迫垂体及下丘脑所致，表现为生长发育障碍、身材矮小，尿崩，代谢低下，倦怠少动；③头痛多先于颅高压出现，为肿瘤压迫鞍膈及局部硬脑膜所致；后期头痛多因颅内压升高所致；④晚期压迫第三脑室前半部，堵塞室间孔出现颅脑积水。

CT 为高或等密度，周边增强的囊性病变，多伴有钙化，少数可为实质性病变。有时与下丘脑胶质瘤鉴别困难。MRI T_1 低至高信号，T_2 高信号，显著增强。囊变区多为低等或高信号。MRI 对钙化显示不佳，呈低信号区。

治疗方法为手术切除，对术后残留或复发者可结合放疗。手术并发症主要为垂体功能低下；多种垂体激素低下致甲状腺功能低下，精神异常，生长发育迟缓；下丘脑损伤；意识障碍，高热，尿崩，离子紊乱，甚至危及生命；视力减退，情感障碍，颅内血肿以及颈内动脉假性动脉瘤等。10 年的长期生存率可达到 90%，但存在一定的复发率，可达7%～26%。

（四）室管膜瘤

发病年龄为 3～5 岁。儿童多位于第四脑室，可蔓延生长至桥小脑角，椎管内或幕上，极少数发生于大脑半球内。

临床表现为颅内压增高症状，特点为随头位或体位变化而波动。压迫小脑半球时可有共济失调，侵及脑干时可有后组脑神经受侵症状。

CT 为不均等，高密度，伴有钙化或囊变，不均匀强化。MRI T_1 可呈低等信号，T_2 高信号，不均强化。呈良性，但预后并不好。

治疗以手术切除为主，术后放疗可改善预后。可原位或沿脑脊液流动弥散转移。全切 5 年生存率为 60%～80%，非全切仅为 30% 左右。

（五）小脑星形细胞瘤

约占星形细胞瘤的 25%，原则上发生于小脑半球，但位于小脑蚓部者也不少见。发病年龄为 9～14 岁，占儿童脑肿瘤的 19% 左右。男女比约为 2：1。

临床表现为呕吐，间断性晨起头痛，常持续数周至数月。小脑半球病变出现患侧肢体共济失调，伴眼震及肌张力降低。位于小脑蚓部者可有平衡障碍，走路及站立不稳。有时可见颈部抵抗，强迫头位及构音障碍等。

CT 示小脑半球囊性病变，伴有结节，常伴脑积水改变。25% 为实性病变。MRI T_1 为低信号，T_2 为高信号，肿瘤部分明显强化。治疗应争取手术全切，有望治愈。术后复发或残留应争取再次手术。

（六）松果体区肿瘤

包括多种类型：松果体区实质性肿瘤（松果体细胞瘤、松果体母细胞瘤）、周边结构肿瘤（星形细胞瘤、脑膜瘤）及良性病变（囊肿、血管畸形等）。

临床表现主要为脑积水、轻瘫、Parinaud 征（眼球上视困难，瞳孔散大或不等大）。松果体细胞瘤可见性征发育迟缓，生殖细胞瘤可因松果体的压迫、破坏而出现早熟。

MRI T₁ 为低信号，T₂ 为高信号，均一强化。畸胎瘤的信号较混杂。过去认为松果体区肿瘤手术风险极高，多采用放疗及脑脊液分流等姑息治疗方法，目前可采用幕下经小脑上或幕上经纵裂胼胝体入路。该区肿瘤预后不佳，存在较高的复发率。

（七）脑干胶质瘤

约占胶质瘤的6%，高发年龄为5～10岁。多为星形细胞瘤。好发于脑桥、中脑及延髓。临床表现为呕吐，斜颈，运动缺失，脑神经损伤症状如表情缺失、复视、呛咳等及脑积水。全切困难，容易复发。对脑积水可行脑脊液分流手术。放疗可缓解其症状并改善预后。

（八）转移性肿瘤

儿童期少见。可转移入脑内的肿瘤包括 Wilms 肿瘤、成骨肉瘤、胚胎性横纹肌肉瘤等。起病急，常因出血等出现严重症状。

第十节　骨肿瘤

骨肿瘤包括骨骼及其附属组织，如骨膜、神经、血管等的原发性，继发性肿瘤以及与骨肿瘤相似的骨肿瘤样病变。骨肿瘤通常分为良性和恶性两大类，同时根据肿瘤的发生学、组织形态结构及来源分为多种肿瘤。

骨肿瘤的诊断必须依据临床表现、影像学检查及病理检查三者结合才能实现。在临床表现方面，疼痛、肿块、功能障碍是小儿常见主诉。疼痛程度、性质、肿块增大的速度以及有无全身症状对区别良、恶性肿瘤有重要价值。在影像学检查方面，X线检查是不可缺少的诊断依据，多数情况下可区别骨肿瘤的性质。CT 和 MRI 可显示骨和软组织肿瘤的大小、范围、形态，以及周围解剖关系等，还可发现 X 线片上不能显示的 1cm 以下的微小病灶，对骨肿瘤的诊断有重要价值。放射性核素骨扫描检查比普通X线片提前3～6个月发现骨肿瘤，因为骨代谢改变早于解剖形态学变化，这对早期诊断有重要意义。最后，病理学检查是骨肿瘤确诊的一个必不可少的环节。有些骨肿瘤可用穿刺活检或冰冻切片检查，但有时仍难确诊，还须肿瘤组织切片确定。

骨肿瘤的治疗按良、恶性有所不同。良性骨肿瘤一般切除或刮除植骨即可；恶性骨肿瘤采取以手术为中心的化疗、放疗，免疫疗法以及基因疗法等措施构成的综合治疗。手术治疗的原则是在彻底切除病灶的同时要求尽可能保存功能。提高疗效的关键在于早发现、早诊断、早治疗。

一、骨软骨瘤

骨软骨瘤是小儿最常见的良性骨肿瘤，又称外生骨疣。实质上骨软骨瘤可能是发育异常而不是真正的肿瘤。病变由骨组织和软骨帽组成，多呈蒂状，自近骺板的干骺端呈垂直方向长出，以生长的软骨帽逐渐发生软骨内骨化而形成。与真正的肿瘤不同，骨软骨瘤的生长与患儿的生长发育同步，当骨骼生长发育成熟后肿瘤的生长也就停止。临床上有单发和多发两个类型，单发者无遗传性，多发者有遗传及恶变倾向，二者是完全不同的两种疾病。

（一）单发性骨软骨瘤

骨软骨瘤约 90% 为单发。可发生于任何由软骨内化骨而形成的骨骼，好发于近骺板的长骨干骺端。最常见的发病部位是股骨远端、胫骨近端，其他尚有肱骨近端、桡骨远端，腓骨近端与胫骨远端，极少发生于关节内。

1. 病理

肉眼观察多为圆柱形，长为 1～10cm，远端膨大，表层为软骨层，基底部骨松质与干骺端松质骨相连，外层有增厚之包膜包裹。镜下可见软骨成骨现象。有时肿瘤呈扁平隆起，如小丘，但结构仍相同。

2. 临床表现

多数单发性骨软骨瘤无症状，仅偶尔发现。个别出现疼痛，是由于肿瘤刺激周围组织而产生的。尺、桡骨和胫、腓骨的骨软骨瘤可压迫邻近骨骼导致畸形。

3. 影像学检查

X 线片干骺端有骨样隆起，基底与长骨端相连。多数呈带蒂的结节状；少数基底较宽，呈半球状或分叶状。因软骨帽在 X 线片上不显影，故骨软骨瘤实际较 X 线片显示的要大。CT 检查对解剖复杂的部位，如肩胛骨、骨盆、脊柱等有帮助，对长管状骨的骨软骨瘤可提供肿瘤与患骨之间的关系，病变基质的类型、钙化情况，以及软骨帽的厚度等，对鉴别诊断有帮助。

4. 治疗

无任何症状的骨软骨瘤，一般无须治疗，患儿发育成熟后，肿瘤自然停止生长。手术指征包括：肿瘤较大影响美观，压迫周围组织引起症状，生长迅速疑有恶变者。手术可采取局部切除术，极少恶化。有报道称单发性骨软骨瘤可自行消失。

（二）多发性骨软骨瘤

是由骨骼发育异常引起的，又称骨干性续连症或骨软骨瘤病。其特点是存在多个外生骨疣，常为对称型发病。多发性骨软骨瘤只有单发性的 5%～10%，男性多见。50% 以上的患儿可追溯到患病的父母。通常未患病的男性不遗传本病，但未患病的女性常隐性遗传本病。

本病最常见的发病部位是膝关节周围、踝关节周围和肩胛骨。多数仅因发现无痛性肿块而就诊。本病可出现骨的发育异常，如骨管状结构异常，导致干骺端宽钝，偶有桡骨呈弓形、尺骨短缩，造成手腕关节尺偏畸形。多发性骨软骨瘤除数量较多和伴有上述畸形外，其体格检查，影像学表现和病理检查与单发性骨软骨瘤相似。

多发性骨软骨瘤无任何症状无须治疗。手术治疗的目的是切除疼痛性肿块，改善关节功能，矫正或预防畸形，减轻对肌腱、神经和血管的压迫。多发性骨软骨瘤可发生恶变。

二、软骨瘤

软骨瘤是一种由成熟的透明软骨组成的良性骨肿瘤，其发生率仅次于骨软骨瘤。病变位于髓腔内的称内生软骨瘤，较多见；位于骨膜下的为皮质旁软骨瘤或骨膜软骨瘤，较少见。临床上内生软骨瘤又分为单发与多发两个类型。

（一）单发性软骨瘤

好发于儿童和青少年，男女发病相同。内生软骨瘤是手部最常见的骨肿瘤，很少表现出侵袭性行为，有时也称软骨错构瘤。

1. 病理

肿瘤呈浅蓝色，半透明，质硬，有时可见淡黄色钙化灶，骨皮质向外膨胀变薄。镜下肿瘤为透明软骨组成，细胞小，单核，排列成小叶状，基质有时可见钙化。手、足短骨的肿瘤细胞常有轻度异型性，但仍属良性。而发生于长骨内的肿瘤生物学行为可为恶性。

2. 临床表现

单发性软骨瘤多无症状，往往在病理骨折后才发现，或在进行其他放射学检查时偶尔被发现。

3.影像学检查

X线片可见一椭圆形阴影，向两侧膨胀，皮质变薄，偶尔可见砂粒样钙化点，骨膜无反应。CT和MRI检查对鉴别诊断有帮助。

4.治疗

内生软骨瘤的治疗主要是局部彻底刮除后植骨。手、足的内生软骨瘤刮除后效果满意，但长骨的内生软骨瘤术后可能复发，应密切随访。一旦复发应再行切除，如恶变为软骨肉瘤须行截肢术，预后较好。

（二）多发性软骨瘤

又称内生软骨瘤病，是正常软骨内化骨障碍，导致大量软骨细胞异常增生所致。手部短管状骨的多发病变可引起严重的功能障碍。如具有单侧倾向者称为Ollier病，合并软组织血管瘤时称为Maffucci综合征。本病少见，其发病部位、年龄、性别、特点等与单发性内生软骨瘤相似。成年后恶变率较高，可达30%～50%。多发性内生软骨瘤通过临床和影像学检查基本可以确诊。对无症状者可以进一步观察，有严重畸形时须截骨矫正。怀疑有恶变时，必须切开活检，彻底切除。

三、骨囊肿

骨囊肿又称单房性骨囊肿或孤立性骨囊肿。骨囊肿并不是真正的骨肿瘤，而是一种生长缓慢的局限性破坏性肿瘤样病变。真正的病因仍不清楚，但囊内液中前列腺素（PGE_2）水平增高，刺激破骨细胞造成骨溶解，与骨囊肿的发生有密切关系。发于儿童及青少年，男女比为2∶1～3∶1。

（一）病理

病变处骨皮质菲薄轻度膨隆如蛋壳状，囊腔多呈单房性内含黄色液体。镜下囊壁内衬纤维结缔组织，深层可见化生的骨样组织及骨小梁。

（二）临床表现

骨囊肿一般无症状，发生在下肢时可以出现跛行，局部偶有酸痛、易疲劳等症状。常在X线检查中或病理性骨折后发现。绝大多数骨囊肿发生在肱骨近端和股骨近端，但肢体所有骨骼均可发生。

（三）影像学检查

X线表现为长骨干骺端的溶骨性改变，呈中心性，单房性椭圆形透亮影，纵轴与长骨平行，一般不侵犯骨骺，其透亮度通常较其他骨肿瘤明显，骨皮质变薄。发生病理性骨折时，碎片落入囊腔内所形成的特殊X线征象称为"碎片陷落征"。CT和MRI检查可与具有溶骨性改变的实质性肿瘤相区别。

（四）治疗

虽然病理性骨折后骨囊肿有自愈的可能，但多数不能自愈。骨囊肿的治疗方法较多，因病灶刮除术的复发率高达 40% ～ 60%，故宜采取局部广泛切除术。囊内注射醋酸甲泼尼龙可以使囊液中 PGE 水平下降，以达到治疗骨囊肿的目的，临床应用后疗效较好。亦可采用囊内注射自体骨髓、囊腔穿针引流等方法。

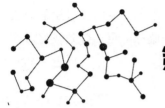

第九章　血液系统肿瘤

第一节　白血病

一、急性白血病

（一）概述

白血病是造血干/祖细胞因发生分化阻滞，凋亡障碍和恶性增生而引起的一组异质性的造血系统恶性肿瘤。

白血病的分化阻滞可出现在造血干/祖细胞发育的不同阶段，急性白血病是阻滞发生在较早阶段。根据白血病的系别表型特征，急性白血病又分为急性髓系白血病（AML）和急性淋巴细胞白血病（ALL）。

（二）临床表现

本病的所有临床表现都是因骨髓正常造血衰竭和白血病髓外浸润所引起。而 AML 和 ALL 的主要临床表现基本大同小异，又各有特点。

1. 起病

可急骤或较缓慢。起病较缓慢的病例，一旦症状明显，病情常急转直下，与起病急骤的病例相似。

2. 贫血

常较早出现并逐渐加重，表现为苍白、乏力、头晕、心悸、食欲不振等。

3. 出血

见于约半数病例，程度轻重不一。常见有皮肤出血点、淤斑，鼻出血，牙龈和口腔黏膜出血，月经增多等。严重时可出现血尿（镜下或肉眼血尿）、消化道出血（呕、便血）、视网膜出血（可致视力障碍）。若发生颅内出血，常危及生命。AML 中的急性早幼粒细胞白血病（APL）亚型因易合并弥散性血管内凝血（DIC）和纤维蛋白溶解，出血常比急性白血病的其他亚型更严重而多见。

4. 发热和感染

发热是初诊尤其是化疗骨髓抑制期患者的常见症状，可为低热或高热，发热的原因主要是感染（包括细菌、病毒和真菌感染）。感染可发生在身体任何部位，其中咽峡炎、口腔炎最多见，呼吸道及肺部感染，肛周炎、肛旁脓肿和胃肠炎较常见，也可发生败血症甚而导致死亡。某些发热患者可无明显感染灶（尤其是中性粒细胞总数 $< 0.2 \times 10^9/L$ 时），但不能排除感染；相反，某些发热也可能与白血病本身有关（肿瘤热）。

5. 髓外浸润

可发生在全身各脏器、组织和出现在本病的各亚型。如肝、脾、淋巴结肿大，骨关节疼痛，牙龈增生，皮肤浸润，出现原始细胞瘤或中枢神经系统白血病等。浸润还可累及肺、心、胸膜、肾、胃肠、性腺、乳房、腮腺等，可出现或不出现临床症状。两型急性白血病髓外浸润的发生率和浸润程度常不尽相同。如与 AML 相比，ALL 因骨关节白血病细胞浸润引起骨关节疼痛的发生率较高，肝、脾、淋巴结肿大的发生率较高，肿大程度也更明显。T-ALL 还常有纵隔淋巴结肿大，中枢神经系统白血病和睾丸白血病的发生率更高等。而在 AML 中，急性单核细胞白血病（M_5）和急性粒单核细胞白血病（M_4）的髓外浸润较多见。

6. 代谢异常

主要有低钾或高钾血症、低钠或低钙血症；白血病细胞高负荷尤其是伴肾功能不全的患者，开始化疗后可发生急性肿瘤溶解综合征，表现为高磷酸血症、高钾血症、高尿酸血症和低钠血症；高尿酸血症在急性白血病中很常见，主要是因白血病细胞破坏增多（尤其是在化疗开始后），尿酸生成增多，可引起肾功能不全及痛风样症状。

（三）急性髓系白血病诊断要点

根据临床症状，体征、血常规和骨髓象，急性白血病一般不难做出初步诊断。形态学和细胞化学是本病诊断的基础，但开展免疫表型、细胞遗传学和基因型检查，对提高本病分型诊断的准确性，区分不同危险等级患者以选择适宜的治疗方法和判断预后也是必不可少的。

1. 形态学标准

（1）骨髓原始细胞 ≥ 20%（原始细胞除指原粒细胞外，还包括急性原始单核细胞／单核细胞白血病和急性粒单核细胞白血病中的原始和幼稚单核细胞，急性巨核细胞白血病的原始巨核细胞，而急性早幼粒细胞白血病的原始细胞则指异常的早幼粒细胞）；细胞化学原始细胞过氧化物酶（MPO）阳性率 ≥ 3%。

（2）伴有多系病态造血 AML：以多系病态造血的形态学证据作为确认本亚型的标志。诊断标准为治疗前骨髓原始细胞 ≥ 20%，且髓细胞系中至少两系 ≥ 50% 的细胞有病态造血。

（3）急性红白血病中的红系 / 粒单核系白血病（相当于 FAB 分类的 AMLM）：诊断标准为红系前体细胞占骨髓全部有核细胞（ANC）的比例 ≥ 50%，原粒细胞占非红细胞（NEC）的比例 ≥ 20%；纯红系白血病的诊断标准为骨髓红系前体细胞 ≥ 80%，且红系细胞显示明显的不成熟和病态造血，原粒细胞基本缺如或极少。

2. 细胞遗传学和分子生物学特征

（1）伴有重现性遗传学异常 AML：已如前述。但当患者被证实有克隆性重现性细胞遗传学异常 t（8；21）（q22+q22），inv（16）（p13；q22）或 t（16；16）（p13；q22）以及 t（15；17）（q22；q12）时，即使原始细胞 ≤ 20%，也应诊断为 AML。

（2）伴重现性遗传学异常 AML 的受累基因对某些化学药物（尤其是拓扑异构酶 II 抑制剂）有易感性，因而可见于某些治疗相关性白血病。凡发现有与伴重现性遗传学异常 AMIL 相同的染色体核型或融合基因，而 AML 发病前又有肯定的化疗药物治疗史者，应划为"治疗相关性 AML"。

（3）伴多系病态造血和烷化剂治疗相关性 AML 常有特征性细胞遗传学异常，如 $3q^-$、$-5.5q^-$，-7，$7q^-$、$+8$、$+9$，$11q^-$，$12p^-$、-18、-19、$20q^-$，$+21$，t（1；7），t（2；11）以及复杂核型异常等。继发于拓扑异构酶 II 抑制剂的 AML 常见 11q23（MLL）易位。

（四）急性髓系白血病治疗方案及原则

急性白血病的治疗分为诱导缓解治疗和缓解后治疗两个阶段。诱导缓解治疗的目的是迅速、大量减少体内白血病细胞负荷，使之达到缓解，恢复正常造血；缓解后治疗的目的是清除体内残存的白血病细胞，以减少复发，延长生存，乃至治愈。

目前急性白血病常用的治疗包括支持治疗、化疗，诱导分化治疗，髓外白血病防治和造血干细胞移植等。

1. 支持治疗

（1）凡 Hb ≤ 80g/L 或贫血症状明显时应输注红细胞，PLT < $10×10^9$/L 或有明显出血表现时应输注血小板。输注的血制品须经过滤或照射，以避免产生血小板同种免疫作用，降低巨细胞病毒的感染率，降低免疫抑制患者 GVHD 的发生概率。给拟行 BMT 的患者输注的血制品应进行 CMV 检测。

（2）做好消毒隔离，防止交叉感染。

（3）患者出现发热或感染症状时应及时进行检查，以发现感染灶，或做细菌和真菌培养，并给予适当的抗生素治疗。

（4）对 WBC 异常增高（$\geqslant 100\times10^9$/L）或有白细胞淤滞症状者，可进行白细胞分离，或化疗前先用羟基脲 $1\sim3$g/（$m^2\cdot$d）使白细胞数下降，以防出现肿瘤溶解综合征。肿瘤溶解的预防主要是使用别嘌醇和碱化利尿。

（5）对采用 HD-AraC 治疗的患者应密切监测肾功能，注意出现神经毒性（尤其是肾功能不全或年龄 $\geqslant60$ 岁的患者），对因肿瘤溶解血肌酐迅速升高，出现神经系统症状或异常体征的患者，应停用 HD-AraC 或减量使用 AraC。

（6）APL 治疗中出现分化综合征迹象（发热、WBC $>10\times10^9$/L，呼吸短促，低氧血症、胸腔或心包积液），应密切监测肺脏情况。若患者出现肺浸润或低氧血症，应予地塞米松治疗（20mg/d×3～5d，后逐渐减量，共15d停药），并暂停使用 ATRA；APL 采用 As_2O_3 治疗者应注意出现心律失常，注意电解质平衡。

（7）治疗前 WBC $>100\times10^9$/L，急性单核细胞白血病，复发 APL 或 ATRA 治疗后出现白细胞增多的 APL，发生 CNSL 的危险性增加，应注意腰穿监测，并做预防性鞘注。

（8）对化疗后合并严重粒细胞减少（尤其是老年）的患者，可考虑使用 GM- 或 G-CSF。

（9）APL 合并凝血病时，应积极输注血小板、新鲜冰冻血浆（补充凝血因子）和冷沉淀（补充纤维蛋白原）。

2. 化疗

（1）诱导缓解治疗：标准诱导缓解治疗采用蒽环类或米托蒽醌，高三尖杉酯碱联合阿糖胞苷，国内常用的有 HA（HHT+AraC）、DA（DNR+AraC）和 IA（IDA+AraC）方案，在此基础上还可加用 VP16 或 6MP（或 6TG）等。其中阿糖胞苷一般采用标准剂量 [SD-AraC $100\sim200$mg/（$m^2\cdot$d）×7d]，亦可采用大剂量 [HD-AraC $1\sim3$g/（$m^2\cdot$12h），$3\sim4$d]。

（2）缓解后治疗：常用的缓解后治疗方案主要为蒽环类联合不同剂量 AraC，共治疗 $2\sim6$ 个疗程，其中包括 HD、ID-AraC[$1\sim3$g/（$m^2\cdot$12h），$6\sim12$ 次] 联合化疗 $1\sim4$ 个疗程。

鉴于不同的细胞遗传学特征对患者的化疗反应，生存时间有最重要的独立预后意义，为选择相应的治疗策略提供了主要依据，NCCN 按染色体核型特征确定预后分组，为 CR 患者制订了不同的缓解后分组治疗选择方案。

二、慢性髓系白血病

（一）概述

慢性髓系白血病（CML）是造血干细胞克隆性增生所致的骨髓增生性疾病。临床特征为进行性外周血白细胞增多，可见到各阶段的不成熟粒细胞，嗜碱及嗜酸性粒细胞增多，骨髓有核细胞极度增多，以粒细胞系为主，幼稚中性粒细胞及成熟粒细胞明显增多，肝、脾肿大；骨髓细胞具有特征性的 Ph 染色体 [t（9；22）] 和 BCR/ABL 融合基因。中位生存期 3 ～ 4 年。

CML 还可以和其他骨髓增生性疾病（原发性血小板增多症、真性红细胞增多症，原发性骨髓纤维化症）共同存在或互相转化。

（二）临床表现

CML 的自然病程可为慢性期、加速期、急变期。个别患者可以急性变为首发症状。

（1）若白细胞数低于 $30×10^9$/L 时多无症状，仅在体检或血常规检查时能发现。

（2）可有乏力、低热、多汗、体重减轻、上腹部胀满不适、左上腹部肿块症状。脾肿大的程度不一，可肋下及边至脐部，甚至达盆腔，质硬有明显切迹。有时可有脾区疼痛。肝脏可轻至中度肿大。淋巴结肿大罕见。

（3）剧烈的骨及关节疼痛，不明原因高热，皮肤、黏膜或内脏出血，进行性脾脏迅速肿大，多见于加速期及急变期。

（三）诊断要点

（1）慢性期起病隐袭，病程进展缓慢。

（2）可有乏力、低热、多汗、消瘦、轻微贫血症状。但进入加速期，急变期则病情进展急骤，有重度贫血或出血症状。

（3）体征脾脏肿大，脾肿大与白细胞增多成正比。急变期巨脾可达盆腔，可发生脾梗死或脾周围炎。肝轻至中度肿大。淋巴结多不肿大。若淋巴结肿大明显，多为急性变或并发恶性淋巴瘤。

（4）实验室检查

①血常规：慢性期血红蛋白及红细胞早期多正常或稍低于正常，白细胞总数明显增多，多在 $50×10^9$/L 以上，分类以成熟粒细胞为主，可见部分中性晚幼粒细胞及中幼粒细胞，原粒细胞和早幼粒细胞少于 5%，嗜碱性粒细胞及嗜酸性粒细胞增多，可见有核红细胞。血小板增多或正常，有时可高达（1 000 ～ 2 000）$×10^9$/L。加速期或急变期可出现严重贫血，外周血中原粒细胞及早幼粒细胞比例增多，血小板减少或显著增多。

②骨髓象：有核细胞极度增多，以粒系为主，各阶段粒细胞比例增多，以中、晚幼粒及成熟粒细胞为主，原粒细胞＜ 5% ～ 10%，嗜碱性及嗜酸性粒细胞比例增多，巨核细胞可增多，可见小巨核细胞。骨髓活检示细胞极度增生，粒系显著增生，以中、

晚幼粒及杆状核为主。可合并骨髓纤维化，多见于晚期。加速期或急性变期骨髓中原始粒细胞、早幼粒细胞明显增多，也可以原始及幼稚淋巴细胞或原始及幼稚单核细胞为主，也可以原始红细胞或原始巨核细胞为主。急变期原始细胞≥30%或原粒细胞、早幼粒细胞≥50%。

③成熟粒细胞碱性磷酸酶阳性率和阳性指数（积分）明显减低。

④染色体检查：染色体核型分析显示患者的白血病细胞具有 Ph 染色体，即第9号染色体长臂与第22号染色体长臂发生易位，呈 t（9；22）（q34；q11）。90%以上的患者骨髓中期分裂细胞都具有 Ph 染色体。若用荧光染色体原位杂交技术（FISH）检测 Ph 染色体，敏感性更高。慢性期多为单纯 Ph 染色体，加速期和急变期还可出现双 Ph 染色体或附加其他染色体异常。

⑤融合基因检查：用 DNA 印迹或逆转录聚合酶链反应可发现 BCR/ABL 融合基因，绝大部分 CML 为 M-BCR/ABL 型（$P210^{BKR/ABL}$ 融合蛋白），个别为 m- 型（$P190^{BCR/ABL}$ 融合蛋白）或 μ- 型（$P230^{BCR/ABL}$ 融合蛋白）。所有的 CML 患者 BCR/ABL 融合基因检查均为阳性。

（四）治疗方案及原则

CML 患者的生存期与治疗相关，治疗目的为改善健康状况，提高生活质量，尽可能延长生存期。所有的 CML 患者应采取个体化治疗措施。根据起病时临床特点（贫血程度、脾脏大小，血中原粒细胞数、嗜碱及嗜酸性粒细胞数、血小板数及年龄）判断高、中、低危组，然后选择适合患者的不同治疗方案，并根据治疗反应及时调整治疗方案。

1. 药物治疗

（1）分子靶向药物格列卫（伊马替尼、STI571）：格列卫为一种酪氨酸激酶抑制剂，对 BCR/ABL 融合基因的酪氨酸激酶有特异性抑制作用，它能抑制所有的 ABL 激酶。慢性期剂量为 400mg/d，加速期、急变期为 600mg/d。慢性期患者多数可取得细胞遗传学缓解，明显高于 α-干扰素。

（2）α-干扰素：应早期，大剂量，持续不间断（≥6～10个月，甚至数年）应用。剂量为 300 万 U/m^2，每日或隔日皮下或肌内注射。干扰素可与羟基脲、高三尖杉酯碱或阿糖胞苷联合应用。

（3）羟基脲：通常剂量为 1.5～2.0g/d，也可加大至 3.0～4.0g/d，能使白细胞数下降，不良反应较轻。

（4）白消安（马利兰）：常用剂量为 4～8mg/d，尤其适用于血小板增高的 CML 患者。此药有明显的后继作用，即停药后一段时间内白细胞或血小板还可继续下降，甚至发生骨髓严重抑制，应该避免过量使用。

（5）靛玉红及其衍生物甲异靛：剂量为 75 ～ 150mg/d，应由小剂量开始，逐步加大剂量。缩脾效果较好，与羟基脲等有协同作用，也可作为维持缓解用药。可有骨关节疼痛。

（6）联合化疗：用于急变期或加速期，可用 COAP、DOAP、DA、HA 等方案。CML 高、中危组患者慢性期也可以用一些联合化疗。

2. 造血干细胞移植

是唯一治愈 CML 的方法，青少年或儿童应尽早进行。

3. 脾切除术

一般情况下不宜切脾，若巨脾合并脾功能亢进可选择切脾。发生脾破裂或严重脾梗死可紧急施行脾切除术。

三、慢性中性粒细胞白血病

（一）概述

慢性中性粒细胞白血病是一种少见类型的白血病，以外周血及骨髓中持续性成熟中性粒细胞增多为特点，多见于老年人。

（二）临床表现

初起可无临床症状，病情进展后可有低热、贫血、乏力或消瘦。

（三）诊断要点

1. 老年患者

2. 起病缓慢，肝、脾轻中度肿大。无引起反应性中性粒细胞增多的病因。

3. 实验室检查

（1）血常规：白细胞持续增高，（20 ～ 50）$\times 10^9$/L，甚至 ≥ 100×10^9/L，以成熟中性粒细胞为主（80% 以上），偶见幼稚粒细胞。血红蛋白轻度下降，血小板数正常。

（2）骨髓象：增生明显活跃，粒系明显增多，以成熟粒细胞为主，有的患者中、晚幼粒细胞比例增加，巨核细胞多正常。

（3）其他：外周血中性成熟粒细胞碱性磷酸酶染色阳性率及阳性指数（积分）明显增高。细胞遗传学检查 Ph 染色体阴性。BCR/ABL 融合基因阴性。

（四）治疗方案及原则

本病可有指征地进行治疗。白细胞增多进展迅速，且有贫血、出血、脾肿大时可按慢性粒细胞白血病的相似治疗，服用羟基脲、白消安等。

第二节　多发性骨髓瘤

一、概述

多发性骨髓瘤属恶性浆细胞性疾病的一种。由于单克隆浆细胞恶性增生、广泛浸润并分泌大量单克隆免疫球蛋白，从而引起广泛骨质破坏，反复感染，贫血，高钙血症、高黏滞综合征及肾功能不全等一系列临床表现。本病主要发生在中老年人，男性多于女性。

二、临床表现

（1）骨骼疼痛：常常是 MM 患者最常见的症状，常见的疼痛部位为腰背部、肋骨或四肢等，突然出现的严重疼痛常常预示骨折，常见的骨折部位包括胸、腰椎、骨盆、肋骨和锁骨等。

（2）贫血及出血倾向：疾病进展到中晚期主要和常见的临床症状。

（3）反复感染：这可以是一些患者的首发症状，也是 MM 患者的主要死因之一。感染的部位多为肺部、上呼吸道、泌尿道、鼻窦区、喉或皮肤等。

（4）肾功能损害：是 MM 的重要特征。高黏滞综合征：由于血中单克隆免疫球蛋白增多导致血液黏度增加，从而引起循环障碍或出血的表现。

（5）高钙血症引起的头痛、呕吐、多尿、心律紊乱等。

（6）神经系统损害：通常是由于瘤体或骨折压迫脊柱或神经根所造成，多表现为神经根综合征，外周神经损害多为淀粉样变性所致。

（7）淀粉样变：M 蛋白的轻链可变区或整个轻链与多糖的复合物沉积于组织、器官所致，可引起相应器官的功能障碍，常见症状包括舌肥大，腮腺肿大，皮肤苔藓样变，心脏扩大，腹泻或便秘，外周神经病，肾功能损害，肝脏肿大等。

三、实验室检查

（1）血常规：早期正常，中晚期后呈进行性加重的贫血，白细胞或血小板减少。红细胞呈缗钱状排列。

（2）骨髓中浆细胞增多，出现异常浆细胞（骨髓瘤细胞），比例＞5%。

（3）血免疫球蛋白量增高。血或尿免疫球蛋白电泳出现异常沉淀弧。血清蛋白电泳可出现特征性 M 蛋白。

（4）尿本周蛋白阳性。尿轻链定量可有 k 或 λ 链含量显著增加。

（5）肾功能检查可有不同程度的血肌酐和（或）尿素氮升高。

（6）血钙常升高，血磷一般正常。血尿酸水平常升高，部分患者血黏度升高。

（7）X 线检查有弥散性骨质疏松、溶骨性病变，病理性骨折和骨质硬化等改变。

四、诊断要点

MM 的诊断是针对有症状的进展期患者而言。根据 WHO 制定的诊断标准，MM 的诊断至少需要一个主要指标和一个次要指标，或者至少包括 1 和 2 的 3 个次要指标。

（一）主要指标

（1）骨髓中浆细胞明显增多（＞30%）。

（2）组织活检证实为骨髓瘤。

（3）单克隆免疫球蛋白（M 蛋白）的出现：IgG ＞ 35g/L；IgA ＞ 20g/L；尿中出现大量单一（单克隆）轻链（本周蛋白）＞ 1.0g/24h。

（二）次要指标

（1）骨髓中浆细胞增多（10% ～ 30%）。

（2）血清中有单克隆免疫球蛋白（M 蛋白）的出现，但未达到上述标准。

（3）出现溶骨性病变。

（4）免疫球蛋白水平降低（＜正常 50%），IgG ＜ 6g/L；IgA ＜ 1g/L；IgM ＜ 0.5g/L。

五、分型

（一）IgG 型

最常见，占全部骨髓瘤的 50% ～ 60%，具有典型 MM 的临床表现。

（二）IgA 型

占 15% ～ 20%。瘤细胞呈火焰状。易发生高脂血症，高胆固醇血症及髓外骨髓瘤。

（三）IgD 型

占 5% ～ 10%。发病年龄早，易见髓外浸润和骨质硬化。本周蛋白尿多为阳性。

（四）轻链型

占 15% ～ 20%。血清蛋白电泳无 M 成分，血和尿中可检出大量单克隆免疫球蛋白轻链，尿本周蛋白阳性，骨破坏及肾功能损害严重。

（五）IgE 型

罕见。

（六）双克隆型或多克隆型

少见，双克隆常为 IgM 和 IgG 或 IgA 联合。

（七）Ig Ⅲ型

少见。易发生高黏滞血症及雷诺现象。

（八）不分泌型

仅有典型 MM 表现，但血和尿中无 M 蛋白或其他肽链亚单位。

六、治疗方案及原则

目前对于 MM 治疗的总体原则是：对于年轻患者的治疗应以最大限度地延长生命甚至治愈为目的，而对于老年患者则以改善生存质量为主。因此，对于年龄 60～65 岁以下、一般状态较好的患者，在制订治疗方案时应该将 AHSCT 作为整体治疗的一部分进行考虑；对于年龄较大，临床状态较差，进行性肾功能不全，不能行干细胞移植的患者，主要进行支持治疗和常规化疗治疗。MM 开始治疗的时机，多数研究者认为除少数无临床症状的 Ⅰ 期患者可以无须治疗观察外，多数患者一经诊断就应进行积极治疗。

（一）支持治疗

MM 存在的贫血、高钙及高尿酸血症、溶骨性骨破坏、肾功能不全及高黏滞血症等并发症严重影响患者的生存与预后，因此应积极予以处理以提高患者的生存质量。主要治疗措施：

（1）纠正贫血：一般情况下应通过输注红细胞使血红蛋白维持在 80g/L 以上，应用 EPO（3000IU/ 次，隔日一次或每周 2～3 次，皮下注射）有助于改善贫血。

（2）缓解骨痛：每月一次应用双膦酸盐可以明显减轻骨质损害及缓解骨痛，改善生活质量，因此对于有骨痛的 MM 患者应常规推荐使用。经常而适当的活动有助于患者改善症状，疼痛严重时可适当服用止痛剂。服用钙剂或维生素 AD 亦有助于减轻骨质破坏。

（3）肾功能损害的防治：保证液体的输入量，有利于轻链、尿酸、钙等物质的排除，及时纠正泌尿系感染。对急性少尿和急性肾小管坏死的患者应行血液透析。

（4）高尿酸血症及高钙血症的治疗：黄嘌呤氧化酶抑制剂能够减轻血和尿中的尿酸水平，高尿酸血症者口服别嘌醇 300～600mg/d，可有效降低血尿酸水平。高钙血症常合并肾功能不全和脱水，因此首先要纠正脱水，应充分补液，也可以给予中等剂量的利尿剂，保证每天尿量在2 000ml以上。

（5）高黏滞血症：血浆置换可以迅速减轻高黏滞血症的症状，但血清黏滞度常常同临床症状和体征不相平行，因此要根据体征和眼底检查决定是否应该行血浆置换，而不能根据血液黏度水平。

（二）诱导化疗

化疗仍然是本病基本和主要的治疗手段。近年来，一些新的化疗药物的应用和用药方法的改进，以及联合其他治疗方法进行综合治疗，使得MM的疗效有了较明显的提高。常规的化疗方案有MP（美法仑、泼尼松）、VAD（长春新碱、阿霉素、地塞米松）、HD-DEXM、M2（卡莫司汀、长春新碱、美法仑、环磷酰胺、泼尼松）等，缓解率（PR+CR）为40%～70%。有文献报告在这些方案的基础上联合沙利度胺可以提高缓解率。对于拟接受自体造血干细胞移植的患者，在采集自体造血干细胞，特别是外周血干细胞动员前应尽可能避免应用烷化剂，特别是大剂量和长期应用。

（三）造血干细胞移植

HSCT能够使MM患者的CR提高，中位生存期和OS显著延长，异基因干细胞移植（Allo-HSCT）具有潜在治愈MM的可能。美法仑可以影响外周血干细胞动员的效果，如行自体外周血移植，应避免使用美法仑。

（四）平台期维持治疗

初诊患者经过一段时间的化疗后会进入一个平台期，这段时间肿瘤相对静止。平台期持续的长短决定了患者生存期的长短。目前尚无标准的维持治疗方案用于延长平台期，也没有确切的证据表明在平台期进行维持治疗可以延长平台期。可采用的维持治疗方案为：泼尼松50mg，qod；干扰素-α 300万单位，皮下注射，2～3次/周。此外，沙利度胺也被逐渐应用于平台期治疗，剂量一般为200～300mg/d。

（五）复发和难治性MM的治疗

如果患者在停止治疗期间复发，尤其是缓解期超过3个月后复发，半数患者可能对原来的治疗重新获得反应，但第二次获得缓解的持续时间要短于第一次的时间。难治性病例是指应用标准MP或多药联合化疗治疗2个疗程无效的病例，其中初治无效者称为"原发性难治性MM"，初治有效而复发后再治无效则为"继发性难治性MM"。VAD方案是烷化剂治疗复发或耐药的首选治疗方案，其他复发或难治病例可采用的化疗方案有DVD（用脂质体阿霉素取代VAD方案中的普通阿霉素）、C-VAD（在VAD方案基础上加CTX）、大剂量美法仑（80～110mg/m^2，HD-MEL）、HD-CTX、EDAP、DECP及DT-PACE等，可获得

30% ～ 60% 的有效率。亦可应用一些新的药物如沙利度胺、蛋白酶体抑制剂如 PS-341（商品名，velcade）及 As_2O_3 等。

第三节　淋巴瘤

一、霍奇金淋巴瘤

（一）概述

霍奇金淋巴瘤（HL）是淋巴网状组织的恶性肿瘤，常发生于一组淋巴结而扩散到其他淋巴结和（或）淋巴器官或组织。肿瘤组织成分复杂，包括肿瘤性和反应性两种，往往呈肉芽肿样改变，具有特征性的里－斯细胞。霍奇金淋巴瘤好发于年轻成人或年龄大于 55 岁者，儿童也有发病。在获得性免疫缺陷综合征（AIDS）患者中也有发生，称为 AIDS 相关霍奇金淋巴瘤。后两者的治疗与前者不同。

（二）临床表现

（1）无痛性淋巴结肿大是最常见的临床表现，其中浅表淋巴结肿大最多见，如颈、腋下和腹股沟。

（2）皮肤瘙痒。

（3）肝、脾肿大。

（4）全身症状如发热和盗汗、乏力，体重减轻。

如果上述表现持续 2 周以上，应该考虑进一步检查，如肿大淋巴结活检。

（三）诊断要点

1. 疾病确诊

本病的确诊主要依赖病变淋巴结或肿块的病理活检。对于疑难病例，要参考临床表现和疾病发展过程，由病理学家和临床医师共同讨论，有助于提高确诊率。

霍奇金淋巴瘤按淋巴细胞 / 肿瘤细胞的比例由高到低分为四型：①淋巴细胞为主型；②混合细胞型；③结节硬化型；④淋巴细胞消减型。而 WHO 分型（2001 年）则在前者基础上将本病分为两大类，即结节型淋巴细胞为主型霍奇金淋巴瘤和经典的霍奇金淋巴瘤。

本病的组织学包括两大类细胞，即肿瘤性细胞和反应性细胞。反应性细胞包括淋巴细胞、中性粒细胞、浆细胞、成纤维细胞和血管内皮细胞等，这些细胞是宿主对瘤细胞的免疫反应细胞，它们构成本病的主要背景成分，对诊断具有重要的参考价值。

肿瘤性细胞主要包括三种：

（1）异型组织细胞：其形态似正常组织细胞，核较大，外形不规则，核染色质粗，核仁不大。

（2）非诊断性 Reed-Sternberg（RS）细胞：又称单核 RS 或霍奇金细胞。此类细胞体积较大，胞质较丰富，核大，常有核仁，多为单核性。

（3）诊断性 RS 细胞：又称特征性或典型 RS 细胞。此种细胞体积最大，一般为圆形或卵圆形，稍不规则，胞界不清楚，胞质丰富，嗜双色性，可呈双叶核、多核或多叶核，核膜厚，具有特殊巨大、深红的核仁，称为包涵体样核仁；有时核呈双核性，称为镜影核。典型的 RS 细胞带有特殊的免疫表型——CD15$^+$、CD30$^+$，而 T 和 B 细胞相关抗原通常为阴性。

一般在缺乏 RS 细胞时很少做出霍奇金淋巴瘤的诊断，但发现 RS 细胞也不一定能诊断霍奇金淋巴瘤，在某些疾病中也可见到形态学上与 RS 细胞难以区分或非常相似的细胞，应注意鉴别。

本病需要与富 T 细胞／组织细胞性大 B 细胞性淋巴瘤（T/HRLBCL）和间变性大细胞性淋巴瘤（ALCL）鉴别，在鉴别中需要结合细胞形态学、细胞免疫表型和分子遗传学检查结果综合分析。慢性炎症、结节病和肿瘤淋巴结转移等引起的淋巴结肿大，也须注意鉴别。病变活组织检查是关键。

2. 临床分期

分期的根本目的在于估计病变的范围，为选择合适的治疗方案提供依据，提供判断预后的信息。另外，治疗前准确的临床分期能够为治疗后疗效评价和对病情进行新的评估提供重要的参考价值。分期依据全面的体格检查和完善的影像学检查。

（四）治疗方案及原则

霍奇金淋巴瘤的治疗包括放射治疗、化疗和造血干细胞移植。治疗措施的选择依据患者的疾病病理类型、分期、年龄和身体一般状况等。对治疗后获得疾病缓解的患者应该定期随访。

1. 放射治疗

对霍奇金病Ⅰ A、Ⅱ A 采用放射治疗，Ⅰ B 及Ⅱ B 采用全淋巴结照射为妥，也可采用联合化疗。Ⅲ及Ⅳ期大多采用化疗为主，必要时以放疗作为辅助治疗。放射剂量和范围的合理选择对患者的长期生存有重要影响，能够降低第二肿瘤发生率。

2. 化学治疗

化学治疗的适应证有：①不适于单用放射治疗的患者，即ⅠB、ⅡB、Ⅲ及Ⅳ期患者；②在紧急情况下须迅速解除压迫症状者，如脊髓压迫症，心包积液、上腔静脉受压，气管受压窒息等；③可作为局部淋巴瘤放射治疗的辅助疗法，以弥补局部放射治疗的不足。

联合化疗方案有：

（1）MOPP方案：氮芥 $6mg/m^2$，iv，第1d，第8d；长春新碱 $4mg/m^2$，iv，第1d，第8d；丙卡巴肼 $100mg/m^2$，po，第1～14d；泼尼松 $40mg/m^2$，po，第1～14d。

（2）COPP方案：环磷酰胺 $650mg/m^2$，iv，第1d，第8d；长春新碱 $4mg/m^2$，iv，第1d，第8d；丙卡巴肼 $100mg/m^2$，po，第1～4d；泼尼松 $40mg/m^2$，po，第1～14d。

（3）ABVD方案：阿霉素 $25mg/m^2$，iv，第1d，第15d；博来霉素 $10mg/m^2$，iv，第1d，第15d；长春碱 $6mg/m^2$，iv，第1d，第15d；氮烯咪胺 $375mg/m^2$，第1d，第15d。

患者一般接受上述联合方案化疗6～8个疗程，每4周重复一次。对霍奇金病的治疗，目前认为在获得完全缓解的患者中无须再用维持化疗，因为维持化疗仅能推迟而不能防止复发。对混合细胞型、淋巴细胞消减型、结外病变、巨大纵隔肿块及ⅢB与Ⅳ期患者，单用放疗或化疗容易复发。为巩固疗效，必要时宜采用放、化疗的联合治疗方法。

3. 造血干细胞移植

对于高危患者，如果患者对常规剂量的化疗或放疗不敏感，可选择大剂量化疗联合造血干细胞移植治疗。自体造血干细胞移植较常用，但对那些骨髓受到累及，或缺乏足够自体造血干细胞动员的患者，可以考虑异基因造血干细胞移植治疗。

长期随访发现，HD患者5年内死亡的主要原因是疾病本身，而长期持续缓解者在10年后的死亡原因以第二肿瘤和心脏疾患为主，实体瘤是最多见的第二肿瘤。

二、滤泡性淋巴瘤

（一）概述

滤泡性淋巴瘤（FL）患者一般发病年龄较大，多见于50岁以上的患者。在疾病得到诊断时，病变累及的范围已较广泛，除淋巴结病变外，常有脾脏和骨髓累及。尽管如此，这类患者的中位生存时间仍可达8～12年，因而，滤泡性淋巴瘤被认为属于惰性淋巴瘤的范畴。约90%的患者具有Bcl-2基因重排。

（二）临床表现

1. 淋巴结肿大

常表现为无痛性颈、腋下、腹股沟淋巴结肿大，或后腹膜和肠系膜淋巴结肿大。淋巴结肿大常为多发性，很难确定何处为首发部位。淋巴结肿大如果压迫周围组织和脏器，可产生相应的临床症状。

2. 肝、脾肿大

患者可有肝、脾肿大，其中脾脏肿大更多见。由于病变弥散，扫描检查时可以没有明显的占位性病灶。

3. 其他器官累及

骨髓累及在进展期患者中比较常见。随着疾病的进展，病变还可以累及消化道、睾丸和皮肤等，并引起相应的症状。

4. 全身症状

患者可出现发热、盗汗和消瘦等全身症状。随着病情的进展，还可发生贫血和感染。

（三）诊断要点

（1）无痛性淋巴结肿大，脾脏和（或）肝脏肿大是最常见的临床表现，应引起足够的重视。

（2）病理学检查：淋巴结病理学检查是疾病确诊的主要依据。瘤细胞呈滤泡型方式生长，瘤性结节中的细胞具有高度同源性和克隆性。肿瘤组织中细胞的成熟程度不同，大、小细胞同时存在，但以小细胞占多数。如果变异到大细胞为主的浸润性形态，是疾病恶化的表现。在 WHO 分型标准中，根据高倍镜下中心母细胞的数量多少，将滤泡性淋巴瘤分为三级。滤泡性淋巴瘤在病理形态学上的表现与其他小细胞淋巴瘤难以鉴别，如慢性淋巴细胞白血病／小细胞淋巴瘤和套细胞淋巴瘤等，需要进行进一步的细胞免疫表型、细胞遗传学和分子基因检查。

（3）细胞免疫表型。典型的免疫表型：B 淋巴细胞标记 CD19、$CD20^+$、$CD22^+$；生发中心标记抗原 $CD10^+$ 和 $Bcl-6^+$；与 t（14；18）（q32；q21）有关的 Bcl-2 过度表达。另外，$CD5^-$、$CD23^{-/+}$、$CD43^-$、$cyclin\ Dl^-$。

（4）细胞遗传学和分子基因检查：染色体检查可以发现 t（14；18）（q32；q21），引起 IgH 和 Bcl-2 基因重排，从而使 Bcl-2 基因过度表达。

（5）滤泡性淋巴瘤国际预后指数（FLIPI）：FLIPI 对患者存在的危险因子进行积分，从而评估预后，指导治疗。研究发现，存在 0～1 个危险因子的患者 10 年生存率为 85%，而有 3 个或 3 个以上危险因子的患者 10 年生存率降为 40%。FLIPI 从以下 5 个方面进行积分：

①年龄（≤ 60 岁 vs ＞ 60 岁）。

②血清乳酸脱氢酶（正常 vs 升高）。

③临床分期（Ⅰ／Ⅱ期 vs Ⅲ／Ⅳ期）。

④血红蛋白水平（≥ 120g/L vs ＜ 120g/L）。

⑤病变淋巴结区数（≤ 4 vs ＞ 4）。

随着研究的进展，有学者以为 FLIPI 可能已经过时了，它在判断疾病预后上的重要性正在受到挑战。肿瘤细胞基因表达谱的研究正在得到广泛开展，肿瘤细胞基因表达的变化有可能成为新的和更精确的疾病预后判断指标。

（四）治疗方案及原则

1. 等待和观察

由于滤泡性淋巴瘤的进展相对比较缓慢，患者中位生存时间长，在疾病处于早期时进行治疗，患者获益不大。因此，有学者提出，对早期无症状、FLIPI 积分低的患者可以等待和观察。由于近年来出现了一些有效的新的治疗药物和方案，滤泡性淋巴瘤的治疗疗效有了较大改观，因此，治疗观念也发生了相应的改变。一般认为，对病灶局限性伴大包块者、Ⅲ和Ⅳ期患者若出现下列情况，应给予治疗：

（1）有全身症状。

（2）重要的脏器功能受累。

（3）继发于淋巴瘤的血细胞减少。

（4）确诊时有大肿瘤包块。

（5）至少在最近 6 个月内疾病呈进展状态。

（6）患者要求治疗。

2. 早期疾病的治疗

滤泡性淋巴瘤Ⅰ期和Ⅱ期患者少见。对这类患者，放疗仍是主要的治疗手段。患者的生存期长，复发率低。有报道显示，在患者出现临床症状或治疗指征时开始治疗和疾病确诊时即开始治疗，两者在总体生存上无显著差异。为了进一步提高治疗疗效，研究者正在研究放疗与化疗联合，应用 PET 为放疗更精确定位以及试用同位素标记的免疫治疗等。

3. 晚期疾病的治疗

疾病处于晚期（Ⅲ或Ⅳ期）的患者是否需要在确诊时即治疗，这在数年前争议较大。

统计结果显示，当时的主要治疗药物苯丁酸氮芥在治疗上的优势不明显，比较在患者确诊时或出现全身症状时开始治疗的两组病例，显示两组患者在总体生存上没有显著差异。但近年来，由于新药物如嘌呤拟似物、免疫治疗和放射免疫治疗药物的临床应用，使患者的治疗疗效和生存都得到了提高。

（1）嘌呤拟似物：氟达拉滨（F）已经被证明是治疗惰性淋巴瘤的一种有效药物，故已被列为惰性淋巴瘤的一线治疗药物。与烷化剂单药相比，氟达拉滨单药治疗 $[25mg/(m^2 \cdot d) \times 5d]$ 的总反应率和疾病缓解持续时间都较长。若氟达拉滨与烷化剂联合，能够显示其在治疗上的协同作用，较常见的联合化疗方案如氟达拉滨与环磷酰胺联合，FC方案：$F25mg/(m^2 \cdot d) \times 3d$，$CTX~250mg/(m^2 \cdot d) \times 3d$。

（2）α 干扰素：α 干扰素联合化疗或 α 干扰素单药维持治疗，在滤泡性淋巴瘤治疗中的作用已经得到了深入研究，直至目前，报道结果仍缺乏一致性，许多临床医师已经放弃了该药物在本病治疗上的应用。但是，MD Anderson 癌症中心研究者正在进行将 α 干扰素联合利妥昔单抗和氟达拉滨治疗滤泡性淋巴瘤的研究，结果有待进一步报道。

（3）利妥昔单抗（R）：临床试验结果显示，利妥昔单抗在治疗复发/难治和初治滤泡性淋巴瘤中都有良好作用。通常采用的是 4 周疗法，即利妥昔单抗 $375mg/(m^2 \cdot W) \times 4$ 周。目前正在研究将利妥昔单抗作为缓解后的维持治疗方案，如在一定时间内（如每 12 周）重复上述剂量治疗，是否对提高疗效有益。初步结果显示，利妥昔单抗维持治疗能够提高疾病的无进展生存，但对总体生存没有影响。

（4）化学免疫治疗：利妥昔单抗与化疗联合无论在难治/复发还是初治滤泡性淋巴瘤，甚至在套细胞淋巴瘤的治疗中，都显示出显著的优越性，联合治疗能够显著提高疾病的无进展生存。已经有报道比较了 R-CHOP vs CHOP，R-CVP vs CVP 和 R-FCM vs FCM 的疗效，结果均显示化学免疫联合治疗的优越性。

（5）放射免疫治疗：放射免疫治疗是在单克隆抗体上联结了具有治疗作用的同位素，除发挥单克隆抗体所具有的补体依赖细胞毒作用外，同位素释放 β 或 γ 射线，从而杀灭肿瘤细胞，而对正常组织的损伤较小。β 射线较 γ 射线的不良反应更小。

（6）新药物治疗：许多新药物应用的临床试验已经开展，其中，蛋白酶体抑制剂bortezomib 和 Bcl-2 反义寡核苷酸的临床试验结果初显成效，有可能成为今后滤泡性淋巴瘤治疗中的新药物。目前认为，多药物或多种治疗手段联合是进一步提高治疗效果的有效方法。

（7）造血干细胞移植：造血干细胞移植治疗能够提高疾病缓解持续时间和延长生存，但是，移植治疗本身也存在近、远期的毒性作用。

①自体造血干细胞移植（AHSCT）：对传统化疗敏感，但治疗缓解后易复发者或治疗后首次缓解的患者进行自体造血干细胞移植研究结果显示，移植治疗与传统化疗比较，

能够提高患者的疾病无复发生存。但是，长期随访结果发现，有近50%的患者疾病再次复发，因此，移植治疗的优越性是否确实是其治疗作用本身，抑或是移植治疗时在患者选择上的偏差所造成的，这还是一个值得进一步研究的问题，目前尚缺乏肯定的并能够得到普遍认可的答案。在初次缓解后移植治疗的随访结果也发现，它确实能提高疾病无复发生存，但是，对长期生存没有益处，原因之一是移植治疗后患者的治疗相关骨髓增生异常综合征的发病率提高。因此，有研究者建议不要选择初次治疗缓解的患者进行自体造血干细胞移植，但作为疾病复发后的治疗，自体造血干细胞移植仍是一种有效的治疗手段。

②异基因造血干细胞移植：异基因造血干细胞移植治疗适用于那些病变累及广泛或有骨髓累及而不适宜进行自体造血干细胞移植的患者。异基因造血干细胞移植在滤泡性淋巴瘤治疗中的确切作用还难以肯定。一些回顾性研究提示，异基因造血干细胞移植后疾病复发率非常低，然而，由于通常在移植前采用的是清髓性预处理方案，异基因造血干细胞移植相关死亡率高，因而，在很大程度上已经将其疗效方面的优越性抵消了。有研究者建议，加强支持治疗并选择适宜的患者，如年龄小于50岁并有同胞供体的复发滤泡性淋巴瘤患者，进行上述方案的治疗可能显示其较大的优越性。

为了降低移植治疗相关死亡率，已经有研究者开展非清髓性预处理的异基因造血干细胞移植，并获得了较好的效果。移植物抗白血病作用是本方法治疗 NHL 的主要作用机制。但是，慢性移植物抗宿主病仍是需要长期观察和引起注意的重要问题。

直至目前，滤泡性淋巴瘤仍是一种难以治愈的肿瘤性疾病，因此，对符合治疗指征的患者，在情况允许时应鼓励患者参加新治疗方案的临床试验。

4. 疗效评价

滤泡性淋巴瘤的疗效评价参照非霍奇金淋巴瘤的疗效评价标准。

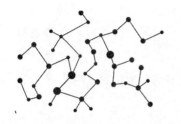

参考文献

[1]李长仔.临床肿瘤诊疗新进展[M].开封：河南大学出版社，2020.

[2]付凯.肿瘤诊疗技术的研究与应用[M].北京：中国纺织出版社，2020.

[3]吴大保，Bjorn，Nashan.卵巢恶性肿瘤诊疗手册[M].合肥：中国科学技术大学出版社，2020.

[4]木亚林.肿瘤学基础与临床诊疗[M].开封：河南大学出版社，2020.

[5]张金兰.实用临床肿瘤护理[M].沈阳：沈阳出版社，2020.

[6]王小平，沈睿.乳腺肿瘤微创消融治疗[M].江苏凤凰科学技术出版社，2020.

[7]胡冬鑫.实用消化系统肿瘤综合诊断与治疗[M].云南科学技术出版社，2020.

[8]陈传本，李建成.常见肿瘤放射治疗宣教手册食管癌篇[M].福州：福建科学技术出版社，2020.

[9]朱伟，沈波，陈云.间充质干细胞与肿瘤[M].南京：东南大学出版社，2020.

[10]王珏.现代肿瘤临床诊疗[M].北京：科学技术文献出版社，2020.

[11]高海峰.肿瘤疾病诊疗与预防[M].长春：吉林科学技术出版社，2020.

[12]肖建如.脊柱肿瘤学[M].上海：上海科学技术出版社，2019.

[13]甘岚，周庆忠，赵海霞.肿瘤细胞图像识别[M].成都：西南交通大学出版社，2019.

[14]叶定伟.泌尿系统肿瘤[M].上海：上海交通大学出版社，2019.

[15]邢少姬，何珊，蔡琳.消化系统肿瘤发病机制研究探讨[M].成都：四川大学出版社，2019.

[16]李博，覃波，任重.消化系统肿瘤学[M].吉林科学技术出版社，2019.

[17]黄钢.肿瘤核医学[M].上海：上海交通大学出版社，2019.

[18]王维.肿瘤防治新模式研究与实践[M].重庆：重庆大学出版社，2019.

[19]高斌斌.精编肿瘤综合治疗学[M].长春：吉林科学技术出版社，2019.

[20]范育斌.实用抗肿瘤本草与验方[M].福州：福建科学技术出版社，2019.

[21]程井军.中西医结合肿瘤康复治疗[M].北京/西安：世界图书出版公司，2019.

[22]常源.肿瘤基础理论与现代化外科治疗[M].长春：吉林科学技术出版社，2019.

[23]杨涛.现代肿瘤学诊疗进展与临床实践[M].昆明：云南科技出版社，2019.

[24]王刚.中西医结合肿瘤治疗学[M].上海：上海交通大学出版社，2019.

[25]于新义.肿瘤科诊疗要点与处置策略[M].赤峰：内蒙古科学技术出版社，2019.

[26]郑全辉.肿瘤免疫学研究进展[M].上海：上海交通大学出版社，2018.

[27]李翀.非编码RNA与肿瘤[M].天津：天津科学技术出版社，2018.

[28]胡作为，周燕萍，王兵.乳腺肿瘤的诊断与治疗[M].郑州：河南科学技术出版社，2018.

[29]邵志敏，王卓颖，徐烨方.实用肿瘤外科学[M].上海：复旦大学出版社，2018.

[30]吴兴利，施伟伟，吴天然.肿瘤-心脏病学[M].沈阳：辽宁科学技术出版社，2018.

[31]常威.肿瘤常见疾病诊治精要[M].武汉：湖北科学技术出版社，2018.

[32]贾绍辉.大炎肽促进肿瘤发生的机理研究[M].武汉：华中科技大学出版社，2018.

[33]徐宏喜，冯奕斌，朱国福.抗肿瘤中药现代研究与临床应用[M].上海：上海科学技术出版社，2018.

[34]刘磊总，刘磊，胡承浩.新编肿瘤常见病诊疗学[M].西安：西安交通大学出版社，2018.

[35]李晔雄，王绿化，高黎.肿瘤放射治疗学：第5版[M].北京：中国协和医科大学出版社，2018.

[36]王立芳.抗肿瘤经方临床应用手册[M].北京：中国中医药出版社，2018.

[37]邵志敏，沈镇宙，徐兵河.乳腺肿瘤学：第2版[M].上海：复旦大学出版社，2018.

[38]邢同京.表观遗传与消化道肿瘤[M].北京：科学技术文献出版社，2018.

[39]孙忠全.泌尿男性生殖系统肿瘤药物治疗学[M].北京：中国科学技术出版社，2018.